普通高等教育医学检验技术类系列教材

丛书主编　许文荣

丛书副主编　钱　晖　邵启祥　邵世和

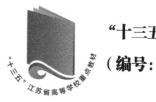

"十三五"江苏省高等学校重点教材

（编号：2020－2－206）

临床基础检验学

BASIC CLINICAL LABORATORY MEDICINE

胡嘉波　朱雪明　主编

科学出版社

北　京

内 容 简 介

本教材在内容、编写格式等方面进行了新的尝试,既可作为理论教材,又可作为必修实验和部分选修实验的指导用书。本教材主要内容包括临床基础检验学的一些概念及血液检验,尿液检验,其他排泄物、分泌物和体腔液检验,以及脱落细胞学检验等内容,淘汰了临床实验室过时项目,并在重要章节后附临床病例讨论。演示视频、重要图片的彩图等以二维码形式呈现,读者扫一扫即可阅览。

本教材可供高等医药院校或综合性大学医学检验技术及相关专业本科生、临床检验诊断学及相关专业研究生使用,也可供临床医师、临床检验工作者、生物医学相关专业人员等参考使用。

图书在版编目(CIP)数据

临床基础检验学 / 胡嘉波,朱雪明主编.
—北京:科学出版社,2022.8
"十三五"江苏省高等学校重点教材 普通高等教育医学检验技术类系列教材 / 许文荣主编
ISBN 978-7-03-072161-7

Ⅰ.①临… Ⅱ.①胡… ②朱… Ⅲ.①临床医学-医学检验-高等学校-教材 Ⅳ.①R446.1

中国版本图书馆 CIP 数据核字(2022)第 072651 号

责任编辑:闵　捷 / 责任校对:谭宏宇
责任印制:黄晓鸣 / 封面设计:殷　靓

斜 学 出 版 社 出版
北京东黄城根北街 16 号
邮政编码:100717
http://www.sciencep.com

南京展望文化发展有限公司排版
广东虎彩云印刷有限公司印刷
科学出版社发行　各地新华书店经销

*

2022 年 8 月第　一　版　开本:889×1194 1/16
2024 年 8 月第五次印刷　印张:14 3/4
字数:485 000
定价:70.00 元
(如有印装质量问题,我社负责调换)

"普通高等教育医学检验技术类系列教材" 目录

丛书主编　许文荣

丛书副主编　钱　晖　邵启祥　邵世和

丛书序

医学检验技术专业的培养目标是培养德、智、体、美、劳全面发展,具有正确的人生观和价值观、终身学习能力、批判性思维能力、创新能力、创业意识和一定的科研发展潜能的医学检验应用型复合人才。毕业后能够胜任医学检验相关工作岗位,并能成长为技术骨干或学术带头人。为实现培养目标和达到三全育人目的,各高校全面进行理论与实验教学改革,建设精品教材和打造金课。

江苏大学是国内最早开设医学检验本科专业的五所高校之一,经过四十余年的建设与发展形成了融优质师资队伍、精品课程和特色教材为一体的多维教学体系;构建了以新生研讨—本、硕、博联动—教学法改革—国际化培养为基础,推动全局、想象、求异和批判的多元思维模式;以国家级实验教学示范中心、省级重点实验室和省优势学科一体化建设促进教学资源的共享,提升学生实践创新能力,先后荣获多项江苏省教学成果奖。

江苏大学前期在实验教学改革中,构建了通用技术、课程内验证性实验、课程内综合性实验,以及专业设计性与创新性实验四位一体的模块化体系,获批江苏省教育研究与教学改革项目,并由江苏大学出版社出版了"医学检验技术实验系列教程"(共13册)。在此基础上,2018年江苏大学联合南京医科大学、南通大学、苏州大学、扬州大学、蚌埠医学院等25所高校、疾病预防控制中心和医院的教授、专家编写了"普通高等教育医学检验技术类系列教材"。系列教材共分7册,覆盖了医学检验技术所有专业课程的理论教学内容。系列教材坚持内容简单新颖、编排合理、文字精练、图文并茂、经典实用的编写指导思想,对课程经典内容和学科最新进展进行合理的取舍,对文字叙述反复斟酌和提炼,根据实际需要安排适当数量的图表,力争达到既能包含经典理论与知识,又能全面、准确、合理反映本学科最新进展的目的,使学生能在早期较为系统地掌握医学检验专业的理论知识。

组织出版"普通高等教育医学检验技术类系列教材"是教学改革的一次初步尝试,在体例、内容安排上不一定能完全适应现代医学检验教学改革和人才培养的需求,还需要不断完善。希望各位专家、教师、检验界同行和同学在使用本系列教材的过程中多提宝贵意见,以便我们进一步提高教材的质量,为广大师生提供优质的理论教学用书,共享我们教学改革的成果。

许文荣

2019 年 8 月于江苏大学医学院

前　言

2013 年,我国五年制医学检验专业改为四年制医学检验技术专业,需要一套适合四年制医学检验技术专业学生学习和使用的教材。江苏大学根据 2018 年颁布的《普通高等学校本科专业类教学质量国家标准》的要求,规划了一套医学检验技术专业教材。本教材是其组成之一,我们组织江苏省 4 所高等院校教师共同编写了本教材。

本教材强调基础理论、基础知识和基本技能相结合,理论与实践有机统一,反映目前临床基础检验开展项目的实际情况,注重增强临床沟通能力的培养。

本教材除"绪论"外共四篇十八章。第一篇血液检验,包含第一到第三章;第二篇尿液检验,包含第四到第七章;第三篇其他排泄物、分泌物和体腔液检验,包含第八到第十四章;第四篇脱落细胞学检验,包含第十五到第十八章。

本教材在内容、编写格式等方面进行了新的尝试,既可作为理论教材,又可作为必修实验和部分选修实验的指导用书;强调实用,淘汰了临床实验室过时项目,并在重要章节后附临床病例讨论;图文并茂,演示视频、重要图片的彩图等以二维码形式体现,演示视频既有基本技能操作演示,又有全自动分析演示。

本教材的编者均为医学检验界的骨干,有着丰富的教学、科研和临床工作经验,为编好这本具备理论与实验相结合特色的教材打下了良好基础。感谢温州医科大学王霄霞教授、东南大学附属中大医院陆金春教授提供了部分珍贵图片,同时也感谢被引用的参考文献作者,他们的劳动成果为本教材的编写提供了基石。

由于编者时间有限,内容和文字方面如有不足,敬请各位同行、专家、广大学生不吝赐教,我们将在第二版中不断完善。

胡嘉波　朱雪明

2022 年 1 月

目　录

第一篇　血　液　检　验

第一章　血液标本采集和处理
————— 5 —————

第二章　血液一般检验
————— 14 —————

第三篇　其他排泄物、分泌物和体腔液检验

第八章　粪便检验
—— 129 ——

第九章　阴道分泌物检验
—— 136 ——

第十章　精液检验
—— 142 ——

第十一章　前列腺液检验
—— 153 ——

第十二章　脑脊液检验
—— 156 ——

第十三章　浆膜腔积液检验
—— 165 ——

第十四章　羊水检验
—— 175 ——

第四篇　脱落细胞学检验

第十五章　脱落细胞学基础
—— 183 ——

第十六章　脱落细胞学检验技术
—— 197 ——

第十七章 脱落细胞学检验临床应用
—— 203 ——

第十八章 脱落细胞病理学检验
—— 205 ——

主要参考文献
—— 224 ——

绪 论

临床检验(clinical laboratory)涉及内容很广,包括一切能用于协助临床诊治疾病的实验诊断(laboratory diagnosis),随着临床医学科学的发展,临床检验涉及的范围不断扩大,分工也越来越细,逐渐发展成为相对独立的检验学科。临床基础检验学(basic clinical laboratory medicine)是医学检验技术专业的核心课程,是其他检验学科的基础课程,课程主要内容涉及临床诊疗过程中基础、常规实验室检验的理论、方法和技术,是通过各种现代生物医学实验手段,对人体的血液,尿液,其他排泄物、分泌物和体腔液,脱落细胞等进行检验,并对检验全过程实施全面质量管理,以获得有关病理变化、病原体和脏器功能状况的可信数据,结合临床相关资料和其他辅助检验,达到诊断和鉴别诊断、观察病情变化及了解预后的目的,并为疾病防治提供客观依据,为成为一名合格的检验"侦察兵"及具备自主学习能力打下坚实基础。

一、临床基础检验学的发展史

1663 年,荷兰人安东尼·列文虎克(Antony van Leeuwenhoek)发明了显微镜,揭开了微观世界的奥秘,为临床检验发展奠定了基础。随后用显微镜观察到血液中的红细胞(1673 年)、白细胞(1749 年)和血小板(1842年)随后,它们成为血液有形成分和一般血液学检验的主要对象。1855 年,格拉默(Gramer)发明了血细胞计数盘;1880 年,埃利希(Ehrlich)发明了染色技术;1902 年,瑞特(Wright)对染液进行了改良,血液细胞在显微镜下更易辨认。自 1953 年库尔特(Coulter)兄弟发明了世界上第一台血细胞分析仪以来,血细胞自动化分析日新月异,其他类型的自动化分析仪,如尿液干化学分析仪、尿液有形成分分析仪、精子质量分析仪、粪便分析工作站、血液细胞形态分析仪等相继问世。临床基础检验及时、准确地为临床疾病的诊疗提供了基本常规数据。

二、临床基础检验学的现代特点

近年来,临床基础检验学发展迅速,已进入自动化分析的时代,快速、简便、特异、准确是临床基础检验学的显著特点,主要表现在:① 自动化,90%以上临床基础检验项目实现了自动分析,包括血常规分析、尿液分析、精液分析等,并向全实验室自动化方向发展。② 标准化,给临床提供准确、具有可比性的结果,按美国临床和实验室标准协会(Clinical and Laboratory Standards Institute, CLSI)和中国临床检验标准委员会(Chinese Committee for Clinical Laboratory Standards, CCCLS)标准化要求采用理想的检验方法,卫生部医政司组织编写的《临床检验操作规程》(第 1~4 版)为检验医学技术方法学标准化的选择提供了参考。③ 微量化,自动化分析所需标本量少,一份标本甚至可以做几十个项目。④ 商品化,国际和国内专业公司有许多商品化实验诊断盒应用于临床实验室,专业公司批量化、专业化、配套化向临床实验室提供检验试剂,既提高了结果的准确性,又提高了实验室的检验效率。⑤ 安全化,所有临床标本都有潜在危险性,从标本采集、运送、储存、检验到处理严格执行实验室生物安全要求。⑥ 质量控制化,临床实验室有质量控制基本要求,定期进行室内质量控制和室间质量控制,对每个具体项目进行分析前、分析中和分析后质量控制,并不断完善质量控制体系。⑦ 床边化,标本更新鲜、方法快速、场所灵活、及时报告结果,如尿人绒毛膜促性腺激素(human chorionic gonadotrophin, HCG)、干化学试带检测是经典的床边检验(point of care testing, POCT)。⑧ 智能化,人工智能技术的应用主要朝快速、高效、精准的方向发展,检验结果的自动解读是未来人工智能发展方向,通过解释性算法识别分析中甚至是分析前的检验错误等。

三、临床基础检验学的应用

人体内器官组织的相互作用,是通过神经体液因素的调节、平衡来实现的。当发生病变时,人体体液、分泌物、排泄物等可直接或间接发生质与量的改变,通过常规检验能快速、准确地为疾病的诊断、治疗和预后判断提供依据。

(1)为疾病的准确诊断、鉴别诊断提供证据:临床基础检验中发现肿瘤细胞、病原体是临床确诊肿瘤和感染性疾病的主要依据;红细胞计数减少,以小细胞为主且大小不均,是小细胞低色素性贫血鉴别诊断的依据;白细胞计数也是辅助诊断细菌性感染和病毒性感染鉴别诊断的依据;尿液非均一性红细胞是肾小球源性血尿的特征之一。

（2）为分析病情、疗效监测和判断预后提供动态依据：中性粒细胞再生性核左移提示机体抵抗力强;网织红细胞升高提示贫血治疗有效;血液一般检验也是监测肿瘤患者能否持续进行放、化疗的主要参考指标;蜡样管型的出现提示肾病已到晚期,预后差。因此,通过定期样本检验,分析病情变化,可以观察疗效,判断预后。

（3）为预防疾病提供资料：在对疾病的预防和人体保护过程中,临床基础检验也是极为重要的手段,通过定期健康体检,能及时发现疾病,了解机体情况,纠正不良的生活习惯,减少疾病发生,保持身体健康。脱落细胞学检验,如宫颈刮片检查,可以早期发现肿瘤或癌前病变,从而达到早期预防、早期治疗的目的。

（4）为医学科学研究提供基本方法和可靠数据。

四、学习临床基础检验学的基本要求

要热爱医学检验事业,要有救死扶伤和革命人道主义的高尚职业道德,还要有为我国医学进步、人民健康奋斗终生的担当和使命感,为实现我国医学检验赶超世界先进水平而努力学习。

“检以求真,验以求实”是我们从事医学检验技术工作人员的基本准则。

在本门课程的学习中要紧密联系实际,掌握有关基础理论、基础知识和基本方法。操作正规、勤学苦练,特别是形态学部分,只有通过反复观察和分析比较,才能不断提高细胞识别能力。熟悉检验方法评价、质量控制和临床应用,了解检验项目的参考区间。通过学习和实践,具有独立完成临床基础检验项目能力,对实验结果具有分析和解释能力,并具有初步临床沟通能力,满足患者和临床需求。

（胡嘉波）

第一篇
血液检验

第一章 血液标本采集和处理

血液由血细胞和血浆两部分组成,健康成年人血量占体重7%~8%。血液检验是评价身体健康状况最基本的方法,在临床基础检验工作中应用较为广泛。血液在全身不停地流动循环,为各系统的组织器官提供养分,并带走代谢产物。因此,各组织器官的生理、病理改变一般都会在血液里有所反映。血液标本采集是血液检验前质量控制的重要环节,某些生理因素如进食、运动、情绪等均可影响血液成分。正确采集和处理血液标本是获得准确检验结果的前提。

第一节 血液标本类型和采集

一、血液标本类型

1. 全血

(1)静脉全血:来自静脉的全血(whole blood)标本应用最广泛,常用的采血部位有肘窝静脉、肘正中静脉、前臂内侧静脉,婴幼儿可采用颈外静脉、大隐静脉。

(2)动脉全血:主要用于血气分析,采血部位有股动脉、肱动脉和桡动脉。

(3)末梢全血:主要用于仅需要微量血液的检验项目和婴幼儿血常规检验。采血部位有指端、耳垂,小儿有时可选择拇趾或足跟。

2. 血浆 全血标本经抗凝离心后去除血细胞成分的上层液体即为血浆(plasma),主要用于化学成分测定和凝血项目检验等。分离血浆的优点是可以立即离心分离血细胞而无须待血标本自然收缩,这样可以避免凝血及标本在运输过程中产生溶血。

3. 血清 是血液离体凝固后分离出来的液体,血清与血浆相比,主要是缺乏纤维蛋白原,另外某些凝血因子也发生了变化,血清主要用于化学和免疫学等检验。

4. 血细胞 某些特殊的检验项目需要特定的血细胞作为标本,如浓集的粒细胞、淋巴细胞和分离的单个核细胞等。

二、血液标本采集

血液标本的采集方法按采集部位可分为毛细血管采血法、静脉采血法和动脉采血法。

(一)毛细血管采血法

毛细血管采血法采集的血液标本是微动脉血、微静脉血和毛细血管血混合的末梢全血。主要用于仅需要微量血液的检验项目,如婴幼儿血常规检验及床边检验等项目。

1. 采血针毛细血管采血法

【原理】采血针刺破毛细血管后血液自然流出,用微量吸管吸取一定量的血液。

【器材】一次性无菌采血针、一次性微量吸管、30 g/L碘酊、75%乙醇或碘伏、消毒干棉球、加试剂的抗凝管等。

【操作步骤】见视频1-1。

视频1-1
毛细血管采血

(1)按摩:轻轻按摩左手环指指尖的内侧腹,使局部组织自然充血。

(2)消毒:用碘酊和75%乙醇或碘伏消毒采血部位皮肤,待干。

(3)针刺:操作者用左手拇指和示指紧捏穿刺部位两侧,右手持一次性无菌采血针,自指尖内侧迅速有力地穿刺,采血针弃于锐器盒中。

(4)拭血:待血液自然流出后,用消毒干棉球擦去第一滴血。

(5)吸血:血液自然流出后,用一次性微量吸管吸血至所需刻度,然后用消毒干棉球压住伤口止血。如血流不畅,可用左手自采血部位远端向指尖稍施压使血液流出。

（6）注血：取乳胶头与微量吸管相连，将血液打入加试剂的抗凝管中，充分颠倒混匀，使血液与抗凝剂充分混合。

【方法评价】毛细血管采血法操作简便，检验结果比较恒定，但有时痛感较重，检验结果与静脉血比较仍有差异。因采集的毛细血管血可被组织液稀释，如操作不当可造成血细胞计数偏低，影响结果的准确性。如要获得更具代表性的血细胞检验结果，首选静脉采血法。

【质量控制】

（1）一般以环指或中指的指尖内侧为宜；特殊患者（如烧伤），必要时可从足跟部两侧或拇指采血；婴儿理想的采血部位是足底面两侧的中部或后部，针刺的深度不应超过 2 mm，靠近足底面后部的针刺深度不应超过 1 mm。

（2）本实验具有创伤性，必须严格执行无菌操作，防止采血部位感染。

（3）消毒皮肤后应待消毒液挥发，皮肤干燥后方可采血，否则流出的血液不呈圆滴状，可导致溶血。

（4）因第 1 滴血混有组织液，应拭去。如血流不畅切勿局部用力挤压，以免造成组织液混入，影响结果准确性。

（5）在采集标本前，应使受检者尽量保持平静，减少运动。尽量避免药物及饮食对检验结果的影响。采集标本后应及时检测，在 2 h 内完成，不宜在冰箱内存放。

2. 激光毛细血管采血法

【原理】激光采血器在极短时间内发出一束特定波长的激光束，接触皮肤后瞬间在采血部位产生高温，使皮肤气化形成一个直径为 0.4～0.8 mm 的微孔，血液自微孔流出，从而达到采集末梢全血的目的。

【器材】激光采血器、一次性激光防护罩、一次性微量吸管、30 g/L 碘酊、75% 乙醇或碘伏、消毒干棉球等。

【操作步骤】按摩采血部位，使局部组织自然充血。消毒皮肤后，将激光采血器手柄垂直置于一次性激光防护罩上方，垂直对准、紧贴采血部位，按下"触发键"。将防护罩推出，血液自行流出或稍加挤压后流出，及时采集标本。

【方法评价】激光毛细血管采血法属于非接触式采血法，该方法具有感染机会少、痛感轻和工作强度低等优点。

【质量控制】

（1）禁止在易燃易爆性气体环境中使用激光采血器，以免发生爆炸事故。

（2）在使用过程中，禁止用肉眼观看激光窗口，禁止将激光窗口对准采血部位以外的其他位置；禁止使用反光镜或其他反光器材观察激光窗口，以免造成视力损害。

（3）采血时防护罩要紧贴采血部位，不能倾斜或悬空，以免影响血液标本采集效果。

（4）激光采血器的透镜使用一段时间后会有挥发物附着于表面，一般工作 50 次后需要清洁 1 次。

（二）静脉采血法

静脉采血法是临床广泛应用的采血方法，所采集的静脉血能准确反映全身血液的真实情况，其因不易受气温和末梢循环变化的影响更具有代表性。静脉采血法根据采血方式可分为真空采血法和普通采血法。

1. 真空采血法

【原理】真空采血法即负压采血法，用双向采血针穿刺，真空采血管定量收集血液。

【器材】真空采血管（图 1-1）、双向采血针（图 1-2）、压脉带、垫枕、30 g/L 碘酊、75% 乙醇或碘伏、消毒棉签等。

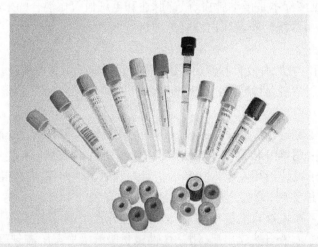

图 1-1
彩图

图 1-1　真空采血管

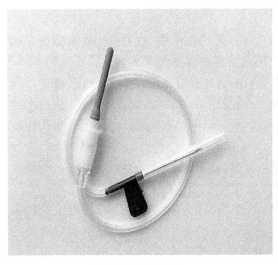

A. 软接式双向采血针

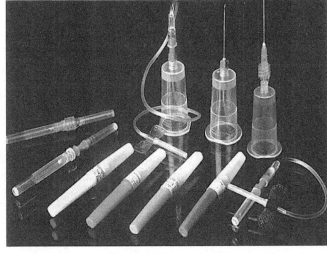

B. 硬接式双向采血针

图1-2
彩图

图1-2　双向采血针

各种真空采血管根据需要的不同而标记不同颜色的色码,适用于不同的检验项目(表1-1)。

表1-1　真空采血管简介

试管类型(管盖颜色)	添　加　剂	作　用　方　式	适用检测范围
无添加剂的试管(白色)	无	无	临床生化检测、临床免疫学检测
促凝管(红色)	血凝活化剂	促进血液凝固	临床生化检测、临床免疫学检测
血清分离管(深黄色)	血凝活化剂、分离凝胶	促进血液凝固、分离凝胶用于分离血清	临床生化检测、临床免疫学检测
肝素锂抗凝管(深绿色)	肝素锂	灭活凝血因子Ⅹa、Ⅱa	血氨检测、血液流变学检测
血浆分离管(浅绿色)	肝素锂、分离凝胶	灭活凝血因子Ⅹa、Ⅱa,分离凝胶用于分离血浆	临床生化检测
肝素钠抗凝管(棕色)	肝素钠	灭活凝血因子Ⅹa、Ⅱa	细胞遗传学检测
乙二胺四乙酸二钾或乙二胺四乙酸三钾抗凝管(紫色)	乙二胺四乙酸二钾(EDTA-K$_2$)或乙二胺四乙酸三钾(EDTA-K$_3$)	螯合钙离子	血液学检测、交叉配血
草酸盐、乙二胺四乙酸或肝素/氟化物(浅灰色)	氟化物和抗凝剂	抑制葡萄糖酵解	葡萄糖检测
凝血管(浅蓝色)	柠檬酸钠(1∶9)	螯合钙离子	凝血功能检测、血小板功能检测
红细胞沉降率管(黑色)	柠檬酸钠(1∶4)	螯合钙离子	红细胞沉降率检测
ACD管(黄色)	柠檬酸、葡萄糖	灭活补体	HLA组织分型检测、亲子鉴定检测、DNA检测等
CPDA管(黄色)	柠檬酸、磷酸、葡萄糖、腺嘌呤	灭活补体、细胞营养	细胞保存
微量元素检测管(深蓝色)	乙二胺四乙酸、肝素锂或血凝活化剂	因添加物不同而异	微量元素检测

注:真空采血管盖头颜色为国际通用标准,试管上标签有刻度线、采血量、有效期、内含添加剂等信息。

【操作步骤】

(1)一般肘臂弯曲部位或稍往下区域是比较理想的穿刺部位(常用肘窝静脉、肘正中静脉、前臂内侧静脉,小儿可采用颈外静脉、大隐静脉)。受检者取坐位或仰卧位,前臂置于桌面枕垫上或水平伸直。检查受检者的肘前静脉,为使静脉血管充分暴露,可让受检者握紧拳头,在静脉穿刺部位上方5~7.5 cm处系上压脉带。

(2)选择好合适的穿刺部位后,用碘酊和75%乙醇擦拭消毒2遍,消毒范围强调以穿刺部位为中心,由内向外、顺时针缓慢旋转,逐步涂擦,共2次,消毒皮肤面积应≥5 cm×5 cm。

（3）静脉穿刺

1）软接式双向采血针采血：摘除采血针的保护套，以左手拇指固定穿刺部位下端，右手拇指和示指持穿刺针，沿静脉走向使针头与皮肤呈30°角斜行快速刺入皮肤，然后呈5°角向前穿破静脉壁进入静脉腔。见回血后，将胶塞穿刺针（双向针的另一端用软橡胶皮乳胶套着）直接刺入负压采血管的胶塞头盖的中央，血液被自动吸入采血管内，同时松解压脉带（或者在开始采最后一管标本后立即解开压脉带）。如需采集多管血样，将胶塞穿刺针拔出后再刺入另一采血管。采血完毕，嘱受检者松开拳头，用无菌干棉球压住穿刺点，拔出针头，嘱受检者继续按压棉球5~10 min。将采血针弃于锐器盒内。

2）硬接式双向采血针的采血：静脉穿刺同前，将真空采血管推入硬接式双向采血针的刺塞针端中，静脉血自动流入采血管内；拔下采血管后，再拔出穿刺针头，用无菌干棉球按压穿刺点。

3）采血顺序：同一受检者采集多管血液时，推荐以下顺序采血，即血培养（需氧、厌氧）→柠檬酸钠抗凝采血管→血清采血管，包括含有促凝剂和（或）分离胶→含或不含分离胶的肝素抗凝采血管→含或不含分离胶的乙二胺四乙酸（ethylenediaminetetraacetic acid, EDTA）抗凝采血管→葡萄糖酵解抑制采血管。用于分子检测的采血管宜置于肝素抗凝采血管前采集，避免可能的肝素污染引起聚合酶链反应（polymerase chain reaction, PCR）受抑。用于微量元素检测的采血管宜充分考虑前置采血管中添加剂是否含有所检测的微量元素，必要时单独采集；不宜使用注射器采集。

（4）混匀：加有抗凝剂的采血管和含有分离胶或促凝剂的采血管采集血标本后，立即将试管轻轻颠倒5~8次，使血液与抗凝剂充分混匀。

【质量控制】

（1）使用前切勿松动采血管的胶塞头盖，以免改变采血管内负压，导致采血量不准确。

（2）压脉带捆扎时间不应超过1 min，且不宜束缚过紧，否则会使血液成分的浓度发生改变。

（3）严格执行无菌操作。

（4）不可在输液的同侧血管内采血。

（5）采血后按照生物安全防护的要求处理废弃的采血针，避免误伤或污染环境。

2. 普通采血法

【原理】 使用注射器刺入静脉后，抽吸负压吸取所需血量。

【器材】 一次性注射器、试管（含或不含抗凝剂）、压脉带、30 g/L碘酊、75%乙醇或碘伏、消毒干棉球等。

【操作步骤】

（1）静脉选择和消毒：同真空采血法。

（2）左手拇指固定穿刺部位下方的皮肤，以使静脉位置相对固定，右手持注射器保持穿刺针的方向和静脉走向一致，穿刺针与皮肤间的夹角约为20°，针尖斜面朝上快速、平稳地刺入皮肤和静脉。

（3）解开压脉带。

（4）右手固定注射器，缓缓抽动注射器针栓至采集所需血量，嘱受检者松开拳头，用消毒干棉球压住穿刺点，拔出针头，嘱受检者继续按压棉球数分钟。

（5）取下针头，将血液缓慢注入试管中，如有抗凝剂需要颠倒混匀试管数次将标本与抗凝剂混匀，但不可剧烈摇晃。

（6）将注射器弃于锐器盒内。

【质量控制】

（1）根据检验项目、所需采血量选择适宜的注射器和试管。

（2）严格执行无菌操作。

（3）使用注射器时切忌将针栓回推，以免注射器中气泡进入血管形成气栓，造成严重后果。

（4）采血过程中应尽可能保持穿刺针位置不变，以免血流不畅。

（5）压脉带捆扎时间不应超过1 min，否则会使血液成分的浓度发生改变。

（6）不可在输液的同侧血管内采血。

（7）采血时不宜速度过快，以免血液产生泡沫而造成溶血。

（8）若静脉采血,可将手及前臂浸入 45℃ 温水中 20 min,使局部静脉血动脉化,穿刺时勿用压脉带,只能缓缓吸引。

（9）禁止输液留置管取血,因为采集的血液标本常含有小凝块及污染的组织液,也可能混有经此途径给予的药物,导致结果不准确。

（三）动脉采血法

动脉全血主要用于血气分析,多选用桡动脉、股动脉、肱动脉。选择的原则是穿刺动脉存在足够的侧支循环血液流注的部位,减少因缺乏毛细血管使穿刺部位发生的并发症,穿刺前应注意检查侧支循环的情况。

【操作步骤】 常规消毒穿刺点和附近皮肤后,用左手示指和中指固定动脉搏动最明显处,以 30°～45° 进针。动脉血压力较高,血液会自动注入针筒内,采集 2 mL 后拔出针头,用消毒干棉球压住采血处止血。立即封闭针头以隔绝空气,搓动注射器使血液与肝素充分混合,并立即送检。

【质量控制】

（1）采血中注意隔绝空气,否则因空气中的氧分压高于动脉血,二氧化碳分压低于动脉血,使采集的血液中氧分压和二氧化碳分压都改变而无测定价值。

（2）用于血气分析的标本,采集后先立即封闭针头斜面,再混匀标本。

（3）立即送检,血液不得放置过久,否则血细胞继续新陈代谢,影响数据准确。若不能立即送检,应将标本置于 2～6℃ 保存,但不应超过 2 h。

（4）采血完毕,拔出针头后,用消毒干棉球用力按压采血处止血,以防形成血肿。

第二节　血液标本处理、运送和保存

血液标本处理时应特别注意:① 视每一份标本为无法重复获得的、唯一的标本,必须小心地采集、保存、运送、检验和报告;② 视所有的标本都有传染性,对"高危"标本(如乙型肝炎、艾滋病患者的血液标本等)要标注明显标识;③ 避免标本与皮肤接触或污染采血管的外部和实验台等;④ 检验完毕后,标本必须消毒处理,标本容器要按照规定进行高压消毒、焚烧销毁等。

一、血液标本检测前预处理

1. 分离血清或血浆　　血液标本采集后应及时离心分离血清或血浆。加有抗凝剂的血液标本可立即离心分离血浆;无抗凝剂的血液分离血清时,可先将其置于室温或 37℃ 水浴箱,待血块部分收缩,出现少许血清时再离心分离。

2. 添加剂的选择　　使用全血和血浆标本通常需要抗凝,即采用物理或化学方法去除或抑制某种凝血因子的活性,以阻止血液凝固。为了快速获得血清,还可使用促凝剂和分离胶等。特殊情况下可采用物理方法获得抗凝血液标本,如将血液注入有玻璃珠的器皿中,并不停转动,使纤维蛋白缠绕于玻璃珠上,从而阻止血液凝固,此方法常用于血液培养基的羊血采集。另外,也可用竹签搅拌去除纤维蛋白,以达到物理抗凝的目的,此方法主要用于结果易受抗凝剂影响的血液标本抗凝,如用于狼疮细胞检查等。

二、血液标本运送

血液标本运送可采用人工运送、轨道传送或气压管道运送等方法,均需要遵循以下 3 个运送原则。

1. 唯一标识原则　　采集后的血液标本具有唯一的标识,应用条形码系统能很好地保证标本标识的唯一性。也可通过编号、在标本容器上手工标注患者姓名等基本信息的方式保证标本唯一标识。

2. 生物安全原则　　使用可反复消毒的专用容器运送标本。特殊标本应采用特殊标识字样(如剧毒、烈性传染等)的容器密封运送。气压管道运送必须使用真空采血管,并确保管盖牢固。

3. 及时运送原则　　血液标本采集后应在规定的时限内及时送检,避免因暂存环境和时间延缓等因素而影响标本检测结果的准确性,以符合检验质量要求和临床诊治需求。例如,血氨(密闭送检)、红细胞沉降率、血气分析(密闭送检)、乳酸等标本需要立即送检。不能及时送检的标本,要按规定的储存条件及方式妥善保管。

血液标本在运送过程中还应注意:① 应密闭、防震、防漏、防污染;② 避免光线敏感的分析物暴露在人造光或太阳光照射下;③ 根据保存温度要求可置于冰袋或冷藏箱内运送。

三、血液标本签收

实验室应根据实际情况制订血液标本签收和不合格标本拒收的标准操作文件,收到血液标本后应进行签收,对不符合采集规范的标本应拒收并及时通报送检医师或其他相关人员。标本拒收常见的原因有:① 标本容器上无标识或标识不清、申请单与标本标识不一致;② 血液采集容器错误或标本类型采集错误;③ 标本污染、容器破损;④ 抗凝不当,抗凝标本出现凝固;⑤ 采血量不足或错误;⑥ 中度以上溶血;⑦ 标本运送条件不当等。标本拒收可造成检验费用增高和浪费时间,还可能延误诊治甚至危害患者,因此,对所有涉及标本采集的人员,都必须在标本采集、运送和处理各个环节进行全面规范的培训。

对于某些特殊的标本,如标识不明确、标本不稳定、不便重新采集的标本或属于紧急情况下的标本,实验室可先处理标本,但不发送检验报告,直至申请医生或标本采集人员承担鉴别和接收的责任,或提供必要的信息后再发送报告。

四、血液标本保存

标本保存分两种情况:未检验标本的保存和检验后标本的保存,无论哪种标本的保存均具有重要的作用,以保证检验结果的准确性并便于复核结果和患者信息。

1. 保存原则 考虑到不同检验项目、不同标本保存的时间和条件的不同,一些被测物在保存期内可能会发生变异,保存原则是在有效的保存期内确保被检物质不会发生明显改变。

2. 保存条件 按温度要求分为室温保存、冷藏保存、冷冻保存。

(1)全血标本保存:血细胞分析仪测定采用的抗凝全血宜室温保存,不宜存放在 2~8℃冰箱中,低温可使血液成分和细胞形态发生变化。即使室温保存,也不宜超过 6 h,最多不超过 8 h。

(2)分离后标本保存:① 不能及时检验或需要保留以备复查时,一般应将标本置于 4℃冰箱保存;② 需要保存 1 个月的标本,置于-20℃冰箱内保存;③ 需要保存 3 个月以上的标本,置于-70℃冰箱内保存。

(3)检测后标本保存:检测后标本不能立即处理时,应根据标本的性质和要求按照规定时间保存,以备复查需要。

3. 质量控制

(1)建立保存的规章制度,专人专管,敏感或重要标本可加锁保管。

(2)标本保存时应密闭,以免水分挥发而使标本浓缩。

(3)冷冻的标本不宜反复冻融,必要时可分装多管保存,解冻的标本要彻底融化并混匀后再使用。

(4)有条件的实验室可建立标本存放信息管理系统,具备监控每个检测样本是否有效存放的能力,可通过患者信息快速定位找到样本的存放位置。

五、血液标本检测后处理

根据《实验室 生物安全通用要求》(GB 19489—2004),实验室废弃物管理的目的如下:① 将操作、收集、运输及处理废弃物的危险减至最小;② 将其对环境危害减至最小。因此,检测后废弃的血液标本应由专人负责处理,根据《医疗废物管理条例》采用专用的容器包装,由专人送到指定的消毒地点集中处理,一般由专门机构采用焚烧的方法处理检测后的血液标本和废弃物。

第三节 血液标本采集质量控制

实验室质量控制不仅仅局限于检验结果本身,从管理的角度来讲还应包括影响分析结果的全过程,包括检验前质量控制、检验中质量控制和检验后质量控制。检验前质量保证体系是保证临床检验结果准确性的重要基础。临床医生反馈不满意的检验结果,60%~80%的原因可溯源至标本质量不符合要求。因此,临床医护人员、检验人员、标本运送人员及受检者本人都应了解血液标本采集的各个环节和影响结果的因素,严格按操作规程进行操作,尽可能减少非疾病因素对血液标本的影响,确保检验质量。

一、采集前质量控制

(一)环境要求与生物安全

1. 环境要求　采血环境应该人性化设置,空间宽敞,光线明亮,通风良好,血液标本采集的台面高低和宽度适宜,座位舒适。采血过程中需要保护受检者隐私。

2. 生物安全

(1)防止交叉感染:血液标本采集应采用一次性用品,包括压脉带、垫巾、消毒用品等。采血废弃物按照医疗垃圾统一处理。

(2)环境消毒:用紫外线灯定时对标本采集的周边环境和空气进行消毒,并用消毒液擦拭台面。

(二)检验项目申请

临床医生在了解检验项目的基本信息后,应结合患者的病情选择合适的检查项目,并遵循针对性、有效性、时效性和经济性4个方面的原则。

检验申请单应信息齐全、信息规范、容易识别、简单方便等,至少包括患者姓名、性别、年龄、申请科室、住院号或门诊病历号、住院病房号及床位号、临床诊断、样本类型、检验项目、申请日期、申请医生签名等,完成采样后,应在检验申请单上标明采样时间。检验申请单可为纸质版,也可为电子版。

(三)患者状态

应了解标本采集前患者的状态和影响结果的非疾病因素,并将相关要求和注意事项告知患者,请患者给予配合,使所采集的标本尽可能少受非疾病因素的影响,客观真实地反映患者当前的状态。

1. 生理、生活因素　生理、生活因素对检验结果的影响见表1-2。

表1-2　生理、生活因素对检验结果的影响

因　素	影　　　响
年龄	由于年龄的变化会影响检验项目的结果,应针对不同年龄段制订不同的参考区间,而不能使用相同的参考区间
性别	性别差异可能由于肌肉质量的不同、激素水平及器官特异性不同而引起检验结果的不同,应根据不同性别制订不同的参考区间
生物钟	清晨6~7时促肾上腺皮质激素、皮质醇分泌量最高,深夜0~2时其分泌量最低。白细胞早晨较低,下午较高。对于时间引起的差异,应统一标本采集的时间,可避免随时间变化呈节律性改变的检验结果差异
饮食	①普通进餐后,甘油三酯将增高50%,血糖增加15%,谷丙转氨酶及血钾增加15%。②高蛋白膳食可使血液尿素、尿酸及血氨增高。③高脂肪饮食可使甘油三酯大幅度增高。④高核酸食物(如动物内脏)可导致血液尿酸明显增高
饥饿	空腹时间过长(超过16 h)可使血浆蛋白质、胆固醇、甘油三酯、载脂蛋白、尿素等降低;相反,血肌酐、尿酸增高
运动和精神	精神紧张、激动和运动可使儿茶酚胺、皮质醇、血糖、白细胞总数、中性粒细胞等增高。因此,应在相对安静和情绪稳定时采集血液标本
月经和妊娠	与生殖有关的激素在月经周期会产生不同的变化,纤维蛋白原在月经前期开始增高,血浆蛋白质则在排卵期降低;胆固醇在月经前期最高,排卵时最低。妊娠是女性特殊的生理过程,血容量增加导致血液稀释、代谢需求增加、碱性磷酸酶及甲胎蛋白产生增加等
饮酒	长期饮酒可导致谷丙转氨酶、谷草转氨酶、γ-谷氨酰转移酶值增高;慢性乙醇中毒者,血液胆红素、碱性磷酸酶、甘油三酯等的值增高
吸烟	长期吸烟者白细胞和红细胞计数、血红蛋白浓度增高;癌胚抗原、肾上腺素、醛固酮等物质浓度增高;而免疫球蛋白浓度则降低
其他	某些诊疗活动可影响检验结果,如外科手术、输液或输血、穿刺或活检、透析、口服葡萄糖耐量试验、使用细胞因子等

2. 药物对检验结果的影响　药物干扰检验结果主要通过4条途径:①影响待测成分的物理性质;②参与检验过程的化学反应;③影响机体组织器官生理功能和(或)细胞活动中的物质代谢;④对机体器官的药理

活性和毒性作用。故在采集血液标本前,应暂停使用对检验结果有直接影响的药物,或注明使用的药物,便于检验人员审核结果。

二、采集中质量控制

(一)采血时间

1. 空腹采血 空腹指禁食 8 h 后(但不能超过 12 h,禁食时间过长可引起部分指标异常),常在早餐前进行,一般用于临床化学定量测定,受饮食、体力活动、生理活动等影响最小,易发现和观察病理情况,且重复性较好。

2. 随时或急诊采血 指无时间限制或无法规定时间而必须采血,主要用于体内代谢较稳定或受体内因素干扰较少的物质检测,或者是急诊、抢救患者必须做的检验。

3. 指定时间采血 根据不同的检测要求有不同的指定时间,如葡萄糖耐量试验、内分泌腺的兴奋或抑制试验、根据药物浓度峰值期和稳定期特点采集血液标本以检测药物浓度等。

(二)采血部位

不同部位的血液标本中某些成分会有差异,甚至对检测结果产生严重影响,故应选择恰当的有代表性的采血部位。

(三)采血体位

人体分别处于站立位、坐位及卧位时,随着体内电解质及水分在血管及组织间隙之间的流动,一些不能通过血管的大分子物质浓度会发生变化,如蛋白质、酶类等;可以被滤过的小分子物质不受体位的影响,如葡萄糖。另外,在进行动脉血气分析及检测二氧化碳分压和氧分压时应注意卧位比坐位和站立位高。为了减小体位对检验结果的影响,在采血时应嘱咐患者尽量固定体位,如有可能,应备注体位信息,尤其是长期卧床的患者。

(四)压脉带使用

静脉采血时,压脉带压迫时间过长可使多种血液成分发生改变。① 压迫 40 s,血清总蛋白可增加 4%,谷草转氨酶增加 16%。② 压迫超过 3 min 时,因静脉扩张、淤血,水分转入组织间隙,导致血液浓缩,可使白蛋白、血清铁、血清钙、谷丙转氨酶、谷草转氨酶、胆固醇等增高 5%~10%,血清钾增高更明显。同时,由于氧消耗增加,无氧酵解加强,乳酸增加,血 pH 降低。因此,血液标本采集时应尽量缩短压脉带的压迫时间,一般小于 1 min,在见到血液进入采血容器后,应立即松开压脉带。

(五)输液

要尽可能避免在输液过程中采血,因为输液可使血液稀释,影响检测结果,并且输注的成分可能干扰其他检验结果。最常见的干扰项目是葡萄糖和电解质。一般情况下,对静脉输入葡萄糖、氨基酸、蛋白质或电解质的患者,应在输液结束 1 h 后采集标本,而对于输注脂肪乳的患者应在 8 h 后采集标本。如果必须在输液时采集血液标本,避免在输液同侧采血,不要利用原有输液针头(包括留置针等)采血。

(六)溶血

溶血是临床检验中最常见的一种干扰和影响因素,红细胞、白细胞和血小板等血细胞被破坏后释放出的某些成分会干扰或影响检测指标的测定,以红细胞被破坏最为常见。

溶血后血细胞内、外各种成分有梯度差,有的成分相差数十倍(表 1-3),溶血标本所致的误差可造成严重的后果。因此,在采集、运送、保存和处理血液标本时应尽量避免溶血。发生溶血的主要原因有:① 穿刺前消毒剂未干;② 穿刺部位不准确,造成淤血;③ 容器不清洁;④ 血液接触水分;⑤ 压脉带捆扎时间过久;⑥ 抗凝血用力振荡试管;⑦ 注射器抽血过快,抽血后未卸下针头,强力注入试管;⑧ 分离血清时操作不当;⑨ 全血放置时间过长等。

(七)某些抗凝剂

EDTA 钾盐可使淋巴细胞出现花形核,还可激发某些人血小板出现 EDTA 依赖性聚集现象,导致测得的血小板计数的假性降低。

表 1-3　溶血引起血细胞内、外各种成分浓度或活性变化

成　　分	红细胞内浓度(活性)与血清的比值	1%红细胞溶血后血清浓度(活性)的变化(%)*
乳酸脱氢酶	160∶1	+272.5
谷草转氨酶	40∶1	+220.0
钾	23∶1	+24.4
谷丙转氨酶	6.7∶1	+55.0
葡萄糖	0.82∶1	-5.0
无机磷	0.78∶1	+9.1
钠	0.11∶1	-1.0
钙	0.10∶1	+2.9

＊假设血细胞比容为 0.50。

三、采集后质量控制

血液标本采集后的运送、实验室签收、保存等诸多环节都会影响检验结果,必须加以注意。详细介绍见本章第二节和第三章血细胞分析仪检验的质量控制内容。

（周春红　顾　钰）

第一节 血涂片制备与染色

把血液制成细胞分布均匀的薄膜涂片,用复合染料染色。细胞染色包括物理吸附及化学亲和作用。不同的细胞种类及细胞的不同成分,对酸性及碱性染料的结合能力不同,而使各种细胞呈现出各自的染色特点。

一、血涂片制备

（一）手工推片法

1. 薄血膜推片法

【器材】 载玻片、推片等。

新载玻片常有游离碱质,须用清洗液或 10% 盐酸浸泡至少 24 h,然后用流动自来水彻底冲洗。用过的载玻片可放入适量肥皂水或合成洗涤剂的水中煮沸 20 min,用热水将肥皂和血膜洗去,再用自来水反复冲洗,然后晾干或烤干后备用。

【操作步骤】

薄血膜制作见图 2-1。血涂片制备见视频 2-1。

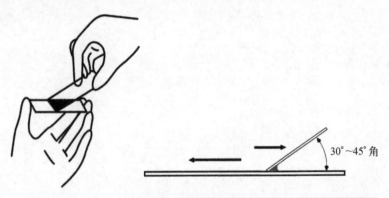

30°~45°角

视频 2-1
血涂片制备

图 2-1　薄血膜制作示意图

（1）采血:静脉采血后,用微量吸管在距载玻片一端 1 cm 处加 1 滴抗凝血,如果使用手指采血则直接用洁净玻片蘸 1 滴血。

（2）推片:左手平执载玻片,右手持推片从后方或前方接近血滴,使血液沿推片边缘展开成适当的宽度,立即将推片与载玻片呈 30°~45°角,匀速、平稳地推动推片至载玻片的另一端。制成的薄血膜应呈舌状,头、体、尾清晰可分。

（3）干燥:将推好的血涂片在空气中晃动,使其迅速干燥。天气寒冷或潮湿时,应于 37℃ 恒温箱中促干,以免细胞变形缩小。

（4）标记:在载玻片的一端用记号笔编号。

【方法评价】 薄血膜推片法用血量少,操作简单,应用最广泛。主要用于观察血细胞形态及仪器法检测结果异常时的复查。抗凝的血液标本离心后取其灰白层涂片,可提高阳性检出率。某些抗凝剂可使血细胞形态发生变化,分类时应注意鉴别。

【质量控制】

（1）良好血涂片的标准:① 血膜由厚到薄逐渐过渡,厚薄适宜,头、体、尾分明,末端呈方形或羽毛状且无粒状、划线或裂隙(图2-2)。血膜至少长25 mm,至玻片两侧边缘的距离约为5 mm,且边缘光滑。② 血细胞从厚区到薄区逐步均匀分布,在显微镜检验区域内,白细胞形态应无人为异常改变。除部分淋巴细胞增生性疾病外,显微镜检验区域内破损白细胞量应<2%。③ 无人为污染。

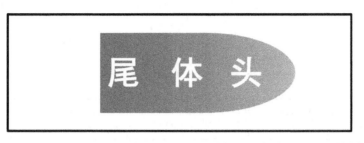

图2-2　良好血涂片示意图

(2) 涂片前：① 载玻片,必须干净,新玻片或用过的玻片都要清洗干净才能使用。边缘破碎、表面有划痕的玻片不能再用。使用玻片时,只能手持玻片边缘,切勿触及玻片表面,以保持玻片清洁、干燥、中性、无油腻。② 血液标本,推荐用非抗凝静脉血或毛细血管血,也可用EDTA抗凝静脉血。标本采集后4 h内制片,否则可使细胞形态改变,如胞质内形成空泡、核分解破裂等。

(3) 涂片中：① 血膜的厚薄、长度与血滴的大小、推片与载玻片之间的角度、推片时的速度及血细胞比容有关。血滴越大、角度越大、速度越快则血膜越厚;反之则血膜越薄。血细胞比容高于正常时,血液黏度较高,保持较小角度,可得满意结果;相反,血细胞比容低于正常时,血液较稀,则应用较大角度、推片速度较快。② 推片时如用力过猛,白细胞容易破损;用力不均匀或推片边缘不整齐时可致涂片中细胞分布不均匀。

(4) 涂片后：血涂片需要及时干燥、固定、妥善保存。天气寒冷或潮湿时,应于37℃恒温箱中保温促干,以免细胞变形缩小。

(5) 血涂片质量问题及可能的原因见表2-1。

表2-1　血涂片质量问题及可能的原因

血涂片质量问题	可　能　的　原　因
不规则间断和尾部太长	推片污染、推片速度不均匀、载玻片污染
有空泡(空洞)	载玻片污染脂肪、油脂
血膜偏长或偏短	推片角度小、血滴未完全展开即开始推片(血膜偏长);推片角度大、血滴太小(血膜偏短)
血膜无尾部	血滴太大
两侧边缘无空隙	推片太宽或血滴展开太宽
血膜偏厚或偏薄	血滴大、推片角度大、推片速度快、血液黏度高,血膜厚;相反则血膜偏薄
白细胞破损	推片时用力过猛

2. 厚血膜涂片法　取1小滴血(约10 μL)于载玻片中央,以推片的一角将血滴自内向外旋转摊开,涂成直径约1.5 cm且厚薄均匀的圆形血膜。待自然干燥后,滴加数滴蒸馏水,使红细胞溶解,脱去血红蛋白,倾去水,血涂片干燥后即可染色显微镜检验。厚血膜涂片法对疟原虫、微丝蚴等的阳性检出率高。

疟原虫检查血涂片要求：同一张载玻片上推一个薄血膜和涂一个厚血膜(图2-3)。薄血膜：取血10~15 μL滴于载玻片一端1/3~1/2处,自右向左推成薄血膜,外观舌形,厚薄均匀,无划痕。厚血膜：取血10 μL滴于载玻片另一端1/3处,自内向外旋转摊开涂成直径0.8~1.0 cm的厚血膜,厚薄均匀,无划痕。过厚易于脱落,过薄达不到检出率的要求。

(二) 自动推片法

目前,有许多型号的自动血细胞分析仪,配备有自动血推片染色仪,自定义推片复检规则,接收任意五分类分析仪的数据,筛选问题样本,按照操作指令自动送片、取血、推片、标记、染色等。基本原理是用机械手模拟人

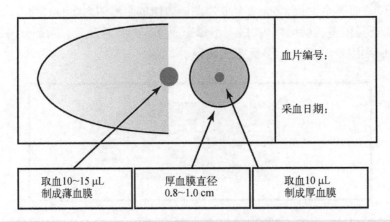

图 2-3
彩图

取血10~15 μL
制成薄血膜

厚血膜直径
0.8~1.0 cm

取血10 μL
制成厚血膜

图 2-3 疟原虫检查血涂片示意图

工方式对载玻片上血样进行推片。仪器可根据样本的血细胞比容对点血量、推片起始位置、推片角度、速度和时间进行调整,并通过激光检测,保证制作出头、体、尾分明且厚薄适宜、细胞分布均匀的血涂片。血细胞分析仪和推片染色仪可构成流水线作业,适用于大批量标本的处理。

二、血涂片染色

（一）染料

1. 碱性染料　为阳离子染料,如亚甲蓝(methylene blue)、天青、苏木精等噻嗪类染料,有色部分为阳离子,与细胞内的酸性成分,如 DNA、RNA、特异的中性颗粒基质、某些细胞质蛋白等结合,主要用于细胞核染色。

2. 酸性染料　为阴离子染料,主要有伊红 Y(eosin Y)和伊红 B(eosin B),有色部分为阴离子,与细胞内碱性成分如血红蛋白、嗜酸性颗粒及细胞质中某些蛋白质等结合并染色。

3. 复合染料　同时具有阴离子、阳离子的染料。阴离子染料伊红 Y 和伊红 B 特别适合与噻嗪类染料(亚甲蓝、天青等)做对比染色。两类染料混合,细胞染色后可获得红蓝分明、色泽艳丽的染色效果,如瑞特染料、吉姆萨(Giemsa)染料。

（二）染色方法

1. 瑞特染色法　染色方法见视频 2-2。

【原理】

(1) 染色:瑞特染色使细胞着色既有化学亲和作用,又有物理吸附作用。各种细胞或同一细胞不同区域所含化学成分不同,对染料的亲和力也不一样,因此染色后各种细胞呈现出各自的染色特点。血细胞瑞特染色法的原理见表 2-2。

表 2-2 血细胞瑞特染色法的原理

成　分	染　色　原　理
碱性物质	与伊红结合染成红色,该物质称为嗜酸性物质,如血红蛋白及嗜酸性颗粒等
酸性物质	与亚甲蓝结合而染成蓝紫色,该物质称为嗜碱性物质,如淋巴细胞质及嗜碱性颗粒等
中性颗粒	呈等电状态,与伊红、亚甲蓝均结合,染成淡紫红色,该物质称为嗜中性物质
细胞核	主要由 DNA 和碱性强的组蛋白等组成,后者与伊红结合染成红色,但因细胞核中含有少量的弱酸性物质,与亚甲蓝作用染成蓝色,因含量太少,蓝色反应极弱,故细胞核染成紫红色
红细胞	① 原始红细胞和早幼红细胞胞质含有较多的酸性物质,与亚甲蓝亲和力强,故染成较浓厚的蓝色;② 晚幼红细胞和网织红细胞含有酸性物质和碱性物质,可同时与亚甲蓝和伊红结合,故染成红蓝色或灰红色;③ 成熟红细胞的酸性物质完全消失,只与伊红结合,染成橙红色

(2) pH 的影响:pH 对细胞染色有影响,由于构成细胞的蛋白质为两性电解质,所带电荷随溶液 pH 而定。当 pH 小于 pI(蛋白质等电点)时,该蛋白质带正电荷,即在酸性环境中正电荷增多,易与酸性伊红结合,染色偏

红;当 pH 大于 pI 时,蛋白质带负电荷增多,易与亚甲蓝结合,染色偏蓝。因细胞着色对氢离子浓度十分敏感,为此应使用清洁中性的载玻片,染色时常用缓冲液(pH 6.4~6.8)来调节染色时的 pH,以达到满意的染色效果。

（3）甲醇的作用:使伊红和亚甲蓝溶解并分别解离为离子状态(E^-和M^+);具有强大的脱水力,可将细胞固定在一定形态并保持细胞的活性,并使蛋白质沉淀为颗粒状、网状等结构,增加细胞与染料接触的表面积,提高细胞对染料的吸附作用,增强染色效果,同时由于甲醇吸附染液中的水,使染液升温,加速染色反应。

（4）甘油的作用:可防止甲醇蒸发,同时也可使细胞染色清晰。

【试剂】瑞特染液,pH 7.0 磷酸盐缓冲液。

【器材】血涂片、洗耳球、记号笔、蜡笔、光学显微镜等。

【操作步骤】

视频 2-2
染色方法

（1）用记号笔在载玻片的一端编号,用记号笔在血膜两端画线,以防染色时染液外溢。

（2）将血涂片平放在染色架上,滴加瑞特染液 3~5 滴,以覆盖整个血膜为宜,染色约 1 min。

（3）滴加等量或稍多的缓冲液,轻轻摇动玻片或用洗耳球轻吹使染液与缓冲液充分混合,室温下染色 5~10 min。

（4）用细流水冲去染液,待干燥后显微镜检验。

（5）将干燥后的血涂片置显微镜下观察,用低倍镜观察血涂片体、尾交界处的血细胞。

（6）结果:血涂片外观为淡紫红色,在显微镜下红细胞染成粉红色,白细胞胞质能显示其特有的色彩,细胞核染成紫红色,染色质清楚,粗细松紧可辨。

【方法评价】瑞特染色法是最常用的染色法,染色时间短,对胞质成分及中性颗粒等染色效果好,但对胞核的染色不如吉姆萨染色法,且甲醇蒸发快,易在血片上发生染液沉淀,易褪色,保存时间不长。

【质量控制】血涂片的染色效果与血涂片中细胞的数量、血膜厚度、染色时间、染液浓度、pH 等密切相关,因此在染色的全过程(前、中、后)均应严格按要求操作。

（1）血涂片:应制备质量良好。血膜必须彻底干透后才能染色,否则在染色过程中容易脱落。血涂片应在 1 h 内完成染色,或在 1 h 内用无水甲醇(含水量<3%)固定后染色。

（2）染液质量:① 新配制的染液偏碱,染色效果较差,应在室温下储存一段时间后,待亚甲蓝转变为天青 B 后再使用,这一过程称为染料的成熟。放置时间越久,亚甲蓝转变为天青 B 越多,染色效果越好。② 瑞特染液的质量好坏除用血涂片实际染色效果评价外,还可采用吸光度比值(absorbance ratio, RA)评价。瑞特染液的成熟指数以 $RA(A_{650\,nm}/A_{525\,nm})= 1.3\pm0.1$ 为宜。③ 染液应储存于棕色瓶中,并注意盖严瓶口,久置应密封,以免甲醇挥发或氧化成甲酸。

（3）染色中:血涂片染色过程中的质量控制见表 2-3。

表 2-3　血涂片染色过程中的质量控制

项　目	质　量　控　制
时间与浓度	染液浓度越低、室温越低、细胞越多,所需染色时间越长;反之,则染色时间越短
染色过程	血涂片应水平放置;染液不能过少,以免蒸发后染料沉淀,不易冲洗掉,使细胞深染或胞质中出现大量碱性颗粒;滴加染液后可用洗耳球轻吹,让染液覆盖整个血膜;加缓冲液后使染液与缓冲液充分混合,两者比例为 1:(1~1.5)
pH	偏酸或偏碱均可导致染色效果不佳
冲洗染液	① 冲洗时不能先倒掉染液,应以流水冲洗,以免染料沉着在血涂片上,干扰检验。② 水流不宜过快,水压不宜过高,避免水流垂直冲到血膜上,而导致血膜脱落。③ 冲洗时间不能过长,以免脱色。④ 冲洗后的血涂片应立即立于玻片架上,防止血涂片被剩余水分浸泡脱色。⑤ 如血膜上有染料颗粒沉积,可用甲醇溶解,但需立即用水冲掉甲醇,以免脱色。
脱色与复染	① 染色过淡,可以复染。复染时应先加缓冲液,创造良好的染色环境,后加染液,或加染液与缓冲液的混合液,不可先加染液。② 染色过深用水冲洗或浸泡水中一定时间,也可用甲醇脱色。③ 染色偏酸或偏碱时,均应更换缓冲液再重染

（4）染色后:血涂片染色后需要评价染色效果,对染色不佳的涂片要寻找原因并及时纠正。

（5）血涂片染色效果的评价:肉眼观察血涂片外观为淡紫红色,显微镜下观察细胞分布均匀。红细胞染成淡粉红色,白细胞胞质能显示其特有的色彩,细胞核染成紫红色,染色质清楚,粗细松紧可辨。

（6）染色不佳的原因及纠正措施：具体见表2-4。

表2-4 染色不佳的原因及纠正措施

染色效果	原 因	纠 正 措 施
染色偏蓝（偏碱）	血膜偏厚、染色时间长、冲洗时间过短、冲洗用水的pH过高、稀释染液未用缓冲液、储存的染液暴露于阳光下	用含1%硼酸的95%乙醇溶液冲洗2次,再用中性蒸馏水冲洗,待干后显微镜检验
染色偏红（偏酸）	储存染液质量不佳、冲洗时间过长、冲洗用水的pH过低、血涂片干燥前加封片	规范操作,使用中性蒸馏水,染料质量要好
染色偏浅	染色时间偏短、冲洗时间过长	复染
染料沉积	染料沉淀、染料陈旧、甲醇浓度偏低、染液未过滤、涂片被污染、温度较高	用甲醇冲洗2次,并立即用水冲掉甲醇,待干燥后复染
蓝色背景	固定不当、血涂片未固定而储存过久、使用肝素抗凝血	注意血涂片的固定,使用EDTA抗凝血

2. 吉姆萨染色法　　与瑞特染色法基本相同,但提高了噻嗪类染料的质量,加强了天青的作用,对细胞核染色效果较好,但对中性颗粒染色较瑞特染色法差。吉姆萨染色法对细胞核和寄生虫等染色较好,结构更清晰,而对细胞质和中性颗粒染色较差,血膜褪色较慢,保存时间久,但染色时间长。

3. 瑞特-吉姆萨（Wright-Giemsa）染色法　　将瑞特染料与吉姆萨染料按一定比例混合后对细胞进行染色,瑞特-吉姆萨染色法结合了瑞特染色法和吉姆萨染色法的优点,取长补短,使血细胞的颗粒及细胞核均能获得满意的染色效果。在瑞特染色过程中,以稀释吉姆萨染液代替缓冲液,或先用瑞特染色法染色后,再用稀释的吉姆萨染液复染,或者在瑞特染液配方的基础上,每1.0 g瑞特染料添加0.3 g吉姆萨染料。瑞特-吉姆萨染色法对细胞质、颗粒、细胞核均着色鲜艳,对比鲜明,但此法染液变性快、易污染,为血涂片染色的次选方法。

第二节　改良牛鲍血细胞计数板

一、计数板结构

改良牛鲍血细胞计数板(improved Neubauer blood count plate)由优质厚玻璃制成。每块计数板由"H"形凹槽分为2个同样的计数池。计数池两侧各有一条支持柱,较计数池平面高出0.1 mm。将特制的专用盖玻片覆盖其上,形成高0.1 mm的计数池。

计数池内划有长、宽各3.0 mm的方格,平均分为9个大格,每个大格面积为1.0 mm²,容积为0.1 mm³（μL）。在这9个大格中,中央大方格用双线分成25个中方格,其中位于正中及四角的这5个中方格是红细胞计数和血小板计数区。每个中方格又用单线分为16个小方格。位于四角的4个大方格是白细胞计数区,它们分别用单线划分成16个中方格(图2-4)。

改良牛鲍血细胞计数板使用特制的长方形盖玻片,长25 mm、宽20 mm、厚0.6 mm。

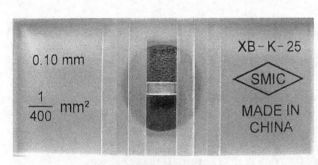

A. 牛鲍血细胞计数板

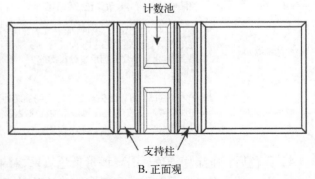

B. 正面观

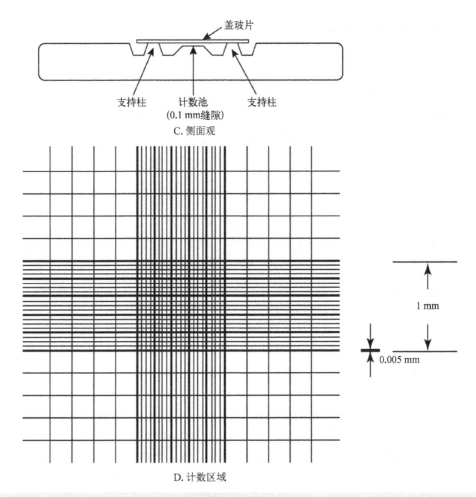

C. 侧面观

D. 计数区域

图 2-4 牛鲍血细胞计数板结构及计数区域

二、计数板使用

视频 2-3
血细胞计数
板的使用步骤

计数板使用步骤如下,具体可参考视频 2-3。

（1）准备计数板:将洁净的改良牛鲍血细胞计数板平置于实验台上,采用推压法从计数板下缘向前平推盖玻片,将其盖在计数池上。

（2）稀释血液:取试管 2 支,标明 A、B。A 试管加白细胞稀释液 0.38 mL,加抗凝血 20 μL;B 试管加红细胞稀释液 2 mL,加抗凝血 10 μL,混匀备用。

（3）充池:充分混匀 A 液,用微量吸管或小玻棒将稀释血液滴入计数板和盖玻片交界处,利用虹吸法让液体顺其间隙充满计数池;再取 B 液,以相同方法在另一侧计数池充池。

（4）静置:静置 2~3 min,待细胞下沉。

（5）计数:先用低倍镜观察整个计数板的结构(大、中、小方格)及特征,同时观察血细胞分布是否均匀,如严重分布不均,应重新充池。在充 A 液的计数池观察白细胞计数范围,在充 B 液的计数池观察红细胞的计数范围。

（6）计数规则:计数时需要遵循一定的方向逐格进行（图 2-5）,以免重复或遗漏。对压线的细胞采用数左不数右、数上不数下的原则。记录 4 个大方格的白细胞数和 5 个中方格的红细胞数。

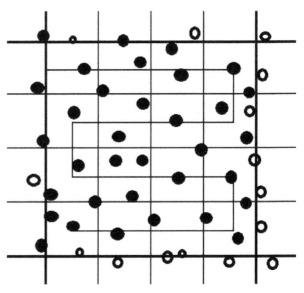

图 2-5 血细胞计数规则(计数黑点,不计数白点)

三、计数板使用质量控制与评价

(一) 质量控制

1. 计数板

(1) 改良牛鲍血细胞计数板启用前及使用后每隔 1 年都要进行鉴定,要求计数池的玻面光滑、透明、划线清晰,划线面积准确,以防计数板不合格或磨损而影响计数结果的准确性。

1) 盖玻片的质量检查:包括盖玻片的厚度和平整度的检查。厚度检查使用千分尺对盖玻片的厚度进行多点测定,最少测 9 个区,每区测 2 点,要求区域间厚度差<2 μm;平整度的检查使用平面平晶仪检测盖玻片两表面的干涉条纹,其条纹细密均匀或微量弯曲即为符合要求。

2) 计数池的深度鉴定方法(分尺法):将微米级千分尺尾部垂直架在计数板两堤上,移动尾部微米级千分尺,多点测量计数池的高度误差应在±2%(±2 μm)以内。

3) 计数池划线:采用严格校正的目镜测微计测量计数池的边长,每个大方格边长的误差应小于1%。

(2) 保证计数板和盖玻片清洁,操作中勿让手指接触计数板表面,以防污染,导致充池时产生气泡。如使用血液充池,计数板和盖玻片在使用后应依次用95%(v/v)乙醇、蒸馏水棉球擦拭,最后用清洁纱布擦净。千万勿用粗糙织物擦拭,以免磨损计数板上的刻度。

(3) 世界卫生组织(World Health Organization, WHO)推荐采用推压法加盖玻片,此法较盖式法更能保证充液的高度为 0.10 mm。当盖玻片盖在计数板上时,若两层玻璃之间见到彩色条带,说明计数板和盖玻片清洁良好,否则应重新清洁计数板和盖玻片。

2. 充池

(1) 平放计数板,不能在充池后移动盖玻片。充池前应适当用力、快速振荡细胞悬液 30 s,使其充分混匀,但不能产生过多气泡,以免影响充液和准确计数,也要防止剧烈振荡以免破坏细胞。

(2) 一次完成充池,如充池过多、过少或有气泡,应拭净计数板及盖玻片后重新操作。

3. 静置　白细胞和红细胞计数一般需要沉淀 2~3 min,血小板应沉淀 15~30 min,且需要注意保湿,因为如果沉淀时间过长,会因稀释液挥发造成计数结果不准确。

4. 计数　计数池内如细胞分布严重不匀,应重新充池。计数红细胞用高倍镜,计数白细胞用低倍镜。如白细胞总数在正常范围内时,各大方格的细胞数不得相差 8 个以上。两次重复计数误差:白细胞不超过 10%,红细胞不超过 5%。凡压线的细胞应按照数上不数下、数左不数右的原则,避免漏数和重复计数。注意识别非细胞成分。

5. 计数误差

(1) 技术误差:指由操作不规范或使用器材不准确造成的误差,这类误差通过主观努力可以避免或显著减小。造成技术误差的原因可有以下几种:

1) 稀释用吸管、微量吸管或计数池未经校正、盖玻片不平整光滑等。

2) 采血部位不当,采血局部皮肤冻疮、发绀、水肿、感染等,使标本失去代表性。

3) 血液凝固,过分挤压采血部位(组织液过多)、采血动作缓慢等造成血液凝固。

4) 充池前稀释血液混合不匀或过分用力振荡产生过多气泡。

5) 充池不当,充池过多或过少、充液不连续、计数池内有气泡、充液后盖玻片移动、操作平台不平等。

(2) 固有误差:主要包括计数域误差和仪器误差,可通过校正各种仪器和扩大细胞计数范围或数量来减小。

1) 计数域误差:即便是操作熟练者,使用同一稀释液多次充液计数,其结果也存在一定的差异,这种由于每次充液后血细胞在计数池分布不可能完全相同所造成的误差,称为计数域误差或分布误差。根据统计学原理,血细胞在计数池内分布的不均一性符合泊松分布(Poisson distribution),其标准差公式 $s = \sqrt{m}$(m 为细胞多次计数的均值):$CV = \dfrac{s}{m} \times 100\% = \dfrac{1}{\sqrt{m}} \times 100\%$,计数域误差变异系数(CV)与细胞计数的数量成反比,细胞计数数量越多,计数范围越广,误差越小;反之,误差越大。

2）仪器误差：由仪器不精确造成的误差，主要来源于不符合规格要求的改良牛鲍血细胞计数板和微量吸管等。同一稀释血液采用多支吸管稀释，在多个计数板内计数，较同一稀释液在同一计数板进行多次计数所得的结果更接近真值。以白细胞计数为例，固有误差总变异系数的计数公式为

$$CV = \sqrt{\frac{100^2}{n_b} + \frac{4.6^2}{n_c} + \frac{4.7^2}{n_p}}$$

式中，n_b 为计数的白细胞总数，n_c 为计数板使用次数，n_p 为吸管使用次数。

（二）方法评价

血细胞显微镜计数法为 WHO 推荐的参考方法，优点是设备简单、成本较低、简便易行，在严格规范条件下，可用于血细胞分析仪异常检验结果的复查，多次重复（10~20 次）测定的均值可作为校正血细胞分析仪的参考值。适用于日检测量少的基层医疗单位和分散检测。缺点是费时费力，受吸血量、血细胞计数板的质量、细胞分布状态及检验人员技术水平等因素的影响，精密度较低。同一样本重复测定，可部分抵消随机误差。目前，计数板计数法尚无公认或比较完善的质量控制与考核方法，关键在于严格遵守操作规程，掌握误差规律，熟练操作技术。血细胞计数板计数的考核方法主要有以下两种：

1. 两差比值法　　随机抽取 1 份标本重复计数，该份标本在短时间内 2 次计数细胞数之差与 2 次计数细胞数之和的标准差平方根之比，即为两差比值。本法适用于个人技术考核，也可用于复查与评价结果的准确性及治疗效果。

$$r = \frac{|x_1 - x_2|}{\sqrt{x_1 + x_2}}$$

式中，r 为两差比值，x_1、x_2 分别为两次数得的细胞数。

质量得分 = $100 - (r \times 20.1)$，并按表 2-5 进行质量评价。

表 2-5　血细胞计数质量得分、等级及其评价

质量得分（分）	质量等级	意义
90~100	A	优
80~89	B	良
70~79	C	中
60~69	D	及格
<60	E	不及格

根据统计学理论，两差比值>1.99，则 2 次结果有显著性差异，故失分系数为 $(100 - 60)/1.99 = 20.1$。

2. 双份计数标准差评价法　　采用多个标本，每个标本均做双份计数，用每个标本的双份计数之差计算标准差，然后求得变异系数及质量得分。本法适用于个人技术考核及室间质量评价。

$$\bar{x} = \frac{\sum x_1 + \sum x_2}{2n}$$

$$s = \frac{\sqrt{\sum (x_1 - x_2)^2}}{2n}$$

$$CV\% = \frac{s}{\bar{x}} \times 100\%$$

式中，n 为标本数，x_1、x_2 分别为同一样本两次计数的细胞数。

质量得分 = $100 - (CV \times 2)$。评价方法同两差比值法。

（周春红　向　敏）

第三节 白细胞检验

白细胞起源于造血干细胞(hematopoietic stem cell),在骨髓中造血干细胞分化为髓系造血干/祖细胞和淋巴系造血干/祖细胞,髓系造血干/祖细胞进一步分化、发育、成熟,成熟后的粒细胞少部分通过髓血屏障释放到外周血,大部分储存在骨髓中。外周血中的粒细胞一部分随血液循环流动(循环池),另一部分黏附于微静脉及毛细血管壁(边缘池),正常情况下两部分细胞数量大约各占一半,保持着动态平衡。各类白细胞各有其生理功能,在病理情况下,白细胞可发生质和量的改变,白细胞检验是血液一般检验的常规内容,临床应用广泛。

一、白细胞计数

白细胞计数(white blood cell count)即测定单位体积内外周血中各种白细胞的总数。白细胞计数结果反映循环池中粒细胞的数量。

【原理】 将全血用稀冰醋酸溶液稀释一定倍数,破坏红细胞,充入改良牛鲍血细胞计数板,在显微镜下计数一定范围内的白细胞数,经换算求出每升血液内的白细胞总数。

【试剂】 白细胞稀释液:2%冰醋酸溶液100 mL,加3滴10 g/L亚甲蓝(白细胞核略微着色,易于识别),混匀过滤后备用。

【器材】 改良牛鲍血细胞计数板、显微镜、一次性采血针、酒精棉球、一次性微量吸管(有20 μL的刻度线)、1 mL吸管、滴棒、小试管等。

【操作步骤】

(1)取小试管1支,准确加入白细胞稀释液0.38 mL。

(2)用一次性微量吸管准确取EDTA-K$_2$抗凝全血或毛细血管血20 μL。

(3)擦去管外余血,将吸管插入盛有白细胞稀释液的试管底部,轻轻将血全部排出,吸取上层白细胞稀释液清洗吸管2~3次,混匀,溶解红细胞。

(4)静置5 min,混匀细胞悬液,用滴棒或一次性微量吸管取细胞悬液1滴,充入改良牛鲍血细胞计数板的计数池中,静置2~3 min,使白细胞下沉。

(5)在低倍镜下观察计数池结构,判断白细胞在计数池内分布是否均匀,如明显不均,应重新充池。计数白细胞时应遵循一定的方向逐格进行,以免重复或漏数。对于压线细胞采用数上不数下、数左不数右的原则。计数四角4个大方格中的白细胞总数(N)。

(6)计算:白细胞数/L$= \dfrac{N}{4} \times 10 \times 20 \times 10^6 = \dfrac{N}{20} \times 10^9$。

【方法评价】

1. 显微镜计数法 WHO推荐的参考方法;设备简单、费用低;费时、重复性较差。

2. 血细胞分析仪法 常规筛检方法;操作简便,效率高,重复性好;准确性取决于仪器的性能及工作状态。

【质量控制】 除了计数板使用的质量控制,还应注意以下内容。

1. 采血时间 影响白细胞计数检验的仅为循环池中的白细胞。在某些因素影响下,如剧烈运动、情绪激动、严寒、暴热等,边缘池白细胞可即刻释放到循环池。即便正常情况下,同一个人在上、下午的白细胞计数结果可呈较大幅度的波动。为使检验结果便于比较和动态分析,最好减少检测影响因素并固定采血时间。

2. 有核红细胞的影响 正常情况下,外周血中不会出现有核红细胞。在某些贫血如溶血性贫血时,可出现大量有核红细胞,不能被白细胞稀释液破坏,低倍镜下它不能与白细胞区别,所以计数时与白细胞一同被计数而使白细胞计数结果偏高。当血液中出现较多有核红细胞时,应予校正除去。校正公式:

$$校正后白细胞数/L = x \cdot \frac{100}{100 + y}$$

式中,x 为校正前白细胞数,y 为在白细胞分类计数时,计数 100 个白细胞的同时计数到的有核红细胞数。

例如,校正前白细胞数计数为 $12×10^9$/L,在做白细胞分类计数时计数 100 个白细胞的同时数得的有核红细胞数为 20 个,则校正后白细胞数为 $10×10^9$/L。

3. 经验控制 根据血涂片中所见白细胞的多少可以粗略判断白细胞计数结果准确性。在血涂片厚薄适宜的情况下,高倍镜下所见白细胞的数目与白细胞总数的关系见表 2-6,如不符,需要复查。

表 2-6 血涂片白细胞数目与白细胞总数的关系

每高倍镜视野白细胞数(个)	白细胞总数(×10⁹/L)
2~4	4~7
4~6	7~9
6~10	10~12
10~12	13~18

【参考区间】白细胞计数参考区间见表 2-7。

表 2-7 白细胞计数参考区间

人 群	白细胞总数(×10⁹/L)
成人	$(4.0~10.0)×10^9$/L
儿童	$(5.0~12)×10^9$/L
6 个月~2 岁婴幼儿	$(11~12)×10^9$/L
新生儿	$(15~20)×10^9$/L

【临床意义】白细胞总数的增减主要受中性粒细胞数量的影响,白细胞总数大于参考区间上限称为白细胞增多(leukocytosis),低于参考区间下限称为白细胞减少(leukopenia),其变化的临床意义见白细胞分类计数。

二、白细胞分类计数

各种白细胞的功能不同,不同白细胞在血液中数量和质量变化所引起的临床意义不同,一般在白细胞计数的同时,必须对各种白细胞分别计数,即白细胞分类计数(differential leukocyte count)。

【原理】白细胞的胞质、胞核内的不同化学成分与染料的物理吸附和化学亲和力不同,血涂片染色后呈现不同的颜色。在油镜下根据白细胞形态和染色特征逐个分别计数(一般计数 100 个白细胞),得出各种白细胞的相对比值或百分率,并观察其形态变化。

【试剂】瑞特染液、磷酸盐缓冲液。

【器材】显微镜、香柏油、拭镜纸、载玻片、推片、洗耳球等。

【操作步骤】

(1)采集血液,制备血涂片并固定,血涂片染色。

(2)将染色血涂片置显微镜下,先用低倍镜观察细胞分布、着色情况,然后选择体尾交界处染色良好的区域,在油镜下按一定的方向顺序对白细胞进行分类。

(3)通常计数 100 个白细胞,计算得出各类白细胞所占的百分率。

(4)发现幼稚或异常白细胞,应分类报告,并包括在白细胞分类比值或百分率中;血涂片中如见到有核红细胞,逐个计数,不列入白细胞总数之内,报告分类计数 100 个白细胞的同时见到的有核红细胞数;发现疟原虫等寄生虫应报告;报告红细胞、血小板异常形态。

【方法评价】

1. 显微镜分类法 ① 白细胞分类计数的参考方法,分类结果较准确;② 设备简单、费用低廉;③ 生物安全性低,费时,且结果的准确性取决于操作者个人的技术水平。

2. 血细胞分析仪法 ① 快速、重复性好,生物安全性高;② 对于细胞识别能力有限,特别是一些异常细胞,如白血病细胞、异型淋巴细胞等;③ 只能用于筛查,异常标本必须用显微镜分类法进行复核。

3. 血细胞形态分析仪　　一般和自动推片染色仪联合使用。低倍镜扫描染色的单细胞层并定位;自动转换油镜、自动对焦,系统抓取细胞图像;对细胞特性进行切分、提取细胞特征;对细胞进行分类。特点:① 易于标准化;② 快速;③ 生物安全性高;④ 工作灵活,可以通过网络在任何地方报告、审核、会诊;⑤ 尽管目前对细胞形态识别能力有限,仪器可保存细胞图片,供人工随时复检;⑥ 对血涂片染色要求较高,否则影响仪器识别;⑦ 价格较昂贵。

【质量控制】

(1) 染色时间的长短与染液的浓度、室温及有核细胞多少有关。染液浓度越低、室温越低、细胞越多、所需时间染色越长,反之,所需染色时间越短。

(2) 由于各种白细胞的体积和密度不同,在血涂片中分布很不均匀,一般体积较小、比重较大的淋巴细胞,在血涂片的体部较多;而体积较大、比重较小的单核细胞和粒细胞在血涂片的尾部和两侧较多;异常大的细胞则常在血涂片的尾部出现。因此,应选择细胞分布均匀、染色效果好的体尾交界处进行分类。

(3) 分类时要按一定方向有规律地移动视野,避免重复或遗漏,避免主观选择视野。

(4) 白细胞分类计数的数量应根据白细胞总数而定。一般要求在油镜下分类计数 100 个白细胞。当白细胞总数超过 $15×10^9/L$ 时,应分类计数 200 个白细胞;当白细胞数量明显减少($<3×10^9/L$)时,可多检查几张血涂片,分类计数 50~100 个白细胞。

【参考区间】白细胞分类计数参考区间(成人)见表 2-8。

表 2-8　白细胞分类计数参考区间(成人)

白　细　胞	百分率(%)	绝对值($×10^9/L$)
中性分叶核粒细胞	40~75	1.80~6.30
嗜酸性粒细胞	0.40~8.00	0.02~0.52
嗜碱性粒细胞	0~1	0~0.06
淋巴细胞	20~50	1.10~3.20
单核细胞	3~10	0.10~0.60

【临床意义】

1. 白细胞总数与中性粒细胞　　成年人中性粒细胞在白细胞中所占百分比最高,中性粒细胞影响白细胞总数的变化。一般情况下,中性粒细胞增多与减少和白细胞总数增多与减少的临床意义基本一致。如果白细胞总数与中性粒细胞数量变化不一致,需要具体分析原因,如淋巴细胞、单核细胞、嗜酸性粒细胞等的绝对数量的变化。

(1) 生理变化:见于① 一天之内不同时间外周血白细胞及中性粒细胞数量可不同,有时可相差 1 倍,一般下午较上午高;② 剧烈运动、情绪激动、严寒;③ 新生儿;④ 妊娠 5 个月以上及分娩时。这些生理因素引起的白细胞增多常为一过性增多,在去除影响因素后不久就恢复正常。在临床工作中,要考虑白细胞生理性波动的影响,必要时可以定时和连续观察。

(2) 中性粒细胞病理性增多

1) 反应性增多:是机体对各种病理性刺激的反应。常见于① 急性感染:细菌、真菌、某些病毒、立克次体和寄生虫感染等,化脓性球菌(如金黄色葡萄球菌、溶血性链球菌、肺炎链球菌等)所致的感染、急性风湿热、扁桃体炎、阑尾炎等,白细胞总数常增高,这是白细胞增多最常见的原因。② 严重的组织损伤及大量血细胞破坏:如严重烧伤、大手术、心肌梗死、急性溶血等均可见白细胞增高,以中性粒细胞为主。③ 急性大出血:消化道大出血、脾破裂、肝破裂及异位妊娠破裂,白细胞可迅速增高,并以中性粒细胞为主。④ 急性中毒:如有机磷农药、生物毒素、代谢性中毒如糖尿病酮症酸中毒等。⑤ 恶性肿瘤:非造血系统的恶性肿瘤如肝癌、胃癌等有时也出现白细胞增高。

类白血病反应(leukemoid reaction):指机体对某些严重刺激因素所产生的类似白血病的血象反应。外周血中白细胞数明显增高,并可伴有数量不等的幼稚细胞出现,但红细胞和血小板一般无明显改变,骨髓象一般无明显改变,当刺激因素去除后,类白血病反应也会逐渐消失。引起类白血病反应的原因很多,以感染和恶性肿瘤最多见。

2)异常增生性增多:造血干细胞克隆性疾病是由白细胞大量异常增生所致,异常增生的白细胞无正常的生物学功能。常见于:① 急、慢性粒细胞白血病;② 骨髓增生性疾病。

（3）中性粒细胞减少(neutropenia):见于① 感染,某些革兰氏阴性杆菌(伤寒、副伤寒)感染及病毒感染(流感),如无并发症均可见白细胞减少;② 血液病,如再生障碍性贫血及非白血性白血病(aleukemic leukemia),淋巴细胞相对增多;③ 慢性理化损伤,长期接触放射线、苯、铅、汞及某些化学药物,可抑制骨髓细胞的有丝分裂而致白细胞减少;④ 自身免疫性疾病,如系统性红斑狼疮,自身免疫性抗核抗体导致白细胞减少;⑤ 脾功能亢进,脾脏中单核巨噬细胞系统吞噬破坏白细胞。

2. 嗜酸性粒细胞的临床意义 见本节"嗜酸性粒细胞计数"。

3. 嗜碱性粒细胞的临床意义

（1）嗜碱性粒细胞增多(basophilia):① 慢性粒细胞白血病时常见嗜碱性粒细胞增多,可达10%或更多;② 嗜碱性粒细胞性白血病时嗜碱性粒细胞异常增多,可达20%以上;③ 溃疡性结肠炎、超敏反应等过敏性疾病时可见嗜碱性粒细胞增多。

（2）嗜碱性粒细胞减少(basophilopenia):由于嗜碱性粒细胞所占百分率低,减少多无临床意义。

4. 淋巴细胞的临床意义

（1）淋巴细胞增多(lymphocytosis):出生一周的新生儿外周血白细胞以中性粒细胞为主,以后淋巴细胞逐渐增多,整个婴幼儿期淋巴细胞水平较高,超过50%,属淋巴细胞生理性增多,4~6岁后,淋巴细胞水平开始下降,中性粒细胞逐渐上升至成人水平(图2-6)。

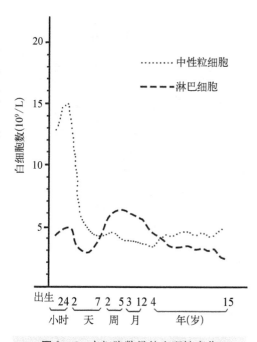

图2-6 白细胞数量的生理性变化

淋巴细胞病理性增多见于以下两种情况:

1)绝对增多:某些病毒或细菌所致的传染病如流行性感冒、风疹、流行性腮腺炎、传染性单核细胞增多症、传染性淋巴细胞增多症、百日咳等可引起淋巴细胞增多;某些慢性感染如结核病恢复期也可见淋巴细胞增多,但白细胞总数多正常;急、慢性淋巴细胞白血病淋巴细胞明显增多,且可导致白细胞总数增高。

2)相对增多:再生障碍性贫血、粒细胞缺乏症等因中性粒细胞明显减少以致淋巴细胞百分率相对增高。

（2）淋巴细胞减少(lymphopenia):凡是导致中性粒细胞显著增高的各种疾病均可致淋巴细胞相对减少。淋巴细胞绝对减少见于免疫缺陷病如人类免疫缺陷病毒(human immunodeficiency virus, HIV)感染、流行性感冒恢复期、药物治疗如环磷酰胺、自身免疫性疾病如系统性红斑狼疮等。

5. 单核细胞的临床意义

（1）单核细胞增多(monocytosis):常见于① 某些感染,如亚急性感染性心内膜炎、急性感染的恢复期、肺结核等均可见单核细胞增多;② 某些血液病,如单核细胞白血病、粒细胞缺乏症的恢复期、淋巴瘤及骨髓增生异常综合征等可见单核细胞增多。

（2）单核细胞减少(monocytopenia):一般无意义。

（胡嘉波）

三、白细胞形态检验

血涂片经染色后,各种类型的白细胞形态学特点各不相同。在病理情况下,除白细胞计数和分类结果发生数量变化外,有时白细胞的形态也会发生质量改变,因此外周血白细胞形态检验具有重要意义。血涂片经瑞特染色或瑞特-吉姆萨染色后在光学显微镜下检验,是血细胞形态检验的基本方法,具有重要的临床价值。

（一）外周血正常白细胞形态

外周血白细胞正常形态见图2-7，正常形态特征见表2-9。

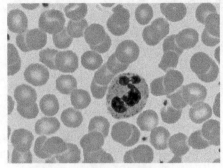
A. 中性分叶核粒细胞

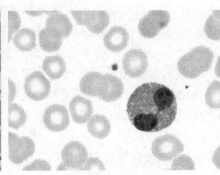
B. 嗜酸性粒细胞

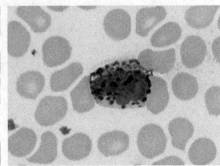
C. 嗜碱性粒细胞

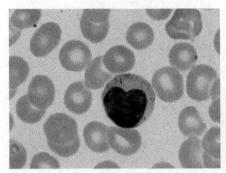
D. 淋巴细胞

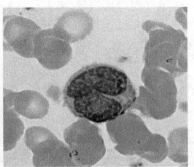
E. 单核细胞

图2-7
彩图

图2-7　外周血白细胞正常形态

表2-9　外周血白细胞正常形态特征

细　胞	直径(μm)	形　态	细胞质	细胞核	染色质
中性杆状核粒细胞	10~15	圆形	粉红色，颗粒量多、细小、均匀、紫红色	弯曲呈杆状、带状、腊肠样	粗糙，深紫红色
中性分叶核粒细胞	10~15	圆形	粉红色，颗粒量多、细小、均匀、紫红色	分2~5叶，以3叶核为主	粗糙，深紫红色
嗜酸性粒细胞	13~15	圆形	着色不清，橘黄色颗粒、粗大、整齐排列、均匀充满胞质	多分2叶，眼镜形	粗糙，深紫红色
嗜碱性粒细胞	10~12	圆形	着色不清，紫黑色颗粒、量少、大小不均、排列杂乱、可盖于核上	因颗粒遮盖而胞核不清晰	粗糙，深紫红色
淋巴细胞	6~15	圆形或椭圆形	透明、淡蓝色、多无颗粒，大淋巴细胞可有少量粗大、不均匀紫红色颗粒	圆形、椭圆形、肾形	深紫红色，粗糙成块，核外缘光滑
单核细胞	12~20	圆形、椭圆形或不规则形	半透明、灰蓝色或灰红色，颗粒小、尘土样紫红色	肾形、"山"字形、马蹄形、扭曲折叠不规则形	疏松网状，淡紫红色，有膨胀和立体起伏感

（二）外周血异常白细胞形态

1. 中性粒细胞异常形态

（1）中毒变化：在严重的化脓性感染、败血症、恶性肿瘤、中毒、大面积烧伤等病理情况下，中性粒细胞可发生下列形态改变，它们可单独出现，亦可同时出现。这些形态变化对观察病情变化和判断预后有一定意义。

1）大小不均：中性粒细胞体积大小相差悬殊，不均一性增大。常见于一些病程较长的化脓性感染，是内毒素等因素作用下骨髓内幼稚中性粒细胞发生不规则分裂或增殖的结果。

2）中毒颗粒：在严重感染或大面积烧伤等情况下，中性粒细胞的胞质中出现比正常中性颗粒粗大、大小分布不均的紫黑色或深紫褐色的颗粒（图2-8）。含中毒颗粒的细胞在中性粒细胞中所占的比值称为毒性指数。毒性指数越大，感染、中毒情况越重。

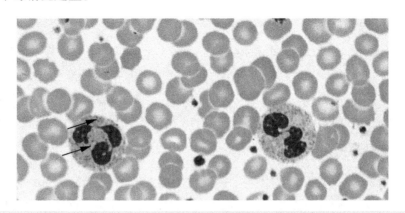

图2-8　彩图

图2-8　含中毒颗粒的中性分叶核粒细胞

3）杜勒小体：中性粒细胞胞质中蓝色或灰蓝色的包涵体，常单个或成群位于细胞边缘，是细胞核质发育不平衡的表现。常见于严重感染，亦可见于妊娠、骨髓增生异常综合征等。

4）空泡：中性粒细胞的胞质或胞核出现一个或多个空泡，是细胞发生脂肪变性或颗粒缺失的结果。EDTA抗凝存储的血液细胞亦可出现空泡，除非同时伴随其他中毒现象，否则不宜将其归为中性粒细胞的毒性变化。

5）退行性变：细胞出现胞体肿大、结构模糊、边缘不清晰、核肿胀和核溶解等现象，见于衰老或病变的细胞。

（2）棒状小体：白细胞胞质中出现的紫红色细杆状物质，一个或数个。出现数个棒状小体呈束状排列的细胞称为柴捆（fagot）细胞。棒状小体对鉴别急性白血病的类型有重要价值，急性粒细胞白血病和急性单核细胞白血病可见到棒状小体，而急性淋巴细胞白血病则无。

（3）中性粒细胞的核象变化：核象标志着中性粒细胞从新生细胞到衰老细胞的发育阶段。正常情况下，外周血中性粒细胞以分叶核为主，常分2~5叶，杆状核较少，分叶核与杆状核之比约为13∶1。病理情况下，中性粒细胞的核象可发生核左移或核右移。

1）核左移：指外周血中杆状核粒细胞增多并出现晚幼粒、中幼粒甚至早幼粒细胞（图2-9）。核左移是机体的一种反应性变化，常见于化脓性感染、急性溶血或使用细胞因子如粒细胞集落刺激因子等，常伴有中毒颗粒、空泡、退行性变等毒性变化。核左移多伴白细胞总数增高即再生性核左移，少数可见白细胞总数正常甚至减少即退行性核左移。核左移分为轻、中、重度三级，与感染严重程度和机体抵抗力有密切关系（表2-10）。

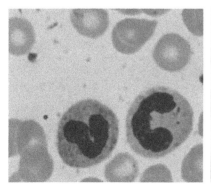
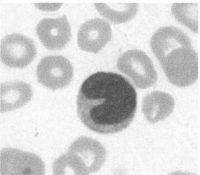
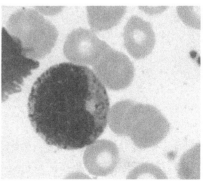

图2-9　彩图

图2-9　中性粒细胞核左移不同程度的核象变化

表 2-10 中性粒细胞核左移类型及意义

类 型	杆 状 核 占 比	细 胞 类 型	临 床 意 义
轻度	>5%	仅有中性杆状核粒细胞	轻度感染,抵抗力强
中度	>10%	杆状核,少量中性中幼粒、晚幼粒细胞	严重感染,抵抗力较强
重度	>15%	杆状核,更幼稚的早幼粒甚至原粒细胞	着色不清,橘黄色颗粒、粗大、整齐,中性粒细胞型类白血病反应

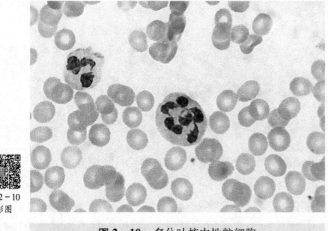

图 2-10
彩图

图 2-10 多分叶核中性粒细胞

2）核右移:指外周血中中性分叶核增多,且 5 叶及以上核的中性粒细胞>3%（图 2-10）。严重核右移常见白细胞总数减少,与造血物质缺乏、DNA 合成障碍、骨髓造血功能障碍等有关。常见于巨幼细胞性贫血、感染、尿毒症、骨髓增生异常综合征等。在炎症恢复期,会出现一过性核右移。若在疾病进展期出现核右移则提示预后不良。

（4）其他中性粒细胞异常形态

1）中性粒细胞核异常形态:包括多分叶核中性粒细胞、巨杆状核中性粒细胞、巨多分叶核中性粒细胞、双核粒细胞、环形杆状核粒细胞等。

2）与遗传因素相关的中性粒细胞形态改变:主要有佩-许畸形（Pelger - Hüet anomaly）、白细胞异常色素减退综合征（Chediak - Higashi syndrome）、奥-赖畸形（Alder - Reilly anomaly）和梅-黑异常（May - Hegglin anomaly）等。

2. 淋巴细胞的异常形态

（1）异型淋巴细胞（atypical lymphocyte）:在病毒、原虫感染,药物反应、应激状态或变应原等因素刺激下,淋巴细胞增生并发生形态上的变化,表现为细胞体积增大、嗜碱性增强甚至发生母细胞化,称异型淋巴细胞或反应性淋巴细胞。此种细胞绝大多数属于 T 淋巴细胞。

按形态特征将其分为以下三型：Ⅰ型（空泡型）,亦称泡沫型或浆细胞型,最为常见。Ⅱ型（不规则型）,亦称单核细胞型。Ⅲ型（幼稚型）,亦称未成熟细胞型。异型淋巴细胞的形态特点见表 2-11、图 2-11。

表 2-11 异型淋巴细胞的形态特点

类 型	特 点
Ⅰ型（空泡型）	① 胞体较正常淋巴细胞稍大,多为圆形 ② 核呈圆形、椭圆形、肾形或不规则形,染色质呈粗网状或不规则聚集呈粗糙的块状 ③ 胞质较丰富,深蓝色,一般无颗粒,含空泡或因具有多数小空泡而呈泡沫状
Ⅱ型（不规则型）	① 胞体较Ⅰ型细胞明显增大,外形不规则,似单核细胞 ② 胞核圆形或不规则,染色质较Ⅰ型细胞疏松 ③ 胞质丰富,淡蓝或蓝色,有透明感,边缘处蓝色较深,可有少数嗜天青颗粒,一般无空泡
Ⅲ型（幼稚型）	① 胞体较大 ② 核大呈圆形或椭圆形;染色质呈细致网状,可有 1~2 个核仁 ③ 胞质量较少呈深蓝色,多无颗粒,偶有小空泡

健康人外周血偶见异型淋巴细胞。异型淋巴细胞增多主要见于传染性单核细胞增多症、病毒性肝炎、流行性出血热、湿疹等病毒性疾病和过敏性疾病。

（2）卫星核淋巴细胞（satellite nucleus）:淋巴细胞主核旁有一个游离的小核。因染色体受损后,丧失着丝点的染色单体或其片段在有丝分裂末期未进入子代细胞遗传物质体现内而形成卫星核。常见于接受较大剂量的电离辐射之后或其他理化因子、抗癌药物等对细胞造成损伤时,常作为致畸、致突变的客观指标之一。

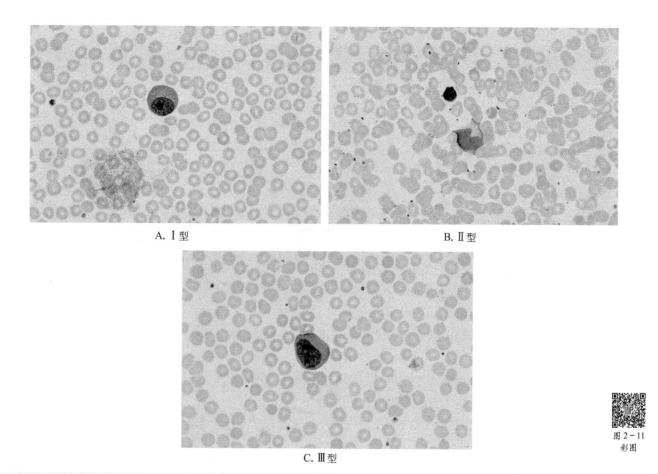

A. Ⅰ型

B. Ⅱ型

C. Ⅲ型

图 2-11　彩图

图 2-11　异型淋巴细胞

（周春红　向　敏）

四、嗜酸性粒细胞计数

血液中嗜酸性粒细胞的数量,可以通过白细胞分类计数结果乘以白细胞总数间接计算得到。嗜酸性粒细胞在外周血中的数量较少,血涂片细胞分布不均,间接计数误差较大,因此如果要准确了解嗜酸性粒细胞数量,应采用直接计数法。

【原理】用嗜酸性粒细胞稀释液将血液稀释一定倍数,破坏红细胞和大部分其他白细胞,并使嗜酸性粒细胞着色,充入改良牛鲍血细胞计数板的计数池内,计数一定范围内嗜酸性粒细胞数,算出每升血液中嗜酸性粒细胞的数量。

【试剂】

1. 保护嗜酸性粒细胞的成分如丙酮、乙醇。

2. 促进红细胞和中性粒细胞破坏的成分如碳酸钾、草酸铵或低渗状态。

3. 嗜酸性粒细胞着色的成分如伊红、溴甲酚紫、固绿。

4. 甘油可防止乙醇挥发,抗凝剂可防止血液凝固。

由于所用具体试剂不同,嗜酸性粒细胞稀释液有多种配方,各种嗜酸性粒细胞稀释液的组成及优缺点见表 2-12。

【器材】一次性微量吸管、试管、刻度吸管、光学显微镜、改良牛鲍血细胞计数板、盖玻片等。

【操作步骤】

（1）准备稀释液:取试管 1 支,准确加入嗜酸性粒细胞稀释液 0.38 mL。

（2）采血:用一次性微量吸管准确取全血 20 μL。

表 2-12 各种嗜酸性粒细胞稀释液的组成及优缺点

稀释液	试剂组成	优点	缺点
伊红-丙酮	20 g/L 伊红水溶液 5 mL,丙酮 5 mL,蒸馏水 90 mL	试剂简单,简便易行	久置效果差
皂素-甘油	20 g/L 伊红水溶液 10 mL,甘油 10 mL,皂素 0.3 g,尿素 10 g,氯化钠 0.9 g,蒸馏水加至 100 mL	细胞较为稳定,着色鲜明易于鉴别;含甘油,液体不易挥发,置冰箱可保存半年以上	含甘油,计数前应充分混匀
伊红-乙醇	20 g/L 伊红水溶液 10 mL,95% 乙醇 30 mL,甘油 10 mL,碳酸钾 1.0 g,柠檬酸钠 0.5 g,蒸馏水加至 100 mL	含碳酸钾,溶解红细胞和其他白细胞作用强,视野背景清晰;嗜酸性颗粒鲜明,橙色,2 h 内不被破坏,含甘油,液体不易挥发,试剂可保存半年以上	含 10% 甘油,比较黏稠,细胞不易混匀,计数前应充分混匀
溴甲酚紫	溴甲酚紫 25 mg,蒸馏水 50 mL	为低渗配方,红细胞和其他白细胞被溶解破坏,嗜酸性粒细胞被染而呈蓝色	嗜酸性粒细胞不稳定,溶解细胞能力较差
固绿	A 液:20 g/L 固绿水溶液 20 mL,丙酮 30 mL,EDTA-Na₂ 0.2 g,蒸馏水加至 500 mL。应用液:无水乙醇 27 mL,甘油 10 mL,碳酸钾 1.0 g,草酸铵 0.2 g,用 A 液加至 100 mL,过滤备用	含丙酮、乙醇两种保护剂,使嗜酸性粒细胞膜完整、无破损现象;含碳酸钾、草酸铵,其他细胞破坏完全;固绿使嗜酸性颗粒呈折光较强的蓝绿色颗粒	中性粒细胞浅着色,注意鉴别

(3) 擦去管外余血,将吸管插入盛有稀释液的试管底部,轻轻将血全部排出,吸取上层稀释液清洗吸管 2~3 次,立即混匀。

(4) 待细胞悬液变为透明,混匀细胞悬液,取悬液,充入改良牛鲍血细胞计数板的上下 2 个计数池中,静置 2~3 min,使细胞下沉。

(5) 计数:在低倍镜下计数 2 个计数池共计 10 个大方格内的嗜酸性粒细胞。

(6) 计算:嗜酸性粒细胞/L = $\left(\dfrac{N}{10}\right) \times 10 \times 20 \times 10^6$/L = $0.02N \times 10^9$/L(N 为 10 个大方格内嗜酸性粒细胞总数)。

【方法评价】

1. 显微镜计数法　① 设备简单、费用低廉;② 费时、重复性较差;③ 该法的准确性和重复性高于通过手工法白细胞计数和分类计数间接计算的结果;④ 如仪器提示嗜酸性粒细胞增多,且直方图或散点图异常时,则需要采用显微镜计数法复查。

2. 血细胞分析仪法　① 操作简便,效率高,重复性好,生物安全性高;② 适用于大批量的标本集中检测。

【质量控制】

1. 标本采集时间　最好固定标本的采集时间,以免受日间生理变化的影响。

2. 稀释液　目前还没有特异针对嗜酸性粒细胞计数的稀释液,稀释液中的细胞破坏剂不仅破坏红细胞和其他白细胞,同时对嗜酸性粒细胞也有一定破坏作用;同样,稀释液中的保护剂不仅保护嗜酸性粒细胞,同样也保护其他细胞。若嗜酸性粒细胞被破坏过多,可适当增加保护剂用量;若中性粒细胞被破坏不全,则可适当减少保护剂用量。

3. 混匀　嗜酸性粒细胞在稀释液中容易发生聚集,要及时混匀。混匀时不宜过分振摇,以免破坏嗜酸性粒细胞。

4. 嗜酸性粒细胞鉴定　注意与未破坏的中性粒细胞区分。中性粒细胞不着色或着色较浅,胞质颗粒细小或不清。嗜酸性粒细胞胞质颗粒比较大,染色较深。可在进行计数之前,找到典型的嗜酸性粒细胞和残留的白细胞,然后再计数。

5. 完成时间　血液稀释后应在 1 h 内计数完毕,否则嗜酸性粒细胞逐渐被破坏或不易辨认,使结果偏低。

【参考区间】 (0.05~0.5)×10⁹/L。

【临床意义】

1. 生理变化　在剧烈运动、寒冷、饥饿、精神刺激等情况下,交感神经兴奋,下丘脑分泌促肾上腺皮质激素,促进肾上腺皮质分泌肾上腺皮质激素。肾上腺皮质激素抑制骨髓释放嗜酸性粒细胞,促使血液中的嗜酸性粒细胞向组织浸润,外周血中嗜酸性粒细胞减少。因此,健康人嗜酸性粒细胞水平白天较低,夜间较高,上午波动大,下午较恒定。

2. 病理变化

(1)嗜酸性粒细胞增多

1)变态反应性疾病:支气管哮喘、荨麻疹、过敏性肺炎、血管神经性水肿、药物过敏、食物过敏等。

2)寄生虫病:寄生虫感染时,血中嗜酸性粒细胞可增高,如钩虫、蛔虫、丝虫、卫氏并殖吸虫、旋毛虫、血吸虫等的感染。

3)皮肤病:牛皮癣、湿疹、疱疹性皮炎、剥脱性皮炎、天疱疮等。

4)恶性血液病及肿瘤:慢性粒细胞白血病、嗜酸性粒细胞白血病、恶性淋巴瘤、多发性骨髓瘤、真性红细胞增多症及肺癌等。

5)某些传染病:猩红热的急性期、传染病的恢复期可见嗜酸性粒细胞增多。

6)其他:如肾上腺皮质功能减退、肾移植术后排异反应前期、过敏性肉芽肿、嗜酸性粒细胞性心内膜炎等。

(2)嗜酸性粒细胞减少:伤寒、副伤寒、肾上腺皮质功能亢进、长期使用肾上腺皮质激素后可使嗜酸性粒细胞减少。

3. 嗜酸性粒细胞计数的其他应用

(1)观察急性传染病的预后:急性传染病时,肾上腺皮质激素增加,血中嗜酸性粒细胞随之减少。如嗜酸性粒细胞持续下降甚至消失,说明病情严重。恢复期血液中嗜酸性粒细胞又逐渐增多。若临床症状很严重,而嗜酸性粒细胞不下降,说明肾上腺皮质功能衰竭。

(2)观察大手术和烧伤患者的预后:大手术后4 h 内血液中嗜酸性粒细胞显著减少甚至完全消失,24~48 h后逐渐增多,增多的速度与病情的变化基本一致。大面积烧伤患者数小时内嗜酸性粒细胞完全消失,且持续时间较长。如大手术和大面积烧伤后,嗜酸性粒细胞不下降,则预后不良。

(3)肾上腺皮质功能初步评价:促肾上腺皮质激素能刺激肾上腺皮质产生肾上腺皮质激素,嗜酸性粒细胞减少。可根据注射促肾上腺皮质激素前后的嗜酸性粒细胞数量的变化情况,来反映肾上腺皮质功能。

(胡嘉波)

第四节　红细胞检验

一、红细胞计数

红细胞计数(red blood cell count)用来检测单位容积血液中红细胞的数量,是血液一般检验的基本项目之一。红细胞计数方法有显微镜法和血细胞分析仪法。

【原理】采用红细胞稀释液将全血标本稀释一定倍数,充入改良牛鲍血细胞计数板中,在显微镜下计数一定区域(体积)内含有的红细胞数量,经换算求得每升血液中红细胞数量。

【试剂】Hayem 液:氯化钠(NaCl)1 g、结晶硫酸钠($Na_2SO_4 \cdot 10H_2O$)5 g(或无水硫酸钠 2.5 g)、氯化高汞($HgCl_2$)0.5 g,蒸馏水加至 200 mL,溶解后过滤,密封保存。

【器材】普通光学显微镜、改良牛鲍血细胞计数板、一次性采血针、酒精棉球、一次性微量吸管(有 10 μL 的刻度线)、5 mL 吸管、滴棒、试管等。

【操作步骤】

(1)准备稀释液:取一洁净试管,加入红细胞稀释液 2 mL。

(2)采血和加血:准确采集毛吸血管血(第一滴血需去除)或吸取新鲜静脉抗凝血 10 μL,加至上述稀释液中,立即充分混匀。

(3)充池:准备计数板、充分混匀稀释液、将细胞悬液加至计数池与盖玻片的外侧缝隙,悬液会缓缓充入计数池,室温静置 2~3 min,待细胞下沉。

（4）计数：高倍镜下计数中央大方格内4角和正中5个中方格内的红细胞数。细胞计数时是按"弓"形曲线顺序进行，对压线细胞可采取计上不计下，计左不计右的原则，以避免漏数或重复计数。

（5）计算：红细胞数/L = $N \times \dfrac{25}{5} \times 10 \times 201 \times 10^6 \approx N \times 10^{10} = \dfrac{N}{100} \times 10^{12}$。

【方法评价】

1. 显微镜法　　是传统方法，优点是设备简单，成本低，可用于血细胞分析仪异常检验结果的复查；缺点是费时费力，精密度低。

2. 血细胞分析仪法　　优点是操作便捷，易于标准化，精密度高，适用于健康人群普查，大批量标本筛检；缺点是成本高，环境条件要求较高，对一些异常细胞不能有效识别。

【质量控制】 导致红细胞计数误差的原因主要有技术误差、仪器误差和计数域误差。其中，仪器误差是由于仪器不精确造成的误差，手工法中主要是由计数板、微量吸管规格不符合要求所致。计数域误差是由于血细胞在血细胞计数池内每次分布不可能完全相同所造成的误差，又称为分布误差。手工法的主要误差是技术误差，通常是由操作不正规和技术不熟练造成，如：① 采血部位不当；② 血液凝固；③ 稀释倍数不准确；④ 稀释的血液混合不匀；⑤ 充池不正确；⑥ 白细胞的影响；⑦ 自身凝集素和球蛋白的影响等。

【参考区间】

成年人：男性$(4.0\sim5.5)\times10^{12}$/L，女性$(3.5\sim5.0)\times10^{12}$/L。

新生儿：$(6.0\sim7.0)\times10^{12}$/L。

【临床意义】

1. 生理性变化　　除年龄、性别差异外，红细胞数量还受不同的生活环境、生活习惯、食物药物等多种因素的影响。而且不同的采血部位和时间也可使测定结果产生差异。

（1）生理性增多：① 机体相对缺氧状态，如新生儿、高原地区生活、长期吸烟、运动员、重体力活动者等红细胞偏高；② 雄激素水平增高，如成年男性高于女性；③ 日内差异，如同1天内上午7时结果最高；④ 某些药物（如毛果芸香碱、钴、肾上腺素、糖皮质激素等）和情绪波动也可引起红细胞一过性增加等。

（2）生理性减少：① 生长发育太快，造血原料相对不足，如6个月~2岁婴儿；② 造血功能下降，如老年人；③ 血容量增加，如孕妇妊娠中后期血浆量明显增多，所以红细胞通常低于参考区间下限；④ 长期饮酒者检验结果也偏离正常。

所有这些差异与同年龄、性别人群的参考区间相比，一般在±20%以内。超出该范围则可能是病理因素所致的异常。

2. 病理性变化

（1）病理性增多：可分为绝对性增多和相对性增多。

1）绝对性增多：① 原发性升高，见于真性红细胞增多症、良性家族性红细胞增多症等。真性红细胞增多症是由干细胞受累所致的骨髓增生性疾病，同时白细胞、血小板计数也高于正常。② 继发性升高，可由缺氧（慢性心、肺疾病，异常血红蛋白病等）刺激导致红细胞生成素大量分泌所致。也可见于某些疾病引起的红细胞生成素病理性分泌增加，如肾上腺皮质功能亢进。

2）相对性增多：血容量下降所致，见于呕吐、高热、腹泻、多尿、多汗、大面积烧伤等因素造成的暂时性血液浓缩。纠正诱发原因或原发疾病后，红细胞、血红蛋白便恢复正常。

（2）病理性减少：各种病理因素导致红细胞、血红蛋白低于参考区间下限，称为贫血。病理性减少见于各种原因导致的贫血。按病因不同可将贫血分为以下三大类：

1）红细胞生成减少：见于① 骨髓造血功能衰竭，如再生障碍性贫血、急性造血功能停滞等；② 造血物质缺乏或利用障碍，如肾性贫血、缺铁性贫血、铁粒幼细胞贫血、巨幼细胞性贫血等。

2）红细胞破坏过多：见于① 红细胞内在缺陷，如红细胞膜缺陷见于遗传性球形、椭圆形、口形、棘形红细胞增多症等；红细胞酶缺陷见于遗传性红细胞葡萄糖－6－磷酸脱氢酶缺乏症、丙酮酸激酶缺乏症等；血红蛋白异常见于珠蛋白生成障碍性贫血、镰状细胞贫血、血红蛋白C病、血红蛋白D病、血红蛋白E病及不稳定血红蛋白所致溶血性贫血（珠蛋白结构异常）、阵发性睡眠性血红蛋白尿等。② 红细胞外在异常，如免疫反应引起的贫血见于新生儿溶血病、血型不合输血后溶血病、药物性免疫性溶血性贫血;机械性损伤如微血管病性溶血性贫血、行军性血红蛋白尿、烧伤所致溶血性贫血;疾病所致溶血如疟疾、细菌、脾功能亢进等所致溶血性贫血等。

3)红细胞丢失(失血):如各种原因引起的急性、慢性失血性贫血。

此外,药物也可引起贫血:① 抑制骨髓的药物,如阿司匹林、链霉素、洋地黄等;② 引起维生素 B_{12}、叶酸吸收障碍的药物,如雌激素、新霉素、异烟肼等;③ 引起铁吸收障碍的药物,如皮质类固醇;④ 诱发溶血的药物,如头孢类、氨基糖苷类、磺胺类、抗过敏药、奎尼丁类、水杨酸类、呋塞米、异烟肼、利福平等。

二、血红蛋白测定

血红蛋白(hemoglobin, Hb)是氧的运输蛋白,也是红细胞内含量最多的蛋白质,每克血红蛋白可携带 1.34 mL 氧,其主要功能是吸收肺部大量的氧,并将其输送到身体各组织。血红蛋白在有核红细胞及网织红细胞内合成,每个血红蛋白分子含有 4 条珠蛋白肽链,每条肽链结合 1 个亚铁血红素,形成具有四级空间结构的四聚体,以利于结合 O_2 和 CO_2。亚铁血红素无种属特异性,是由 Fe^{2+} 和原卟啉 IX 组成的色素辅基。Fe^{2+} 位于原卟啉的中心,共有 6 个配位键,其中 4 个分别与原卟啉分子的 4 个 N 原子结合,1 个与珠蛋白肽链的 F 肽段第 8 个氨基酸(组氨酸)的咪唑基结合。第 6 配位键可逆性地与 O_2 结合。当某些强氧化剂将血红蛋白的 Fe^{2+} 氧化成 Fe^{3+},则失去携氧能力。血红蛋白分子在红细胞中的分布并不均匀,靠近细胞膜部位血红蛋白分布较为致密,而靠近细胞中央部位分布较为稀疏。珠蛋白具有种属特异性,其合成与氨基酸排列受独立的基因编码控制。人类珠蛋白肽链有两大类,即 α 类链与非 α 类链,非 α 类链包括 β、γ、δ、ε 类链等。不同肽链构成的血红蛋白其种类也有差异。健康成年人血红蛋白的珠蛋白肽链组合方式主要为 $\alpha_2\beta_2$。

生理条件下,99% 血红蛋白的铁呈 Fe^{2+} 状态,称为还原血红蛋白(reduced hemoglobin, Hbred);亚铁状态的血红蛋白与氧结合称氧合血红蛋白(oxyhemoglobin, HbO_2);1% 血红蛋白的铁呈 Fe^{3+} 状态,称为高铁血红蛋白(methemoglobin, MetHb)。如血红素第 6 个配位键被 CO、S 等占据,则形成各种血红蛋白衍生物。CO 与血红蛋白结合形成碳氧血红蛋白(carboxyhemoglobin, HbCO)。CO 与血红蛋白的结合力比 O_2 与血红蛋白的结合力高 240 倍,因此 CO 中毒可影响到患者的 O_2 运输能力。在含有苯肼和硫化氢的环境中,HbO_2 即转变为硫化血红蛋白(SHb),后者也见于服用阿司匹林或可待因的患者。

【原理】氰化高铁血红蛋白(hemiglobin cyanide, HiCN)测定法:血红蛋白(SHb 除外)中的亚铁离子(Fe^{2+})被高铁氰化钾氧化为高铁离子(Fe^{3+}),血红蛋白转化成 Hi。Hi 与氰化钾(KCN)中的氰离子反应生成 HiCN。HiCN 最大吸收波峰为 540 nm,波谷为 504 nm。在特定条件下,HiCN 毫摩尔消光系数为 44 L/(mmol·cm)。HiCN 在 540 nm 处的吸光度与浓度成正比,根据测得吸光度可求得血红蛋白浓度。

【试剂】

1. HiCN 转化液　　有多种配方,国际血液学标准化委员会(International Committee for Standardization in Haematology, ICSH)先后推荐了 3 种,即都氏(Drabkin)液、文-齐液(van Kampen-Zijlotra)和松原改良液等。较为经典的转化液为都氏液和文-齐液。WHO 和我国卫生健康委临床检验中心推荐使用文-齐液。

2. HiCN 参考品　　为市售的成品,标定的血红蛋白的浓度分别为 50 g/L、100 g/L、150 g/L、200 g/L。4℃保存,使用前平衡至室温。

【器材】毛细血管采血用器材(也可准备静脉采血用具及 EDTA-K_2 抗凝管)、酒精棉球、一次性微量吸管(有 20 μL 的刻度线)、试管、5 mL 移液管或刻度吸管、722 分光光度计等。

【操作步骤】

1. 直接定量测定法

(1) 准备转化液:取一试管,加入 5 mL HiCN 转化液。

(2) 采血与转化:采集 20 μL 全血,加到上述试管底部,与转化液充分混匀,静置 5 min。

(3) 测定吸光度:用符合 WHO 标准的分光光度计,在波长 540 nm 处、光径为 1.000 cm、以 HiCN 转化液调零,测定标本的吸光度(A)。

(4) 计算:$Hb(g/L) = A \times \dfrac{64\,458}{44\,000} \times 251 = A \times 367.7$。

2. 参考液比色法

（1）按直接定量测定法的步骤（1）~（3），测定标本的吸光度（A）。

（2）绘制标准曲线及查出待测标本的血红蛋白浓度：将 HiCN 参考液倍比稀释为 50 g/L、100 g/L、150 g/L、200 g/L 四种血红蛋白浓度，分别测定各稀释度的吸光度。以参考液血红蛋白（g/L）为横坐标、吸光度测定值为纵坐标，在坐标纸上绘出标准曲线。通过标准曲线查出待测标本的血红蛋白浓度（g/L）。

（3）通过常数计算标本的血红蛋白浓度：先求出换算常数 K 值，再计算血红蛋白浓度，$K = \dfrac{\sum Hb}{\sum A}$，$Hb(g/L) = K \times A$。

【方法评价】 常用的有 HiCN 测定法、SDS－Hb 测定法、碱羟血红蛋白（AHD$_{575}$）测定法、叠氮高铁血红蛋白（HiN$_3$）测定法、溴代十六烷基三甲胺（CTAB）测定法等。其中，HiCN 测定法是 WHO、ICSH 和我国卫生健康委临床检验中心推荐的血红蛋白测定的参考方法。由于 HiCN 试剂含剧毒的氰化钾，各国均相继研发了不含氰化钾的血红蛋白测定方法，有的测定法已用于血细胞分析仪上，但其标准应溯源到 HiCN 量值。血红蛋白测定方法优缺点见表 2－13。

表 2－13　血红蛋白测定方法的优缺点

测 定 方 法	优 　 点	缺 　 点
HiCN 测定法	操作简单，反应速度快，可检测除 SHb 之外的所有血红蛋白，产物稳定，也易于实验室进行质量控制	氰化钾有剧毒，对 HbCO 的反应慢，不能测定 SHb
SDS－Hb 测定法	操作简单，呈色稳定，试剂无毒，结果准确，重复性好，是次选方法	SDS 消光系数未定，质量差异大，SDS 溶血活力大，易破坏白细胞，不适用于同时进行白细胞计数的血细胞分析仪
AHD$_{575}$ 测定法	试剂简易，无毒，呈色稳定，准确性与精确度较高	575 nm 波长比色，不便于自动检测，血红蛋白 F（HbF）不能转化
HiN$_3$ 测定法	准确度、精密度较高，毒性比 HiCN 低得多	试剂仍有毒性，HbCO 转化慢
CTAB 测定法	溶血性强且不破坏白细胞，适于血细胞分析仪检测	精密度、准确性略低

【质量控制】

1. 标本　血红蛋白检测原理是比色法，引起标本浊度增大的因素常致血红蛋白浓度假性增高，如高脂血症、高球蛋白、高白细胞血症及血小板浓度太高等。此外，HbCO 增多时，因转化慢也可影响检测结果。

2. 器材　分光光度计需要定期校准，选用合格的微量采血管和刻度吸管及比色杯。

3. 试剂　注意保证试剂质量。

4. 技术操作　消毒、采血、稀释、混匀等要求与红细胞计数相同。确保 HbCO 完全转化，可延长转化时间或加大试剂中 K$_3$Fe(CN)$_6$ 的用量。

5. 废弃物的处理　HiCN 转化液中氰化钾是剧毒品，配制转化液时要按剧毒品管理程序操作。为防止氰化钾污染环境，测定后的废液应妥善处理。先以水 1∶1 稀释废液，再向每升稀释后的废液中加入 35 mL 次氯酸钠溶液，混匀后敞开容器口放置 15 h 以上，使 CN$^-$ 氧化为 N$_2$ 和 CO$_2$，或水解为 CO$_3^{2-}$ 和 NH$_4^+$，排入下水道。严禁在废液中加入酸性溶液，以防产生致命性的氢氰酸气体。

【参考区间】

成年：男性 120~160 g/L，女性 110~150 g/L。

新生儿：170~200 g/L。

【临床意义】 血红蛋白测定的临床意义与红细胞计数基本相同。血红蛋白低于参考区间的下限可确定为贫血，但血红蛋白在参考值范围内也不能排除贫血，如急性失血和慢性贫血的进展期血红蛋白不减少。

1. 贫血程度的判断　临床上习惯于利用血红蛋白作为衡量贫血程度的指标，血红蛋白<120 g/L（女性血红蛋白<110 g/L）为轻度贫血；血红蛋白<90 g/L 为中度贫血；血红蛋白<60 g/L 为重度贫血；血红蛋白<30 g/L 为极重度贫血。当红细胞<1.5×10^{12}/L，血红蛋白<45 g/L 时，应考虑输血。

2. 血红蛋白与红细胞的关系　在某些贫血中，红细胞和血红蛋白减少程度可不一致，同时测定红细胞和血红蛋白,对诊断更有意义。

3. 影响检验结果的因素 ① 血液总容量改变:如大量失血早期,全身血容量减少,此时血液浓度改变很小,从红细胞和血红蛋白的结果来看,很难反映贫血的存在;② 全身血浆容量改变:如各种原因引起的失水或水潴留,使血浆容量减少或增加,造成血液浓缩或稀释,均可使红细胞和血红蛋白结果升高或降低。

(孙晓春)

三、红细胞形态检验

血液系统疾病常累及红细胞,特别是贫血患者,不仅红细胞的数量和血红蛋白浓度会发生变化,多数患者还有相应的红细胞形态的改变,因此,红细胞形态检验对临床诊断有重要价值,常见的红细胞异常主要表现在红细胞的大小、形态、染色性及包涵体等几个方面。

【方法评价】

1. 显微镜分析法 采用人工显微镜法血涂片染色观察,主要用于红细胞形态的识别,特别是异常形态的鉴别,也是仪器法检测的复核方法。

2. 计算机图像分析 建立红细胞形态变化特征分布的统计模型,实现红细胞形态特征的自动统计分类。

3. 血细胞分析仪法 能提供红细胞数量及其他相关参数,并对异常结果予以报警提示,但不能直接提供红细胞形态改变的确切信息,需要用显微镜分析法复查。

【质量控制】

(1) 血液细胞形态检验人员应经过严格培训、有理论和实践经验。

(2) 选择理想的检验区域即红细胞之间相近排列而不重叠。

(3) 完整规范的检验顺序:低倍镜下检查全片,观察细胞分布和染色,再用油镜观察血膜体尾交界处的细胞形态,同时注意是否存在其他异常细胞,如幼稚细胞或有核红细胞等。

(4) 应认真观察全片,排除人为因素影响(表2-14)。

表2-14 人为原因造成的红细胞形态异常

人 为 原 因	红细胞形态异常
制备血涂片不当	棘形红细胞、皱缩红细胞、缗钱状红细胞等
使用非疏水性玻片	口形红细胞
染色不当	嗜多色红细胞
抗凝剂浓度过高,或血液标本久置	锯齿状红细胞
涂片干燥过慢,或固定液中混有水分	面包圈形红细胞
涂片末端附近	长轴方向一致的假性椭圆形红细胞

【临床意义】

1. 正常红细胞形态 正常红细胞呈双凹圆盘形,大小相对均一,平均直径7.2 μm(6.7~7.7 μm);染色后为淡粉红色,呈正色素性,有过渡平缓的向心性淡染,中央为生理性淡染区;胞质内无异常结构(图2-12)。

2. 异常红细胞形态 在排除人为因素后,若血涂片中出现异常形态红细胞且数量增多,常提示病理性改变。各种病因作用于红细胞生理过程的不同阶段,可引起红细胞相应的病理变化,致使红细胞产生特殊的形态学改变,包括红细胞的大小、形态、染色和内含物的异常。

(1) 大小不一

1) 小红细胞:直径小于6 μm,病理情况见于缺铁性贫血、铁粒幼细胞性贫血、珠蛋白生成障碍性贫血、遗传性球形红细胞增多症、先天性贫血等。

2) 大红细胞:直径大于10 μm,常见于巨幼细胞性贫血、骨髓增生异常综合征、严重的溶血性贫血等。

3) 巨红细胞:直径大于15 μm,见于叶酸或维生素B$_{12}$缺乏所致的巨幼细胞性贫血、骨髓增生异常综合征等。

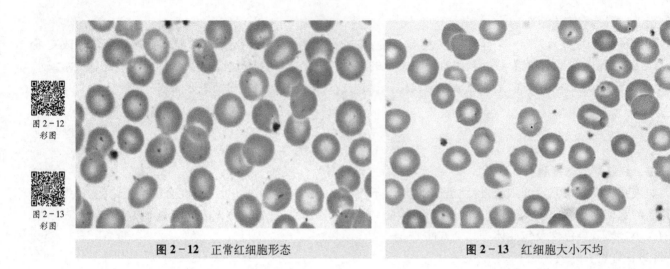

图 2-12 正常红细胞形态　　　　　　　　　　图 2-13 红细胞大小不均

4)红细胞大小不均:红细胞之间直径相差1倍以上(图2-13),常见于中度以上的增生性贫血如缺铁性贫血、溶血性贫血、失血性贫血、巨幼细胞性贫血、骨髓增生异常综合征。

(2)形态和排列异常

1)球形红细胞:直径2 μm>20%有诊断价值,主要见于遗传性和获得性球形红细胞增多症,也见于自身免疫性溶血性贫血(图2-14)。

2)椭圆形红细胞:椭圆形或长圆形,>25%有诊断价值,常见于遗传性椭圆形红细胞增多症、大细胞性贫血,偶见于缺铁性贫血、骨髓纤维化、巨幼细胞贫血、镰状细胞贫血(图2-15)。

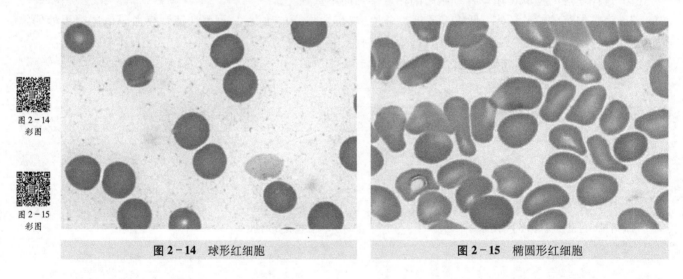

图 2-14 球形红细胞　　　　　　　　　　图 2-15 椭圆形红细胞

3)靶形红细胞:红细胞中央部染色较深,其外周苍白,而细胞外缘又深染,形如射击之靶,所占比例>20%有诊断价值,见于各种低色素性贫血,尤见于珠蛋白生成障碍性贫血、异常血红蛋白病,也可见于阻塞性黄疸、脾切除术后(图2-16)。

4)口形红细胞:红细胞中央苍白如鱼口状,>10%有诊断价值,常见于口形红细胞增多症、小儿消化系统疾病引起的贫血,也见于乙醇中毒、某些溶血性贫血及肝病患者等(图2-17)。

5)镰形红细胞:红细胞呈镰刀状、月牙形,见于含异常血红蛋白S的红细胞。

6)棘形红细胞:细胞外周为不规则棘刺状,棘刺长度和形状不一,多见于遗传性或获得性 β-脂蛋白缺乏症、脾切除术后、酒精中毒性肝病、尿毒症(图2-18)。

7)新月形细胞:见于阵发性睡眠性血红蛋白尿等某些溶血性贫血。

8)泪滴形红细胞:形如泪滴,系骨髓纤维化的特点之一,亦见于珠蛋白生成障碍性贫血、溶血性贫血(图2-19)。

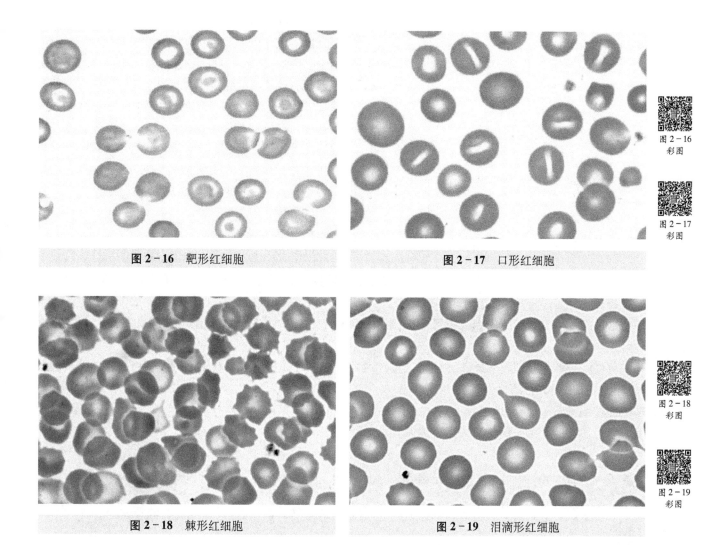

图2-16 彩图

图2-17 彩图

图2-16 靶形红细胞

图2-17 口形红细胞

图2-18 彩图

图2-19 彩图

图2-18 棘形红细胞

图2-19 泪滴形红细胞

9）缗钱状红细胞：红细胞相互串联，似缗钱状，见于多发性骨髓瘤、巨球蛋白血症、高纤维蛋白原血症（图2-20）。

10）裂红细胞：有各种形态如刺形、盔形、三角形、扭转形等，见于弥散性血管内凝血、微血管病性溶血性贫血、重型珠蛋白生成障碍性贫血、巨幼细胞性贫血、脾功能亢进、骨髓纤维化、严重烧伤、体外循环后、肾功能不全等（图2-21）。

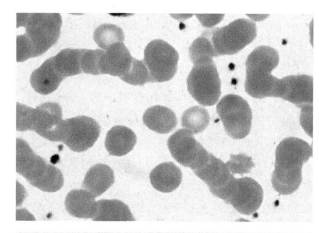

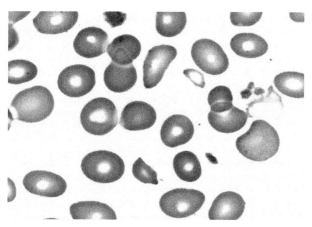

图2-20 彩图

图2-21 彩图

图2-20 缗钱状红细胞

图2-21 裂红细胞

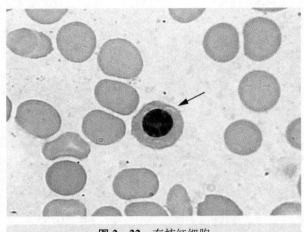

图 2-22 有核红细胞

11）红细胞形态不整：出现不规则的奇异形状，如豆状、梨形、蝌蚪状、麦粒状和棍棒状等，易见于巨幼细胞性贫血、重型珠蛋白生成障碍性贫血和机械或物理因素所致的红细胞破坏，如弥散性血管内凝血、血栓性血小板减少性紫癜等引起的微血管病性溶血性贫血。

12）有核红细胞：见于急性失血性贫血、巨幼细胞性贫血、严重的小细胞低色素性贫血等增生性贫血、造血系统恶性疾病或骨髓转移肿瘤、慢性骨髓增殖性疾病、脾切除术后（图 2-22）。

（3）染色异常

1）正常色素性红细胞：除见于健康人外，可见于急性失血、再生障碍性贫血、白血病、骨髓病性贫血等。

2）低色素性红细胞：红细胞中心苍白区扩大，常见于缺铁性贫血、珠蛋白生成障碍性贫血、铁粒幼细胞性贫血、某些血红蛋白病。

3）高色素性红细胞：红细胞中心淡染区消失，整个红细胞着色较深，最常见于巨幼细胞性贫血、球形红细胞增多症等。

4）嗜多色性红细胞：红细胞未成熟，尚存在嗜碱性物质，如在外周血中大量出现，说明骨髓造血功能旺盛，见于各种增生性贫血，尤其是溶血性贫血（图 2-23）。

5）嗜碱性红细胞：常见于急性溶血性贫血。

6）细胞着色不一：多见于铁粒幼细胞性贫血。

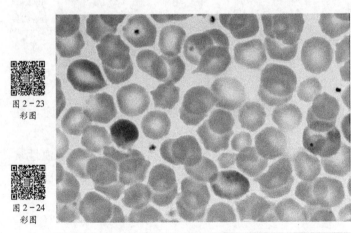

图 2-23 嗜多色性红细胞

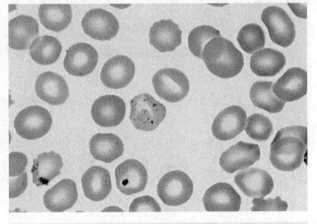

图 2-24 嗜碱性点彩红细胞

（4）结构异常

1）嗜碱性点彩红细胞：见于铅、汞、银、铋等金属中毒及硝基苯、苯胺等中毒时，常作为铅中毒诊断的筛选指标，还可见于骨髓增生旺盛或有紊乱现象的贫血，如溶血性贫血、巨幼细胞性贫血、恶性肿瘤、骨髓纤维化等（图 2-24）。

2）豪-乔小体：胞质内含 1~2 μm 的暗紫红色圆形小体，是核碎裂或溶解后所剩部分，见于脾切除术后、无脾症、脾萎缩、脾功能低下、红白血病、骨髓增生异常综合征和巨幼细胞性贫血。

3）卡波环：常与豪-乔小体同时存在，可见于白血病、巨幼细胞性贫血、增生性贫血、铅中毒或脾切除术后（图 2-25）。

4）寄生虫：当感染疟原虫、微丝蚴、杜氏利什曼原虫时，可见红细胞胞质内出现相应的病原体（图 2-26）。

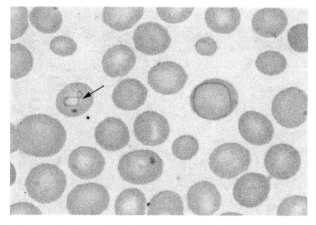

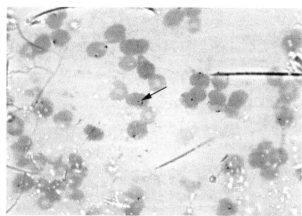

图2-25
彩图

图2-26
彩图

图2-25　卡波环　　**图2-26　恶性疟原虫(环状体)感染红细胞(吉姆萨染色)**

（周春红　向　敏）

四、血细胞比容测定

血细胞比容(hematocrit，HCT)指一定体积的全血中红细胞所占体积的相对比例。血细胞比容的高低与红细胞数量、平均体积及血浆量有关，主要用于贫血、真性红细胞增多症和红细胞增多的诊断、血液稀释和血液浓缩变化的测定、红细胞平均体积和平均红细胞血红蛋白浓度的计算等。血细胞比容直接测定采用离心法，间接测定采用血细胞分析仪法。

1.离心法　　常用微量法和温氏(Wintrobe)法，其检测原理基本相同，但离心力不同。

【原理】　以不改变红细胞体积及血容量的抗凝剂处理全血标本，然后将其注入标准毛细玻璃管或温氏管，用一定转速离心一定时间后，读取还原红细胞层的高度。血液离心后分5层，自上而下分别为血浆层、血小板层、白细胞和有核红细胞层、还原红细胞层和红细胞层。读取结果以还原红细胞层为准。

【器材】

（1）微量法：含抗凝剂的毛细管、高速离心机、读数板（一般厂家配套供应）等。

（2）温氏法：温氏管、巴斯德吸管、离心机、EDTA抗凝管等。

【操作步骤】

（1）微量法

1）吸血：用虹吸法将血液充入专用毛细管中，至2/3(50mm)处。

2）封口：把毛细管未吸血的一端垂直插入密封胶，封口。

3）离心：把毛细管放入专用高速离心机，以相对离心力为12 500g离心5min。

4）读数：毛细管置于专用读数板的凹槽中，移动滑尺刻度至还原红细胞层表层，读出相对应的数值；或用刻度尺分别测量红细胞层和全血层长度，计算其比值，即为血细胞比容。

（2）温氏法

1）加标本：用毛细管吸取混匀的抗凝血，插入温氏管底部，将血液缓慢注入温氏管至刻度"10"处，用小橡皮塞塞紧管口。

2）离心：将温氏管置于离心机，以相对离心力为2 264g离心30min。

3）读数：以还原红细胞层表面为准，读取红细胞层柱高的毫米数，乘以0.01，即为血细胞比容值。

【方法评价】　血细胞比容检测方法的优缺点见表2-15。

【质量控制】

（1）器材统一：美国CLSI要求微量法所用毛细管管长75mm，内径0.8~1.0mm，壁厚0.20~0.25mm，每支含肝素2U；离心机的离心半径>8cm，能在30s内达到最大速度，离心机的相对离心力为10 000~15 000g；转子

表 2-15 血细胞比容检测方法的优缺点

方 法	优 点	缺 点
温氏法(离心法)	应用广泛,无须特殊仪器	难以完全排除残留血浆(可达 2%~3%),测定值比真实值略高,用血量大,已渐被微量法取代
微量法(离心法)	WHO 推荐为常规方法,CLSI 推荐的参考标准。标本用量少,相对离心力高,结果准确、快速、重复性好	仍有残留血浆,但较温氏法少,需要微量高速血液离心机
微量离心计算法	ICSH(2003)推荐的替代参考方法,可常规用于血细胞比容测定的校准。血细胞比容=(离心血细胞比容值-0.011 9)/0.973 6	需用参考方法测定全血血红蛋白和压积红细胞血红蛋白浓度,血细胞比容=全血血红蛋白/红细胞血红蛋白
血细胞分析仪法	无须单独采血测定,检验快速,精密度高	准确性不及微量离心法,需要定期校正仪器
放射性核素法	ICSH 曾推荐为参考方法,准确性最高	方法烦琐、特殊,不适用于临床常规检验

温度<45℃。温氏法要求温氏管符合质量要求,内径不均性误差<0.05 mm;所用离心机要求水平离心机,相对离心力能恒定为 2 264g,离心时间 30 min。

(2)操作规范:微量法用橡皮泥封管口底面应平整,以深入毛细玻管内 2 cm 左右为宜,离心时注意封端向外,读数时以读取还原红细胞层为准,当血细胞比容>0.5 时应再离心 5 min,同时应做双份实验,结果之差应≤0.01;为防止溶血,温氏法使用的离心管要洁净干燥,离心时间及速度要规范化,所用抗凝剂应对血细胞的体积无影响,常用的抗凝剂为 EDTA-K_2,室温下数小时内红细胞体积不变。

(3)排除干扰因素:红细胞形态异常(如小红细胞、大红细胞、球形红细胞、椭圆形红细胞或镰状红细胞等)和红细胞增多时,因红细胞的变形性降低和数量增多可使血浆残留量增加,从而导致结果假性增高;高网织红细胞或高白细胞等也可使血细胞比容假性增高。体外溶血、自身凝集等因素会导致结果假性偏低。

【参考区间】

(1)成人:男性 0.40~0.50;女性 0.37~0.48。

(2)新生儿:0.47~0.67。

(3)儿童:0.33~0.42。

【临床意义】血细胞比容的临床意义与红细胞计数相似。血细胞比容降低是诊断贫血的指标,若红细胞数量正常,血浆量增加,为假性贫血;血细胞比容增高可因红细胞数量绝对增加或血浆量减少所致(表 2-16)。血细胞比容<0.2,可导致心力衰竭和死亡;血细胞比容>0.6,则与自发性凝血有关。血细胞比容的主要应用价值为:

(1)临床补液量的参考:各种原因导致脱水时,血细胞比容都会增高,补液时可监测血细胞比容,血细胞比容恢复正常表示血容量得到纠正。

(2)真性红细胞增多症诊断指标:当血细胞比容>0.7,红细胞为(7~10)×10^{12}/L,血红蛋白>180 g/L 时,即可诊断。

(3)计算红细胞平均指数的基础:红细胞平均值(MCV、MCHC)可用于贫血的形态学分类。

表 2-16 血细胞比容降低和增高的原因

血细胞比容	机 制	原 因
降低	红细胞减少	各种原因所致的贫血、出血
	血浆量增多	竞技运动员(生理性适应)、中晚期妊娠、原发性醛固酮增多症、过多补液
增高	红细胞增多	真性红细胞增多症、缺氧、肿瘤、红细胞生成素增多
	血浆量减少	各种原因所致的液体丢失,如液体摄入不足、大量出汗、腹泻与呕吐、多尿

2. 血细胞分析仪法 由测定红细胞计数和红细胞平均体积两项指标导出血细胞比容,血细胞比容=红细胞计数×红细胞平均体积。

五、红细胞平均指数计算

红细胞平均指数包括红细胞平均体积(mean corpuscular volume,MCV)、平均红细胞血红蛋白量(mean corpuscular hemoglobin,MCH)和平均红细胞血红蛋白浓度(mean corpuscular hemoglobin concentration,MCHC)。红细胞平均指数有助于深入认识红细胞特征,为贫血的鉴别诊断提供线索。

【原理】

1. 手工法　根据红细胞(RBC)、血红蛋白(Hb)、血细胞比容(HCT)测定结果计算红细胞平均指数(表2-17)。

表2-17　红细胞平均指数的计算

指　　数	含　　义	计 算 公 式	单　　位
MCV	红细胞群体中单个红细胞体积的平均值	$MCV = \dfrac{HCT}{RBC(/L)} \times 10^{15}$	飞升(fL),$1\ fL = 10^{-15}\ L$
MCH	细胞群体中单个红细胞血红蛋白含量的平均值	$MCH = \dfrac{Hb(g/L)}{RBC(/L)} \times 10^{12}$	皮克(pg),$1\ pg = 10^{-12}\ g$
MCHC	全部红细胞血红蛋白浓度的平均值	$MCHC = \dfrac{Hb(g/L)}{HCT}$	g/L

2. 血细胞分析仪法　MCV由血细胞分析仪直接测定导出;由仪器测定Hb、RBC可计算出MCH = Hb/RBC;MCHC = Hb/(RBC×MCV)。

【操作步骤】

1. 检测RBC、Hb、HCT　按照相关方法检测RBC、Hb、HCT。

2. 计算　根据RBC、Hb、HCT测定结果计算红细胞平均指数。

【方法评价】手工法红细胞平均指数由RBC、Hb、HCT测定后计算而来,因此,必须用同一抗凝血标本,且所测数据结果必须准确。血细胞分析仪法红细胞平均指数的测定同样依赖于RBC、Hb和MCV测定的准确性。

【参考区间】MCV、MCH、MCHC的参考区间见表2-18。

表2-18　MCV、MCH、MCHC参考区间

人　　群	MCV(fL)	MCH(pg)	MCHC(g/L)
成年人	80~100	26~34	320~360
1~3岁	79~104	25~32	280~350
新生儿	86~120	27~36	250~370

【临床意义】红细胞平均指数可用于贫血形态学分类及提示贫血的可能原因(表2-19)。但红细胞平均指数仅反映了红细胞群体平均情况,无法阐明红细胞之间的差异,对一些早期贫血如缺铁性贫血也缺乏灵敏度。缺铁性贫血合并巨幼细胞性贫血时,小红细胞MCV、MCH可小至50 fL、15 pg,而大红细胞MCV、MCH又可分别达150 fL、45 pg,而MCHC却无明显变化,总体计算MCV、MCH也可在正常范围;缺铁性贫血和轻型珠蛋白合成障碍性贫血都表现为小细胞低色素性贫血,但缺铁性贫血的红细胞在血涂片上却为明显大小不均。

表2-19　贫血形态学分类及临床意义

贫血形态学分类	MCV	MCH	MCHC	临 床 意 义
正细胞性贫血	正常	正常	正常	急性失血、急性溶血、再生障碍性贫血、白血病等
大细胞性贫血	增高	增高	正常	叶酸、维生素B_{12}缺乏或吸收障碍
单纯小细胞性贫血	降低	降低	正常	慢性炎症、尿毒症等
小细胞低色素性贫血	降低	降低	降低	铁缺乏、维生素B_6缺乏、珠蛋白生成障碍性贫血、慢性失血等

六、网织红细胞计数

网织红细胞(reticulocyte,RET)是介于晚幼红细胞和成熟红细胞之间的过渡细胞,属于未完全成熟红细胞。因其胞质中残存的嗜碱性物质(RNA)经碱性染料如煌焦油蓝、新亚甲蓝等活体染色后,形成蓝色或紫色的点粒状或丝网状结构沉淀于胞质中,故称为网织红细胞。其大小略大于成熟红细胞,直径为 $8.0 \sim 9.5\ \mu m$。网织红细胞自骨髓释放到外周血液后前 $24 \sim 48\ h$ 仍能合成部分血红蛋白,待残存的嗜碱性物质完全消失后,成为成熟红细胞。ICSH 依据网织红细胞的形态特征及成熟程度将其分为 4 型(表 2-20,图 2-27)。

表 2-20 网织红细胞分型、形态特征及正常存在部位

分 型	形 态 特 征	正 常 存 在 部 位
Ⅰ型(丝球型)	嗜碱性物质呈致密块状	仅在正常骨髓
Ⅱ型(网型)	嗜碱性物质呈疏松网状结构	大量存在于骨髓,极少见于外周血液中
Ⅲ型(破网型)	嗜碱性物质呈散在的不规则枝点状结构	少量存在于外周血液中
Ⅳ型(点粒型)	嗜碱性物质少,呈分散的细颗粒、短丝状	主要存在于外周血液中

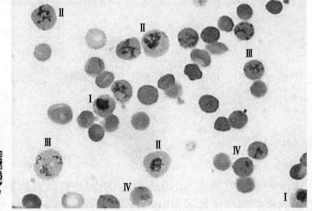

图 2-27 网织红细胞
Ⅰ型(丝球型);Ⅱ型(网型);Ⅲ型(破网型);Ⅳ型(点粒型)

检测网织红细胞的目的:① 鉴别贫血的类型(增生性、非增生性、增生增高性)。② 检验骨髓的功能。③ 检测贫血的治疗效果。④ 评估骨髓移植后、再生障碍性贫血细胞毒药物诱导治疗或红细胞生成素治疗后的红细胞生成情况。

【原理】 网织红细胞的 RNA 以弥散胶体状态存在。常规血细胞染色法如瑞特染色对细胞进行固定,即使网织红细胞的核酸物质着色,也难以在普通显微镜下识别。网织红细胞必须经活体或特殊染色后,才可用显微镜识别或经仪器分类计数。

1. 普通光学显微镜法 新亚甲蓝、煌焦油蓝、中性红等活体染料的碱性着色基团(带正电荷)与网织红细胞 RNA 的磷酸基团(带负电荷)结合,使 RNA 胶体间的负电荷减少,分子间斥力下降形成核酸与碱性染料复合物的多聚体沉积于胞质,呈蓝色的点状、线状或网状结构。凡含两个以上的深染颗粒或具有线网状结构的无核红细胞,即为网织红细胞。

2. 仪器法 用荧光染料(如吖啶橙、派若宁-Y、噻唑橙)使网织红细胞内 RNA 着色,可精确计数网织红细胞占红细胞的百分数(网织红细胞百分数,RET%),并可根据网织红细胞结合荧光染料的强度将网织红细胞分为低荧光网织红细胞(low fluorescent reticulocyte)、中荧光网织红细胞(middle fluorescent reticulocyte)、高荧光网织红细胞(high fluorescent reticulocyte),另外,还可计算网织红细胞其他参数,荧光强度越高,网织红细胞越幼稚。

【试剂】 $10\ g/L$ 煌焦油蓝乙醇溶液:取煌焦油蓝 1 g,研碎,溶于 100 mL 95% 的乙醇中,过滤后储存于棕色试剂瓶中备用。

【器材】 米勒(Miller)窥盘、载玻片、光学显微镜、网织红细胞分析仪(或有该功能自动化分析仪器)等。

【操作步骤】

1. 普通光学显微镜法

(1)试管法

1)加染液:取一试管,加入染液 1 滴。

2)加血液:注入新鲜全血 1 滴,立即混匀,室温下放置 $15 \sim 20$ min。

3)制备涂片:取混匀染色血 1 小滴制成薄血涂片,自然干燥。

4)观察:低倍镜下选择红细胞分布均匀、着色好的部位。

5）计数：常规法是在油镜下计数至少 1 000 个红细胞中的网织红细胞。米勒窥盘计数法是将米勒窥盘（图 2 - 28）放置于接目镜内，于米勒窥盘的小方格 A 内计所有红细胞，在大格 B 内（含小方格 A）计数网织红细胞数。其原理是将一种光学圆片状米勒窥盘安装在显微镜目镜中，窥盘中有面积比例为 1：9 的 2 个正方形计数方格，只需要计数 1/9 小方格内的红细胞即可准确估量出整个大方格内的红细胞数量。

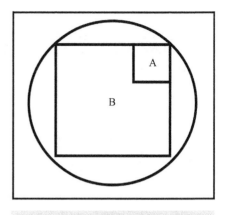

图 2 - 28　米勒窥盘结构示意图
A 为红细胞计数区；
B（含小方格 A）为网织红细胞计数区

6）计算：公式为

$$网织红细胞百分数 = \frac{计数\ 1\ 000\ 个红细胞中的网织红细胞数}{1\ 000}（常规法）$$

$$网织红细胞百分数 = \frac{大方格\ B\ 内的网织红细胞数}{小方格\ A\ 内的红细胞数 \times 9}（米勒窥盘计数法）$$

$$网织红细胞数 /L = 红细胞数 /L \times 网织红细胞百分数$$

（2）玻片法：于载玻片的一端滴加 10 g/L 煌焦油蓝乙醇溶液 1 滴，自然干燥后备用。取血 1 滴在干燥的染料上，用推片角将血滴与染料混匀，用另一载玻片盖在此载玻片上，使两玻片黏合。5～10 min 后，移开上层玻片，取 1 小滴推制成血涂片。观察、计数和计算：同试管法。

2. 仪器法　按仪器操作规程上机检测。

【方法评价】网织红细胞计数方法评价见表 2 - 21。

表 2 - 21　网织红细胞计数方法评价

计数方法	评价
普通光学显微镜法	试管法操作简便、重复性较好。玻片法取血量少，染色时间短，但染色时水分易蒸发，造成结果偏低。能够直观观察细胞形态，但受主观因素影响较多，且耗时耗力
仪器法	可提供网织红细胞绝对值、网织红细胞百分数、网织红细胞分布宽度、MCVr/MRV、LFR、MFR、HFR、网织红细胞成熟指数［RMI，RMI =（MFR+HFR）/LFR×100%］等多个参数。仪器法检测细胞多，精密度高，受主观因素少，易标准化。在出现豪-乔小体、有核红细胞、巨大血小板时结果时可干扰计数结果准确性，仪器价格昂贵，试剂成本较高

注：MCVr/ MRV，网织红细胞平均体积；LFR，低荧光网织红细胞比率；MFR，中荧光网织红细胞比率；HFR，高荧光网织红细胞比率。

【质量控制】

1. 选择合适的染料　用于网织红细胞检测的活体染料很多，有煌焦油蓝、新亚甲蓝、中性红、亚甲蓝、甲苯胺蓝等。网织红细胞活体染料及评价见表 2 - 22。

表 2 - 22　网织红细胞活体染料及评价

染料名称	评价
煌焦油蓝	长久普遍应用。但溶解度低，染料沉渣易附着在红细胞表面，影响检验；易受变性珠蛋白小体、血红蛋白 H 包涵体干扰
新亚甲蓝	WHO 推荐使用。对 RNA 着色强、试剂稳定，血红蛋白几乎不着色，便于识别
中性红	染液浓度低、背景清晰、网织颗粒与血红蛋白对比鲜明，不受变性珠蛋白小体、血红蛋白 H 包涵体的干扰

2. 正确辨认网织红细胞　外周血液网织红细胞主要为Ⅳ型，凡含有 2 个以上颗粒且颗粒必须远离细胞边缘的红细胞均应计为网织红细胞。活体染色后红细胞各种颗粒或包涵体的鉴别见表 2 - 23。

表 2 - 23　活体染色后红细胞各种颗粒或包涵体的鉴别

颗粒或包涵体	成分	特点
网织红细胞颗粒	RNA	网状物或散在细小颗粒
环层小体（帕西尼小体，Pappenheimer 小体）	铁颗粒（含铁血黄素颗粒）	细胞质周围有 1 个或多个颗粒，较网织红细胞染色深

续 表

颗粒或包涵体	成 分	特 点
海因茨小体(Heiz 小体)	变性血红蛋白	较环层小体大,不规则,突起状,淡蓝色
豪-乔小体	DNA	较环层小体大,规则,淡蓝色
血红蛋白 H 包涵体	变性血红蛋白 H	呈多个球形、淡蓝绿色颗粒,似高尔夫球样

3. 计数红细胞数量要求　　ICSH 建议,为控制网织红细胞计数变异系数在 10% 内,应根据网织红细胞比率,决定在连续视野中米勒窥盘小方格内实际需要计数的红细胞数量(表 2-24)。

表 2-24　网织红细胞计数达到规定精度应计数的红细胞数量

网织红细胞(%)	需要计数的红细胞数			米勒窥盘中小方格内需要计数的红细胞数		
	2%	5%	10%	2%	5%	10%
1	247 500	39 600	9 900	27 500	4 400	1100
2	122 500	19 600	4 900	13 611	2 178	544
5	47 500	7 600	1 900	5 278	844	211
10	22 500	3 600	900	2 500	400	100
20	10 000	1 600	400	1 111	178	44
50	2 500	400	100	278	44	11

【参考区间】

1. 显微镜计数法

(1) 网织红细胞百分数:成人、儿童 0.5%~1.5%;新生儿:2.0%~6.0%。

(2) 网织红细胞绝对值:成人(24~84)×10^9/L。

2. 仪器法计数　　网织红细胞的参考区间与所用分析仪有关。

【临床意义】网织红细胞常见参数除其百分率及其绝对值外,常见参数及应用见表 2-25。

表 2-25　常见网织红细胞参数及应用

网织红细胞参数	含　义	应　用
网织红细胞百分数	① 玻片法、试管法:计数 1 000 个红细胞中的网织红细胞数 ② 米勒法:$\dfrac{\text{大方格内网织红细胞数}}{\text{小方格内红细胞数} \times 9}$	是评价红系造血最简单有效的方法
网织红细胞绝对值	网织红细胞百分数×红细胞数	可更准确地反映红系造血
网织红细胞生成指数	$\dfrac{\text{被测血细胞比容}}{\text{正常人血细胞比容}} \times \dfrac{\text{被测百分数}}{\text{网织红细胞成熟天数}} \times 100$ 释放入外周血网织红细胞越幼稚,成熟时间越长	网织红细胞生成相当于健康人的倍数 ① 增高提示肾功能、红细胞生成素反应和骨髓功能良好 ② 降低提示骨髓增生低下或红系成熟障碍
网织红细胞成熟指数	$RMI = \dfrac{MFR + HFR}{LFR} \times 100\%$	① 增高:见于溶血性贫血、特发性血小板减少性紫癜、白血病、真性红细胞增多症、再生障碍性贫血和多发性骨髓瘤 ② 降低:常与骨髓衰竭或无效造血有关,如巨幼细胞性贫血

注:LFR,低荧光网织红细胞比率;MFR,中荧光网织红细胞比率;HFR,高荧光网织红细胞比率。

网织红细胞计数是反映骨髓造血功能的重要指标。骨髓网织红细胞增多、外周血减少,提示释放障碍;骨髓和外周血网织红细胞均增加,提示为释放增加。正常情况下,外周血网织红细胞中Ⅲ型占 20%~30%,Ⅳ型占 70%~80%,若骨髓明显增生,可出现Ⅰ型和Ⅱ型网织红细胞。

1. 评价骨髓增生能力

(1) 网织红细胞增多:表示骨髓造血功能旺盛,各种增生性贫血均可增多,溶血性贫血增多尤为显著。

(2) 网织红细胞减少:提示无效红细胞造血,见于非增生性贫血(如铁、铜、维生素 B$_6$、维生素 B$_{12}$ 缺乏)、慢性病性贫血(如慢性炎症、恶性肿瘤、慢性肾衰竭、再生障碍性贫血等)。

(3)鉴别贫血:① 小细胞性贫血,当铁蛋白和转铁蛋白饱和度正常时,网织红细胞增多常见于血红蛋白病,网织红细胞正常常见于慢性炎症性疾病。② 正细胞性贫血,网织红细胞增多常见于急性出血和溶血综合征,网织红细胞正常或降低常见于骨髓衰竭或慢性贫血。③ 大细胞性贫血,网织红细胞增多常提示用维生素 B_{12} 或叶酸治疗。

2. 评价疗效

(1)观察贫血疗效:网织红细胞是贫血患者随访检验的项目之一。缺铁性贫血或巨幼细胞性贫血经有效治疗 2~3 天后,网织红细胞开始上升,7~10 天达到最高峰(约 10%),2 周后逐渐降至正常水平。

(2)骨髓移植后监测:骨髓移植后开始恢复造血功能,首先表现为中荧光网织红细胞比率和高荧光网织红细胞比率的升高,其次为网织红细胞升高。骨髓移植后第 21 天,如网织红细胞>$15×10^9$/L,常提示无移植并发症;网织红细胞<$15×10^9$/L,伴中性粒细胞及血小板增高,可能提示骨髓移植失败。

3. 放疗和化疗的监测　　网织红细胞的动态观察可指导临床适时调整治疗方案,避免造成严重的骨髓造血抑制。机体接受放、化疗后,如出现骨髓造血抑制,早期中荧光网织红细胞比率和高荧光网织红细胞比率降低,随后网织红细胞降低;停止治疗,骨髓造血功能恢复后,这些指标逐渐恢复。

(史　惠)

七、红细胞沉降率测定

红细胞沉降率(erythrocyte sedimentation rate,ESR)简称血沉,指在规定条件下,离体抗凝全血中的红细胞自然下沉的速率。血沉是应用较广泛的传统指标之一,受到许多因素的影响,虽然缺乏特异性,但操作简便,具有动态观察病情和疗效的实用价值。

【原理】

1. 魏氏(Westergren)法　　将柠檬酸钠置于特制刻度血沉管内,垂直立于室温 1 h 后,上层血浆高度的毫米数,即为血沉值。血沉测定实际上是测量单位时间内红细胞下沉后血浆段的距离,而并非真正红细胞降低速度。

2. 自动血沉仪法　　动态红细胞下沉分为 3 个阶段:① 红细胞缗钱样聚集期,约 10 min。② 红细胞快速沉降期,聚集逐渐减弱,细胞以恒定速度下沉,约 40 min。③ 细胞堆积期,约 10 min,此期红细胞缓慢下沉,逐步向试管底部聚集。自动血沉仪根据红细胞下沉过程中血浆浊度的改变,采用光电比浊、红外线扫描或摄影法,动态分析红细胞下沉各个时段血浆的透光度,以微型计算机记录并打印结果。

【试剂】0.109 mol/L 的柠檬酸钠溶液。

【器材】

1. 魏氏法　　魏氏血沉管、血沉架、吸管、洗耳球、试管、试管架等。

2. 自动血沉仪法　　自动血沉仪、仪器匹配试管等。

【操作步骤】

1. 魏氏法

(1)取静脉血 1.6 mL 和 0.109 mol/L 柠檬酸钠溶液 0.4 mL 于试管中,抗凝剂与血液比例是 1:4。

(2)将混匀的抗凝全血放入魏氏血沉管内,至刻度"0"处,拭去管外余血。

(3)将血沉管直立于血沉架上。

(4)室温条件静置 1 h 后,准确读取红细胞上层血浆高度的毫米数,血沉报告方式为×× mm/h。

2. 自动血沉仪法

(1)采集血液标本至标本管规定刻度后与管内抗凝剂混匀,避免血液凝固。

(2)将混匀后的标本管插入仪器内测定。

(3)严格按照仪器说明书操作规程进行操作。

【方法评价】在血沉诸多测定方法中,魏氏法是传统方法,为国内规范方法。ICSH、CLSI 及 WHO 均有血沉检测的标准化文件。ICSH(1993 年)及 CLSI(2000 年)均以魏氏法为基础,建立了血沉检验参考方法和常规工作方法,并制定了相应的操作规程。方法对血沉管的规格、抗凝剂的使用、血液标本的制备方法等做了严格规定,优点是可以和全自动血细胞分析仪检验共用一份抗凝静脉血标本,并在分析结果时连同白细胞变化进行判断。参考方法由于对血细胞比容进行了校正(血细胞比容≤0.35),可忽略由于红细胞数量改变给血沉带来的影响。采用常规工作方法,可将 EDTA 盐抗凝静脉血再将生理盐水或 0.109 mol/L 柠檬酸钠以 1∶4 稀释后进行测定。不同血沉测定方法的优缺点见表 2-26。

表 2-26 不同血沉测定方法的优缺点

测定方法	优 点	缺 点
魏氏法	国内的规范方法。对操作器材、条件和方法有严格规定,采用一次性魏氏血沉管,卫生安全,适合床边检验	一次性魏氏血沉管成本较高
自动血沉仪法	可动态监测红细胞沉降全过程;自动化、微量化、快速化	测定结果应与参考方法比较,制定特定的参考区间
温氏法	通过血沉方程 K 值计算,克服了贫血对结果的影响,多用于血液流变学检验	结果平均高于魏氏法 9.6 mm
血沉率	用血量少,测定速度快,结果无年龄、性别差异,不受贫血及实验条件的影响,敏感度高	使用专用离心机及配套平底离心管,临床少用
潘氏法	可测定毛细血管血,较适用于儿童,其结果与魏氏法具有可比性	采血时易混入组织液,临床较少使用

【质量控制】 血沉测定迄今仍未建立决定性方法,目前首选参考方法,其次为标准化方法(相当于二级参考方法),再次为选择方法即常规工作方法。

1. ICSH 规定的参考方法可用于验证其他方法的可靠性,用魏氏血沉管和 EDTA 抗凝血,选择 10 份血细胞比容为 0.30~0.36 的血液标本,血沉分布范围为 15~105 mm/h;或通过离心法调节标本的血细胞比容,去除多余的血浆或红细胞,然后再充分混匀(至少颠倒混匀标本 8 次),迅速移入血沉管中。用参考方法测量每个未稀释标本的血沉值。未稀释标本结果纠正公式为纠正血沉(mm/h)=(未稀释标本血沉×0.86)-12。结果显示方法满意。但血沉影响因素复杂,方法应建立特定的自身参考区间。

2. 魏氏法对抗凝剂、血液标本及物理条件的要求

(1)抗凝剂的使用:柠檬酸钠浓度为 0.109 mol/L,与血液之比为 1∶4,抗凝剂与血液比例要准确并立即混匀,抗凝剂应每周配制 1 次,不用时于 4℃冷藏保存,室温保存不超过 2 周。

(2)血液标本:静脉采血应在 30 s 内完成,防止溶血、凝血和气泡,填充血沉管时防止血液外溢和气溶胶形成。

(3)魏氏血沉管:ICSH 规定,魏氏血沉管为全长(300±1.5)mm,两端相通,一端有规范的 200 mm 刻度的魏氏血沉管(玻璃制),管径不小于 2.55 mm,管内均匀,误差小于 5%,最小分度为 1 mm,误差<0.2 mm。魏氏血沉管应清洁、干燥、无尘。内壁附有蛋白质、脂质等物质会使血沉减慢。反复使用的非一次性魏氏血沉管,应先用自来水冲洗,再用蒸馏水或去离子水冲洗,待干燥后使用。不提倡用清洁液或混合去污剂清洗。

(4)血沉架:应平稳放置,避免阳光直射和震动,保证魏氏血沉管直立 90°±1°。特制血沉架带有可调节的螺旋装置,以固定魏氏血沉管和保持魏氏血沉管垂直。

(5)测定环境:实验温度控制在 18~25℃下进行测定,温度增高,血沉会加快;温度过低,血沉则减慢,可查阅温度校正表进行校正。

(6)检测时间:应在标本采集后 3 h 内检测完毕,存放时间超过 3 h 的标本会出现假性增高。

(7)结果判读:严格控制在(60±1)min,不允许采用 30 min 的结果乘以 2 作为 1 h 测定值,读取沉淀红细胞界面以上 1 mm 处的透明血浆层所对应的刻度。

3. 质量控制方法 参考方法常作为常规试验的质量控制方法,但参考方法费时、费力,通常采用替代的稳定化全血控制品作为每日质量控制。也可使用 3~4 份 4℃条件下保存的 EDTA 抗凝全血,计算每天累积均值,每天至少 100 份临床标本,可得到相对稳定的结果,每天误差变化在 15%以内,可认为试验在控,仪器性能良好。进行质量控制必须满足以下条件:EDTA 抗凝,血细胞比容为 0.35 左右,血沉在 15~105 mm/h,检测前将标本颠倒混匀 16 次。

4. 影响血沉的因素及评价　　具体见表 2-27。

表 2-27 影响血沉的因素及评价

变　化	因　素	评　　　　价
增快	血浆因素	纤维蛋白原,γ-球蛋白和异常克隆性免疫球蛋白、α-球蛋白、β-球蛋白、胆固醇和三酰甘油增高
	红细胞因素	大红细胞容易形成缗钱状,使血沉加快;各种原因的贫血
	感染因素	某些病毒、细菌、药物、代谢产物和异常抗体等中和了细胞表面的负电荷
	药物因素	葡萄糖、聚乙烯吡咯烷酮、白明胶、青霉胺、口服避孕药、甲基多巴、葡聚糖、普鲁卡因胺、茶碱、维生素 A 等
	标本及物理条件	标本溶血、血沉管倾斜、温度过高
减慢	血浆因素	白蛋白、糖蛋白及磷脂酰胆碱等增高,抑制红细胞缗钱状形成
	红细胞因素	数量增加、大小不均或球形、镰形红细胞增多时,不利于缗钱状形成
	物理条件	血沉管不洁净或含气泡、温度过低
	药物因素	阿司匹林、可的松、奎宁等

【参考区间】魏氏法:成年男性 0~15 mm/h,成年女性 0~20 mm/h。

【临床意义】血沉是一项灵敏却缺乏特异性的指标,但仍然具有一定的参考价值。临床上,血沉主要用于观察病情的动态变化,区别功能性与器质性病变,鉴别良性与恶性肿瘤以及作为血液流变学指标等。

1. 生理性血沉加快　　血沉受年龄、月经周期影响。① 新生儿红细胞数量较高,血沉(≤2 mm/h)较慢;② 儿童(<12 岁)红细胞数量生理性低下,血沉稍快;③ 女性由于纤维蛋白原含量高,血沉较男性快;④ 妊娠 3 个月~产后 3 周妇女由于生理性贫血、胎盘剥离、产伤和纤维蛋白原含量增高,血沉加快;⑤ 月经期由于子宫内膜损伤及出血、纤维蛋白原增加,血沉加快;⑥ 大于 60 岁,由于纤维蛋白原含量逐渐增高,血沉加快。

2. 病理性血沉加快　　对于疾病鉴别和动态观察具有一定参考价值,病理性血沉加快的临床意义如下:

(1) 炎症性疾病:急性炎症时,血液中急性时相反应蛋白迅速增多,使血沉加快。慢性炎症如结核、风湿病活动期(抗原抗体复合物增加)、风湿热活动期(纤维蛋白原明显增高)时,血沉可用于观察病情变化和疗效。血沉加速,表示病情复发和活跃;当病情好转或静止时,血沉也逐渐恢复正常。HIV 感染时,血清标志物阳性伴血沉增快是艾滋病早期预测指标。

(2) 组织损伤和坏死:较大的组织损伤、手术创伤可导致血沉加快,如无合并症,多于 2~3 周恢复正常。血沉可用于鉴别功能性病变和器质性疾病,如急性心肌梗死时血沉加快,而心绞痛时血沉则正常。

(3) 恶性肿瘤:用于鉴别良、恶性肿瘤。增长迅速的恶性肿瘤血沉加快,可能与肿瘤细胞分泌糖蛋白(属球蛋白)、肿瘤组织坏死、纤维蛋白原增高、感染和贫血等因素有关。

(4) 高球蛋白血症:如多发性骨髓瘤、巨球蛋白血症、系统性红斑狼疮、肝硬化、慢性肾炎、淋巴瘤、亚急性感染性心内膜炎、黑热病、免疫球蛋白增高。

(5) 自身免疫性疾病:结缔组织疾病,血沉与 C 反应蛋白、类风湿因子、抗核抗体等具有相似的灵敏度。

(6) 其他:部分贫血、动脉粥样硬化、糖尿病、黏液性水肿、原发性家族性高胆固醇血症、退行性疾病、巨细胞性动脉炎和风湿性多肌痛等。

3. 血沉减慢　　一般临床意义较小,主要见于真性红细胞增多症、低或无纤维蛋白原血症、充血性心力衰竭、红细胞形态异常(如球形红细胞、镰形红细胞)等。

第五节　血小板检验

一、血小板计数

血小板(platelet, PLT)是由骨髓造血组织中的巨核细胞产生,具有维持血管内皮完整性、黏附、聚集、释放、促凝和血块收缩等功能。血小板计数(platelet count)是测定单位容积血液中的血小板数量,血小板计数是止血、凝血检验的常用筛选试验之一。血小板计数的方法有普通显微镜计数法、血细胞分析仪法和流式细胞仪法等。

【原理】

1. 普通显微镜直接计数法 按照稀释液不同,可分为破坏和不破坏红细胞法。用稀释液按照一定比例将血液稀释,充入计数池中,在显微镜下计数一定范围内的血小板数,换算得到每升血液中的血小板数。

2. 血细胞分析仪法 主要包括电阻抗法和(或)光散射法,分别根据血小板的电阻抗特性和光学特性计数血小板数量。

3. 流式细胞仪法 采用特定免疫荧光标记的血小板单克隆抗体标记血小板,根据荧光强度和散射光强度,用流式细胞仪检测原理计数血小板数量。

【试剂】

1. 普通显微镜直接计数法 10 g/L 草酸铵稀释液或复方尿素稀释液等。

2. 血细胞分析仪法 血细胞分析仪检测试剂,包括稀释液、溶血剂、鞘液等,详见仪器说明书。

3. 流式细胞仪法 鞘液、荧光染液、CD41 和 CD61 抗体等。

【器材】

1. 普通显微镜直接计数法 显微镜、改良牛鲍血细胞计数板、试管等。

2. 血细胞分析仪法 自动血细胞分析仪、配套试管等。

3. 流式细胞仪法 流式细胞仪、加样枪、配套试管等。

【操作步骤】

1. 普通显微镜直接计数法(破坏红细胞)

(1) 取洁净 1 支试管,加入 10 g/L 草酸铵稀释液 0.38 mL。

(2) 准确采集毛细血管血或吸取 EDTA 抗凝新鲜全血 20 μL,加至上述稀释液中,立即混匀。待完全溶血后再混匀 1 min,置室温 10 min。

(3) 取上述混匀血小板悬液 1 滴充入计数池,静置 10~15 min,使血小板充分下沉。

(4) 高倍镜下计数中央大方格内的四角和中央共 5 个中方格内的血小板数量。

(5) 血小板数/L = 5 个中方格内血小板数×10^9/L。

2. 血细胞分析仪法 按照仪器说明书流程进行严格操作。

3. 流式细胞仪法 按照 ICSH 发布文件的操作流程进行。

【方法评价】血小板计数的方法及评价见表 2-28。

表 2-28 血小板计数的方法及评价

方 法	评 价
普通显微镜直接计数法	根据血小板稀释液是否破坏红细胞分为破坏和不破坏红细胞的两种计数法 ① 草酸铵稀释液:破坏红细胞能力强,血小板形态易辨认,为首选稀释液 ② 复方尿素稀释液:使血小板肿胀后易辨认,但尿素易分解,不能完全破坏红细胞
血细胞分析仪法	① 测定速度快、重复性好、准确性高,能同时提供多项指标,是目前常规筛检血小板的主要方法 ② 不能完全排除非血小板有形成分(如红、白细胞碎片或杂物)及血小板聚集的干扰,当血小板图形异常或报警提示时,仍需要显微镜或流式细胞仪法复查血小板
流式细胞仪法	目前 ICSH 推荐的参考方法,主要用于其他计数方法的溯源

【质量控制】避免血小板被激活和破坏、避免杂物污染是血小板计数的关键。血小板计数的质量控制包括以下内容。

1. 检测前

(1) 患者准备,应避免使用阿司匹林或其他抗血小板的药物。

(2) 所用器材均须清洁、干燥,并经过严格校准。

(3) 采血应顺利。采血时血流不畅可导致血小板破坏使血小板假性减少。

(4) 选用合适的抗凝剂。肝素抗凝血不能用于计数血小板;EDTA 钾盐抗凝血标本取血后 1 h 内结果不稳定,可引起血小板聚集,1 h 后趋于平稳。

（5）适当的储存温度及时间。血标本应保存于室温,低温可激活血小板;储存时间过久可导致血小板偏低。

2. 检测中

（1）手工法应定期检验稀释液质量,先做稀释液空白计数,以确认稀释液是否存在细菌污染或其他杂质。稀释液应清洁无菌,存放时间较长应过滤后再使用。

（2）手工法计数时,应注意血小板与尘埃、颗粒等的鉴别。

（3）仪器法必须先达到质量控制合格,再进行标本检测。

3. 检测后 及时核准血小板计数的结果。

（1）用同一份标本制备血涂片染色后显微镜检测血小板,正常可见 8～15 个/油镜视野,无大量血小板凝块和大血小板等,同时注意有无异常增多的红细胞及白细胞碎片等,否则,易干扰血小板的准确性。

（2）用参考方法核对计数结果。

（3）同一份标本 2 次计数,误差≤10%,取 2 次均值报告,若误差>10%,需要做第 3 次计数,取 2 次相近结果的均值报告。

【参考区间】 $(125\sim350)\times10^9/L$(仪器法,静脉血)。

【临床意义】 血小板计数是人体止血与凝血功能障碍筛查的重要指标之一,血小板数量的增高与降低,除了个体自身的生理波动外,还与多种出血和血栓性疾病密切相关。

1. 生理变化 健康人血小板数量随着时间和生理状态的不同而变化,午后稍高于早晨;春季低于冬季;平原居民低于高原居民;月经前减少,月经后增多;妊娠中晚期增多,分娩后减少;运动、饱餐后增多,休息后恢复;小儿出生时,血小板略低,两周后显著增多,半年后可达到成人水平。静脉血的血小板计数比毛细血管血高10%。

另外,某些药物也可以引起血小板的变化。① 引起血小板增多的药物有口服避孕药、雌激素、肾上腺素、头孢菌素类、干扰素、类固醇、普萘洛尔、免疫球蛋白、重组人红细胞生成素等。② 引起血小板减少的药物有对乙酰氨基酚、阿司匹林、化疗药物、氯霉素、H_2受体阻断剂、盐酸氯喹、氯噻嗪、奎尼丁、苯妥英钠、利福平、磺胺、氯霉素、硝酸甘油、三环类抗抑郁药等。

2. 病理性减少 血小板减少是引起出血的常见原因。当血小板计数为 $(20\sim50)\times10^9/L$ 时,可有轻度出血或手术出血;低于 $20\times10^9/L$,可有较严重出血;低于 $5\times10^9/L$ 时,可导致严重出血。常见于:① 血小板生成障碍,如急性白血病、再生障碍性贫血、骨髓肿瘤、放射性损伤、巨幼细胞性贫血等。② 血小板破坏过多,如特发性血小板减少性紫癜、脾功能亢进、系统性红斑狼疮等。③ 血小板消耗过多,如弥散性血管内凝血、血栓性血小板减少性紫癜等。④ 血小板分布异常,如脾大、血液被稀释等。

3. 病理性增多 血小板超过 $400\times10^9/L$ 为血小板增多。常见于:① 原发性增多,如慢性粒细胞白血病、原发性血小板增多症、真性红细胞增多症等。② 反应性增多,如急性或慢性感染、大出血、急性溶血、肿瘤等。③ 其他疾病,如心脏疾病、肝硬化、先兆子痫、外科手术后、脾切除、冻伤等。

二、血小板形态检验

除了血小板计数外,采用显微镜观察血涂片染色后的血小板形态、聚集性和分布情况,对判断、分析血小板相关疾病具有重要意义。

（一）正常血小板形态

正常血小板胞体呈两面微凸的圆盘状,直径 2～4 μm,新生的血小板体积大,成熟者体积小。在血涂片上血小板往往散在或成簇分布,其形态多数为圆形、椭圆形或略欠规则形;瑞特染色后胞质呈淡蓝或淡红色,有细小、分布均匀而相聚或分散于胞质中的紫红色颗粒(图 2-29)。

（二）异常血小板形态

1. 大小变化 血小板可出现明显的大小不均变化。生理情况下,血小板大小所占的比例不一致,巨型为 0.7%～2.0%,大型为 8%～16%,中型为 44%～49%,小型为 33%～44%。大血小板多为年轻血小板,在血细胞分析仪荧光染色检测参数中为网织血小板,血小板内含大量 RNA。年轻血小板由骨髓新近释放,可显示于新亚甲蓝染色的血涂片中。

（1）大血小板（giant platelet）：直径为4~7 μm，巨型血小板直径为20~50 μm甚至50 μm以上，胞质中的嗜天青颗粒细小或融合为大颗粒，主要见于特发性血小板减少性紫癜、粒细胞白血病、血小板无力症、巨大血小板综合征、骨髓增生异常综合征和脾切除后等。病理情况下，年轻血小板数量增加，见于血小板破坏增加的血小板减少症、骨髓移植后、血栓性血小板减少性紫癜治疗后等（图2-30）。

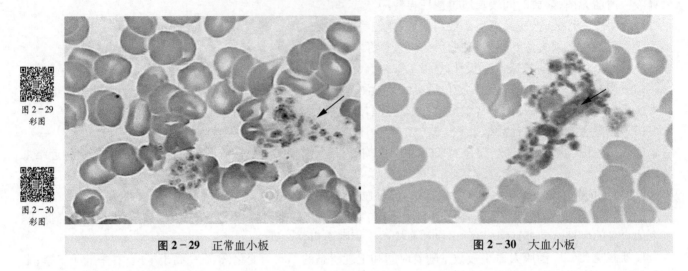

图2-29　正常血小板　　　　　　　　　　　　　　图2-30　大血小板

（2）小血小板（small platelet）：直径<1.5 μm，主要见于缺铁性贫血、再生障碍性贫血、特发性血小板减少性紫癜等。

2. 形态变化　　健康人血小板为成熟型，异常血小板偶见（少于2%）。颗粒过多或过少的血小板比例一般少于7%，不规则和畸形的血小板比值超过10%时才有临床意义。血小板可出现杆状、逗点状、蝌蚪状、蛇形和丝状突起等异常形态，影响血小板形状改变的因素很多，但缺乏特异性，异常形态血小板见图2-31。

3. 血小板分布情况　　功能正常的血小板在外周血涂片中常可见3~5个聚集成簇或者成团，聚集与散在的血小板之比为20:1。在EDTA抗凝血的血涂片中，可见血小板不聚集而呈散在分布状态或出现血小板聚集现象。血小板聚集、分布状态可间接反映其功能。

（1）血小板卫星现象（platelet satellitism）：指血小板黏附、围绕于中性粒细胞或单核细胞周围的现象，有时可见血小板吞噬现象（platelet phagocytosis）。此时，血小板和中性粒细胞的形态和功能均正常。血小板卫星现象偶见于EDTA抗凝血，因EDTA和免疫球蛋白相互作用、非特异性结合血小板，被抗体包被的血小板与中性粒细胞结合。血小板卫星现象导致血细胞分析仪血小板计数假性减少，应利用血涂片复检。

（2）血小板片状聚集：原发性血小板增多症（essential thrombocythemia，ET）和血小板增多的慢性白血病时，血小板明显增多并聚集至油镜满视野（图2-32）。

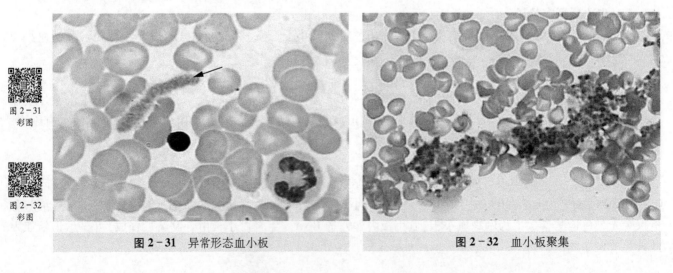

图2-31　异常形态血小板　　　　　　　　　　　　图2-32　血小板聚集

（3）血小板减少：再生障碍性贫血和特发性血小板减少性紫癜时因血小板数量少,血小板聚集成团的情况明显减少。

（4）血小板功能异常：血小板无力症时,血小板散在分布,不出现聚集成团的现象。

（王　婷）

视频3-1
血细胞分析仪操作

血细胞分析仪(hematology analyzer)是临床检验不可缺少的仪器之一。自1953年美国库尔特公司成功研制了第一台电阻抗型血细胞计数仪以来,血细胞分析仪一直在不断进步,从只能检测红细胞数、白细胞数等简单参数的血细胞计数仪,到在鞘流技术、激光散射、细胞化学染色等技术的联合应用下,逐步增加了血小板及其相关参数检测、白细胞三分群及五分类、网织红细胞计数、有核红细胞计数、幼稚细胞及淋巴细胞亚群分析等检测指标,高度自动化、智能化、高精密度、易质量控制、多参数的血细胞分析仪,大大增加了血细胞分析的信息量。目前,人们将标本识别器、标本传送通道、血细胞分析仪、推片机及染片仪联成一体,形成流水线,更高效快速且标准化地应用于全血细胞分析,以解决临床不同层次的需求。血细胞分析仪的具体操作见视频3-1。

一、检测原理

(一)电阻抗法

电阻抗法(electrical impedance)是最早应用于血细胞分析仪中的方法。用稀释液对全血标本进行一定比例的稀释制成细胞悬液,将细胞悬液倒入一个不导电的容器中,并将传感器(transducer)——小孔管(板)插入悬液,小孔管侧壁有一直径小于100 μm、厚度75 μm左右的小孔,其内外侧各有一个电极——内电极和外电极(图3-1)。检测时,电流接通,两侧电极产生稳定的电流,当悬浮的血细胞经负压吸引逐个通过小孔进入小孔管时,因细胞导电性比等渗的稀释液要低,在小孔感应区内局部电阻瞬间增高,产生脉冲信号,称为通过脉冲。脉冲数量反映细胞数量,而脉冲幅度反映细胞体积,即细胞体积越大,引起的电阻越大,产生的脉冲振幅越高。仪器将监测到的脉冲信号进行放大,阈值调节,甄别整形,计数及计算机处理,最终得到数据和图形报告,以此进行血细胞分析,以上检测原理又称库尔特原理(Coulter principle)。

1. 红细胞、血小板

(1)红细胞和血小板计数:被稀释的血细胞混悬液进入相应的细胞检测通道,形成相应大小的脉冲,脉冲的高度代表单个细胞的体积,脉冲的多少代表细胞的数目。红细胞的体积范围在36~360 fL,血小板的体积范围在2~30 fL,早期的血细胞分析仪根据两者的体积差异使用同一

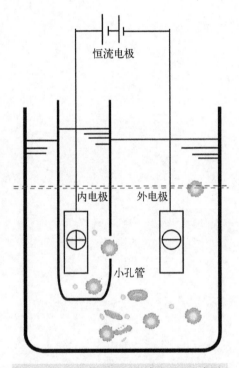

图3-1 电阻抗法血细胞计数原理示意图

检测通道进行分析。为避免大血小板和小红细胞彼此的干扰,采用一些特殊装置如浮动界标等可减小误差。目前,部分血细胞分析仪已采用独立的血小板计数通道。仪器除给出细胞数量数据结果外,同时可提供细胞体积分布图形,该图形是将每个细胞的脉冲数据根据其体积大小分类,并储存于相应的体积通道进行汇总而得到的,这种以血细胞体积为横坐标,相应体积血细胞所出现的频率为纵坐标,反映细胞群体分布情况的拟合曲线,被称为血细胞体积分布直方图(blood cell volume distribution histogram)(图3-2)。它可以显示某一特定细胞群的平均细胞体积、细胞分布情况及是否存在异常细胞。因此,除了计数红细胞、血小板外,还可测定和计算两者的相关参数。

(2)红细胞相关参数检测:红细胞相关参数包括HCT、MCV、MCH、MCHC和红细胞体积分布宽度(red blood cell volume distribution width, RDW)等。在电阻抗法中,脉冲的高度代表单个细胞的体积,脉冲高度叠加,经换算即可得HCT。有的仪器先以单个细胞高度计算MCV,再乘以红细胞数,得出HCT。MCV、MCH、MCHC和RDW,均是根据仪器检测的红细胞数、HCT和血红蛋白含量等检验数据计算得到的。

(3)血小板相关参数检测:除了电阻抗法血小板计数(platelet concentration-impedance method, PLT-I)外,

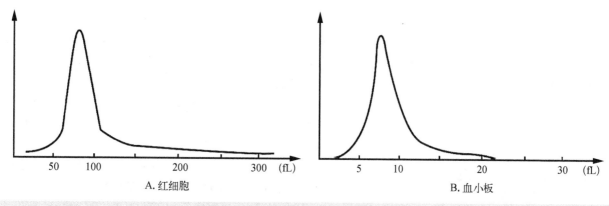

A. 红细胞　　　　　　　　　　　　　　　　　　　　B. 血小板

图3-2　红细胞直方图和血小板直方图

电阻抗法还能得到血小板相关参数包括平均血小板体积(mean platelet volume，MPV)、血小板比容(plateletcrit，PCT)和血小板分布宽度(platelet distribution width，PDW)等,其原理同红细胞相关参数。

2. **白细胞计数及分群**　　　　计数白细胞时,全血标本除加入稀释液外还需要加入溶血剂,使红细胞完全溶解,同时使白细胞胞质经细胞膜渗出,令胞膜紧裹在细胞核和颗粒物质周围,此时的白细胞体积与其自然体积不同。例如,粒细胞的自然体积与单核细胞相等或更小,但因粒细胞含有较多颗粒,经溶血剂处理后,比单核细胞和淋巴细胞体积要大些。不同类型的白细胞(如淋巴细胞、单核细胞、中性粒细胞)经溶血剂作用后体积有明显的差异,这些不同体积的白细胞通过小孔时产生的脉冲大小不同,根据脉冲产生的多少,得到白细胞的数目,而根据脉冲的大小,可将白细胞分为大细胞群(以中性粒细胞为主)、中间细胞群(包括单核细胞、嗜酸性粒细胞、嗜碱性粒细胞、核左移白细胞、病理情况下异常淋巴细胞、原始幼稚细胞、白血病细胞等)和小细胞群(以淋巴细胞为主)(图3-3)。根据各群占总体的比例,计算出白细胞各群的百分率;同时,将各群的百分率与白细胞总数相乘,即得到各群细胞的绝对值。这种电阻抗法白细胞分群实际上根据的是溶血剂作用后的白细胞体积大小,非细胞自然状态的体积,另外,细胞体积也并不是白细胞分类的唯一指标。例如,经溶血剂作用后有些嗜碱性粒细胞可落入小细胞群,而大淋巴细胞可落到中间细胞群或大细胞群。因此,电阻抗法得到的白细胞分群并不完全等同于白细胞分类,尤其在病理情况下,这种白细胞分群无法代替显微镜涂片检查。

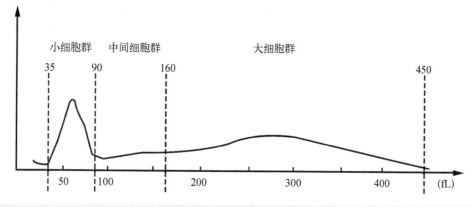

图3-3　白细胞直方图

（二）联合检测法

为了保证细胞单个排列逐一通过检测区域,根据液流聚焦原理,在一定条件下细胞悬液与包裹它的鞘液由于流速和压力不同,在流动中可以保持相对分离且同轴,将细胞悬液注入鞘液流中央,单个细胞悬液和鞘液两股液流整齐排列,保证细胞混悬液在中间形成单个排列的细胞流,四周被鞘液围绕,恒速定向通过检测区域,此即鞘流技术(图3-4)。目前,大多数血细胞分析仪并不局限于一种检测方法,而是应用多种方法综合分析血细胞,以避免各种干扰因素的影响,力求得到更加准确的结果。

1. **红细胞检测**　　　　红细胞计数除了经典的电阻抗法外,目前应用较多的是鞘流技术基础上的激光散射法。

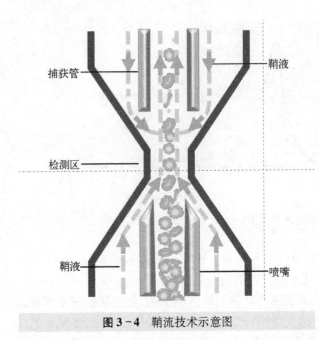

图 3-4 鞘流技术示意图

（图左侧标注：捕获管、检测区、鞘液；右侧标注：鞘液、喷嘴）

稀释液使红细胞由双凹圆盘状变为球形,并以戊二醛固定,使单一红细胞无论以何种方位通过测试区时,产生的光散射信号均相同,便于准确检测 MCV,又称为球形红细胞平均体积(mean sphered cell volume, MSCV)。以低角度散射光测量 MSCV 与红细胞总数,高角度散射光测量单个红细胞血红蛋白含量,绘出红细胞散点图,得出 MCV、MCH、MCHC、RDW 等参数。

2. **白细胞检测** 以鞘流技术为基础,联合使用电阻抗、射频、激光、细胞化学染色等多项技术对白细胞进行综合分析,得到更加准确的白细胞计数及分类,发现异常细胞,可有效克服电阻抗法的不足。

（1）容量、电导和光散射法(volume, conductivity, scatter, VCS):采用鞘流技术使溶血后的白细胞在几近自然状态下,随液流单个通过检测通道,分别应用电阻抗技术(容量)检测细胞体积;电导(射频)技术检测细胞大小、内部颗粒和细胞核等复杂性;光散射法检测可反映细胞内的颗粒性、核分叶性和细胞表面结构。仪器根据这些检测数据,定义到三维散点图的相应位置,全部单个细胞在散点图上形成了不同的细胞群落图,对白细胞进行分类计数,按散点定位分析细胞类型,计算每一类型细胞数量及百分率。

（2）电阻抗、射频和细胞化学染色法:利用电阻抗、射频这一套成熟细胞计数系统结合细胞化学技术,经不同通道对白细胞和原始幼稚细胞进行计数和分类。先用专用溶血剂完全溶解红细胞和血小板,再用荧光染料或非荧光染料对细胞进行染色,然后利用电阻抗和射频联合检测细胞,图 3-5 为射频联合荧光染色法检测原理,其中前向散射光(FSC)强度反映了细胞大小,侧向散射光(SSC)强度反映了胞质内颗粒和细胞核等内含物,侧向荧光(SFL)强度反映了细胞内 DNA 和 RNA 的含量。常见的荧光染料如聚次甲基(polymethine)核酸荧光染料经受损的细胞膜进入白细胞内,使其 DNA、RNA 和细胞器着色,其中未成熟粒细胞和异常细胞荧光染色深,成熟白细胞荧光染色浅。综合分析检测数据,以 SSC(光强度)为横坐标,以 SFL(光强度)为纵坐标,得到白细胞散点图(图 3-6),包括中性粒细胞和嗜碱性粒细胞、淋巴细胞、单核细胞、嗜酸性粒细胞。在单独计数嗜碱性粒细胞的通道中,加入特殊溶血剂,可令除嗜碱性粒细胞以外的细胞发生溶解或皱缩,再用电阻抗法计数细胞。而为了分析幼稚细胞,可在细胞悬液中加硫化氨基酸,幼稚细胞由于细胞膜上脂质含量较少,与硫化氨基酸结合的量多于成熟细胞,从而对溶血剂有抵抗作用,加入溶血剂后即可分析存留的各类型幼稚细胞(包括造血祖细胞、原始细胞、未成熟粒细胞)和异型/异常淋巴细胞的百分率和绝对值,并提示核左移等信息。

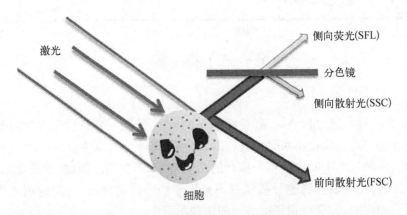

（图中标注：激光、细胞、侧向荧光(SFL)、分色镜、侧向散射光(SSC)、前向散射光(FSC)）

图 3-5 射频联合荧光染色法检测原理

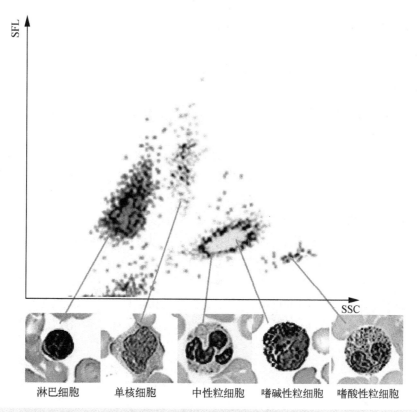

图 3－6
彩图

淋巴细胞　　单核细胞　　中性粒细胞　　嗜碱性粒细胞　　嗜酸性粒细胞

图 3－6　白细胞散点图示意图

（3）电阻抗联合多角度激光散射：利用电阻抗法对白细胞进行计数，同时将同一个细胞用多个角度的激光照射，测定不同角度下的散射光强度，通过对细胞大小、折射率、核形、核质比及颗粒的性质等比较分析，从而对白细胞进行分类。多角度偏振光散射法（multi angle polarized scatter separation，MAPSS）分 4 个角度检测，分别是 0°：前向散射光，反映细胞大小，同时检测细胞数量；10°：狭角散射光，反映细胞内部结构及核染色质的复杂性；90°：垂直角度散射光（偏振光），反映细胞内部颗粒及分叶状况；90°：垂直角度消偏振散射光（去偏振光），去偏振指基于嗜酸性颗粒可将垂直方向的偏振光消偏振的特性，以区别于其他细胞（图 3－7）。

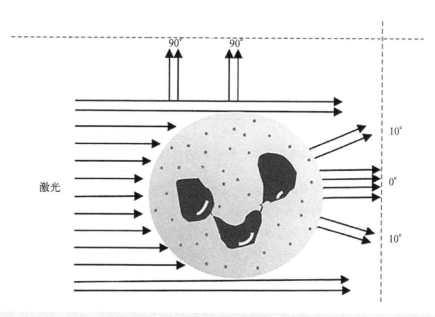

激光

图 3－7　多角度偏振光散射法检测原理

（4）钨光源散射与细胞化学联合：用表面活性剂溶解红细胞后，采用钨光源激光散射法结合过氧化物酶染色技术进行白细胞分类。根据过氧化物酶活性强度不同，嗜酸性粒细胞>中性粒细胞>单核细胞，淋巴细胞和嗜碱性粒细胞无过氧化物酶活性，测定平均过氧化物酶活性指数（mean per-oxidase index，MPXI），计算出嗜酸性粒细胞、中性粒细胞或单核细胞的相对过氧化物酶活性。得到以过氧化物酶分布强度为横坐标，以细胞体积为纵坐标的散点图，进行白细胞计数与分类。

3. 血小板检测　　与红细胞的检测相似，血小板检测目前常用方法除电阻抗法外，主要是以鞘流技术为基础的激光散射法及激光散射结合核酸荧光染色法。

（1）激光散射法：当球形化的血小板单个通过激光照射区时，低角度测量血小板体积，高角度测量折射指数（refractive index，RI）。RI与细胞密度有关，虽然大血小板与小红细胞、红细胞碎片及其他细胞碎片的体积接近，但其内容物不同，RI相差较大，可在血小板二维散射图上予以鉴别。

（2）激光散射结合核酸荧光染色法：在网织红细胞/血小板检测通道，采用染色剂对未成熟（网织）血小板内核酸（DNA/RNA）染色后进行检测，得到血小板计数-光学法（platelet concentration-optical method，PLT－O）。也有仪器设有血小板专用通道，利用血小板特异性荧光染料对血小板进行染色，再进行激光散射法检测，得到血小板计数-荧光法（platelet concentration-fluorescent method，PLT－F）。除得到血小板计数量和相关参数外，还可得到未成熟血小板比率（immature platelet fraction，IPF），并显示相应的散点图（图3－8），以SFL为横坐标，以FSC为纵坐标。目前，血小板计数还是以电阻抗法应用最为广泛，光学法和荧光染色法常常作为电阻抗法的补充方法或复检方法，应用于低值血小板计数、排除小红细胞及细胞碎片干扰等。

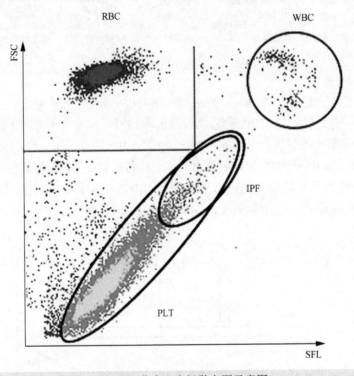

图3－8
彩图

图3－8　荧光血小板散点图示意图

4. 网织红细胞计数　　网织红细胞RNA经染色剂染色后采用光散射技术测定网织红细胞数量和体积，并根据光散射（或光吸收）强度判断细胞内的RNA含量及血红蛋白浓度，进而分析得到不同成熟阶段的网织红细胞参数。网织红细胞核酸染色法分为非荧光染料和荧光染料染色法。非荧光染料主要是新亚甲蓝等。主要荧光染料有噁嗪（oxazine）、碱性槐黄O（auramine O）、聚次甲基、噻唑橙（thiazole orange）和氧氮杂苄750（oxazine 750）等。图3－9采用荧光染色法分析网织红细胞，以SFL（光强度）为横坐标，以FSC（光强度）为纵坐标，即根据荧光强度和细胞体积绘制散点图，不仅能够提供网织红细胞计数结果（百分比和绝对值），还能提供其相关参数，包括低荧光网织红细胞比率、中荧光网织红细胞比率和高荧光网织红细胞比率等，其中荧光强度代表核酸含量，即荧光强度越高，细胞内核酸含量越高，细胞越幼稚。

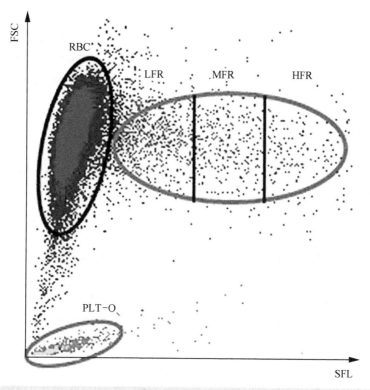

图 3-9　彩图

图 3-9　荧光染色法网织红细胞散点图示意图

5. 有核红细胞计数　　以仪器的有核红细胞计数通道 WNR 为例,溶血剂可破坏除嗜碱性粒细胞以外的白细胞和有核红细胞,使白细胞发生皱缩,体积变小,而有核红细胞以裸核形式存在,加入核酸荧光染料后,白细胞和有核红细胞内的核酸物质被染色,在激光照射下发出散射荧光。以 FSC(光强度)为纵坐标,以 SFL(光强度)为横坐标,根据细胞体积大小和胞内核酸物质的含量可明显区分白细胞(WBC)和有核红细胞(NRBC)的细胞群(图 3-10)。

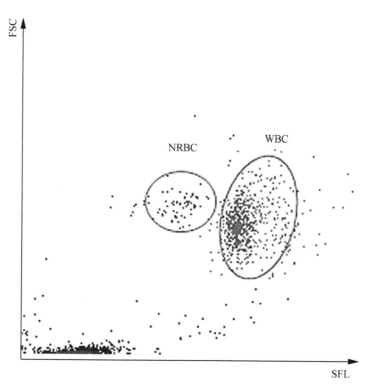

图 3-10　彩图

图 3-10　白细胞和有核红细胞散点图示意图

（三）光电比色法

光电比色法主要应用于血红蛋白的检测。当稀释的血液中加入溶血剂后，红细胞溶解并释放出血红蛋白，血红蛋白与溶血剂中的某些成分结合形成血红蛋白衍生物，进入血红蛋白检测系统，在特定的波长（530～550 nm）下进行比色。吸光度的变化与稀释液中血红蛋白含量成正比，通过计算即可显示血红蛋白浓度。

由于溶血剂成分不同，不同类型血细胞分析仪所形成的血红蛋白衍生物也不同，吸收光谱各异，但最大的吸收峰均接近540 nm。之前血细胞分析仪检测血红蛋白常用含氰化钾的溶血剂，为了解决含氰血红蛋白衍生物检测后的污物处理问题，现已逐步利用十二烷基月桂酰硫酸钠取代含氰化物溶血剂，其检测结果的精确度及准确性均可达到含氰化物溶血剂的水平。另外，ICSH要求血红蛋白检测溯源到HiCN法，即各种类型血细胞分析仪的血红蛋白检测必须以HiCN法得到的数值为标准进行校正。

二、检测参数

血细胞分析仪的检验参数主要包括红细胞相关参数、网织红细胞相关参数、白细胞相关参数和血小板相关参数，有些血细胞分析仪还可提供网织红细胞及有核红细胞的相关参数。报告参数指经国家认可或美国FDA批准可用于临床报告的血细胞分析仪参数，部分参数见表3-1，不同类型仪器报告参数不同。研发参数是仪器可以检测到的但还不成熟的参数，不可用于临床报告，仅供临床参考，随着检验原理、技术发展和临床应用证据的建立，研发参数有可能转为临床应用参数。

表3-1 血细胞分析仪临床报告参数

检 测 参 数	英 文 全 称	缩写	单位	应 用
红细胞相关参数				
红细胞计数	red blood cell count	RBC	$\times 10^{12}/L$	三分群、五分类
血红蛋白浓度	hemoglobin concentration	HGB	g/L	三分群、五分类
血细胞比容	hematocrit	HCT	%	三分群、五分类
平均红细胞体积	mean corpuscular volume	MCV	fL	三分群、五分类
平均红细胞血红蛋白量	mean corpuscular hemoglobin	MCH	pg	三分群、五分类
平均红细胞血红蛋白浓度	mean corpuscular hemoglobin concentration	MCHC	g/L	三分群、五分类
红细胞体积分布宽度	red blood cell volume distribution width	RDW	%	三分群、五分类
单个红细胞平均血红蛋白量	corpuscular hemoglobin content	CH	pg	五分类
单个红细胞平均血红蛋白浓度	corpuscular hemoglobin concentration mean	CHCM	g/L	五分类
血红蛋白分布宽度	hemoglobin distribution width	HDW	g/L	五分类
球形红细胞平均体积	mean sphered cell volume	MSCV	fL	五分类
有核红细胞计数	nucleated red blood cell count	NRBC	$\times 10^{9}/L$	五分类
网织红细胞相关参数				
网织红细胞计数	reticulocyte count	RET	$\times 10^{9}/L$	五分类
网织红细胞百分数	reticulocyte count percentage	RET%	%	五分类
网织红细胞平均体积	mean reticulocyte volume	MRV MCVr	fL	五分类
网织红细胞血红蛋白含量	reticulocyte hemoglobin content	RET-He	pg	五分类
网织红细胞平均血红蛋白量	mean hemoglobin content of reticulocyte	CHr	pg	五分类
网织红细胞血红蛋白浓度分布宽度	reticulocyte cellular hemoglobin concentration distraction width	HDWr	g/L	五分类
未成熟网织红细胞比率	immature reticulocyte fraction	IRF	%	五分类
低荧光网织红细胞比率	low fluorescence reticulocyte ratio	LFR	%	五分类
中荧光网织红细胞比率	middle fluorescence reticulocyte ratio	MFR	%	五分类
高荧光网织红细胞比率	high fluorescence reticulocyte ratio	HFR	%	五分类

检 测 参 数	英 文 全 称	缩写	单位	应　　用
低吸光度网织红细胞百分数	low absorption reticulocytes percent	LRET	%	五分类
中吸光度网织红细胞百分数	medium absorption reticulocyte percent	MRET	%	五分类
高吸光度网织红细胞百分数	high absorption reticulocyte percent	HRET	%	五分类
高散射光网织红细胞计数	high light scatter retic count	HLR#	×10⁹/L	五分类
高散射光网织红细胞百分数	high light scatter retic percent	HLR	%	五分类
平均荧光指数(网织红细胞)	mean fluorescence index	MFI	%	五分类
白细胞相关参数				
白细胞计数	white blood cell count/concentration	WBC	×10⁹/L	三分群、五分类
中间细胞群计数	middle cell count	MID#	×10⁹/L	三分群
中间细胞群百分率	middle cell percent	MID	%	三分群
淋巴细胞群计数	lymphocyte count	LYM#	×10⁹/L	三分群
淋巴细胞群百分率	lymphocyte percent	LYM	%	三分群
粒细胞群计数	granulocyte count	GRAN#	×10⁹/L	三分群
粒细胞群百分率	granulocyte percent	GRAN	%	三分群
单核细胞计数	monocyte count/absolute concentration	MOMO#	×10⁹/L	五分类
单核细胞百分率	monocyte percentage of WBC	MONO	%	五分类
淋巴细胞计数	lymphocyte count/absolute concentration	LYMPH#	×10⁹/L	三分群、五分类
淋巴细胞百分率	lymphocyte percentage of WBC	LYMPH	%	三分群、五分类
中性粒细胞计数	neutrophil count/absolute concentration	NEUT#	×10⁹/L	三分群、五分类
中性粒细胞百分率	neutrophil percentage of WBC	NEUT	%	三分群、五分类
嗜酸性粒细胞计数	eosinophil count/absolute concentration	EO#	×10⁹/L	五分类
嗜酸性粒细胞百分率	eosinophil percentage of WBC	EO	%	五分类
嗜碱性粒细胞计数	basophil count/absolute concentration	BASO#	×10⁹/L	五分类
嗜碱性粒细胞百分率	basophil percentage of WBC	BASO	%	五分类
未成熟粒细胞计数	immature granulocyte absolute count	IG# IMG#	×10⁹/L	五分类
未成熟粒细胞百分率	immature granulocyte percent	IG IMG	%	五分类
造血祖细胞百分率	hematopoietic progenitor cell percent	HPC	%	五分类
造血祖细胞计数	hematopoietic progenitor cell absolute count	HPC#	×10⁹/L	五分类
大型未染色细胞计数	large unstained cell count	LUC#	×10⁹/L	五分类
大型未染色细胞百分率	large unstained cell percent	LUC	%	五分类
平均过氧化物酶活性指数	mean peroxidase activity index	MPXI		五分类
中性粒细胞平均体积	mean channel of neutrophil volume	MNV	fL	五分类
中性粒细胞平均光散射	mean channel of neutrophil light scatter	MNS		五分类
血小板相关参数				
血小板计数	platelet count	PLT	×10⁹/L	三分群、五分类
平均血小板体积	mean platelet volume	MPV	fL	三分群、五分类
血小板计数-光学方法	platelet count - optical method	PLT-O	×10⁹/L	五分类
血小板计数-荧光法	platelet count - fluorescence method	PLT-F	×10⁹/L	五分类
未成熟血小板比率	immature platelet fraction	IPF	%	五分类
分化抗原61(血小板)	differentiation antigen 61	CD61	%	五分类

本章主要介绍全自动血细胞分析仪部分特有参数,其他常规检测参数详见第二章第3~5节相关内容。

1. 红细胞体积分布宽度(RDW) 是反映外周血红细胞体积异质性(即大小不同程度)的指标,是由血细胞分析仪在短短的几秒内测量近万个红细胞体积后获得的。RDW 多采用 RDW-CV 和 RDW-SD 表示。RDW-CV 是红细胞体积差异为 1SD 的数值与 MCV 的比值,在红细胞体积总分布区域中的出现频率为 68.26%(图 3-11A)。RDW-SD 是相对于红细胞频数峰值的 100%,所统计的 20% 界限的红细胞体积数值范围(图 3-11B)。其中,RDW-CV 对 MCV 的降低更为敏感。小红细胞增多时 MCV 明显减小,RDW-CV 将明显加大;大红细胞贫血时 RDW-CV 变化则不明显。球形红细胞无论以何种角度通过,所产生的脉冲信号大小都是相同的,MCV 并不一定降低,故 RDW-CV 对球形红细胞增多症所致的红细胞体积异常也不敏感。而 RDW-SD 所计算的是红细胞体积分布曲线的较低部分,故对少量大细胞或小细胞的存在均较敏感,更能真实地反映红细胞的大小及离散情况。网织红细胞的 MCV 较成熟红细胞大,数量增多会使直方图基底增宽,RDW 也随之增大。RDW 可以和 MCV 联合应用于贫血的形态学分类,对贫血的诊断与鉴别诊断有重要意义。

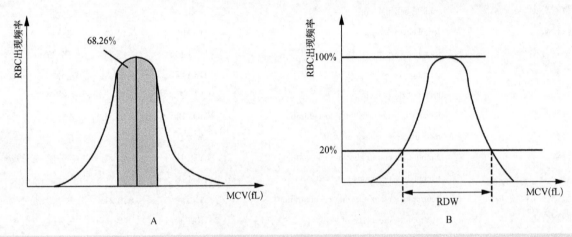

图 3-11 RDW-CV(A)和 RDW-SD(B)原理示意图

2. 平均血小板体积(MPV) 反映血小板的平均体积大小,与血小板数量呈非线性负相关。

3. 血小板体积宽度(PDW) 是血小板直方图导出的结果,以 CV 表示,假设峰值高度为 100%,在 20%~100% 频率水平上的分布宽度即为 PDW(图 3-12A)。其单独使用临床价值不大,结合 MPV 与血小板的变化,对评估骨髓造血功能和血小板减少症的预后判断具有一定意义。

4. 大血小板比率(platelet large cell ratio, P-LCR) 指大血小板(体积大于等于 12 fL)占血小板总数的百分比(图 3-12B)。P-LCR 的增高与血栓性疾病有关。

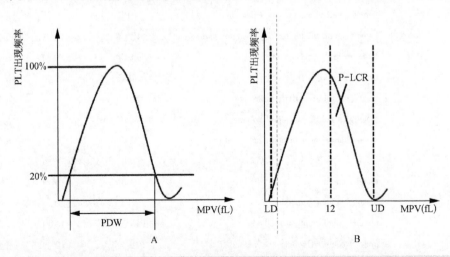

图 3-12 PDW(A)和 P-LCR(B)原理示意图

LD 和 UD 为仪器自动决定的 2 条体积浮动鉴别线。其中 LD 为低界标线,UD 为高界标线

5. 未成熟血小板比率（IPF）　　　未成熟血小板是胞质中残留 RNA 的血小板，为骨髓新近释放入外周血中的血小板，因此也被称为网织血小板。未成熟血小板比率反映骨髓增生状态、血小板更新速度和细胞动力学变化，在血小板减少症的鉴别诊断中具有重要意义。外周血液血小板破坏增多时，若骨髓造血功能良好，则未成熟血小板比率增高；反之，血小板增生不良，未成熟血小板比率降低，提示骨髓造血功能受到抑制。

6. 未成熟网织红细胞比率（IRF）　　　在荧光染色法中，根据细胞内 RNA 与试剂中的荧光染色剂结合后发出的荧光强度，可将网织红细胞进行网织红细胞成熟度分群，分为低荧光网织红细胞比率（low fluorescent reticulocyte ratio，LFR）、中荧光网织红细胞比率（middle fluorescent reticulocyte ratio，MFR）和高荧光网织红细胞比率（high fluorescent reticulocyte ratio HFR），较幼稚的网织红细胞由于胞质中 RNA 较多，有较强的荧光。其中，MFR 和 HFR 之和称为未成熟网织红细胞比率（immature reticulocyte fraction，IRF），表示幼稚细胞占网织红细胞（RET）总数的百分比，IFR＝（HFR＋MFR）/RET×100%。IFR 能更好地反映骨髓造血功能，在较严重的急性失血时，IFR 在 5~8 h 后增高，而 Ret 在 2 天内不会明显增高，IFR 为评估网织红细胞成熟度的参考指标。

7. 网织红细胞血红蛋白含量（RET－He）　　　可及时反映红细胞内功能铁的水平，在缺铁性贫血的治疗过程中有重要意义，RET－He 为 30.5 pg 是患者补充铁剂的最佳临界值。

三、临床应用

（一）红细胞直方图及相关参数的临床应用

不同型号血细胞分析仪的性能特点及使用的稀释液性能不同，仪器设置的红细胞分析范围不完全相同，红细胞直方图的形状也有一定的差异，但反映红细胞病理变化的基本特征是相同的。

1. 正常红细胞直方图　　　血细胞分析仪在 36~360 fL 范围分析红细胞，横坐标表示红细胞体积，纵坐标表示不同体积红细胞出现的相对频率。正常红细胞主要分布在 50~200 fL 范围，图 3－13A 为正常红细胞直方图。不同类型贫血时，红细胞体积变化使红细胞体积分布图形发生变化，结合相关参数对鉴别诊断有较大的价值。

2. 异常红细胞直方图　　　若红细胞的体积大小发生改变，均可见红细胞直方图发生变化，某些贫血的红细胞体积直方图有其特点，根据图形变化再与其他参数结合分析，对贫血鉴别诊断颇有价值。分析时，应注意观察直方图峰的位置、峰底的宽度、峰顶的形状及有无双峰现象。图 3－13A 为正常红细胞直方图，与图 3－13A 相比，图 3－13B 中细胞峰发生了左移，MCV 变小，峰底宽度未见异常，见于小细胞均一性贫血；图 3－13C 发生了右移，MCV 变大，同时峰底明显增宽，RDW 值变大，表明出现了红细胞体积增大同时大小不均的情况，见于大细胞不均一性贫血；而图 3－13D 出现双峰，表明红细胞存在两种体积大小的细胞群，此时 RDW 值也呈相应的变化。

红细胞直方图的变化一方面有助于贫血的诊断。例如，缺铁性贫血为小细胞低色素性贫血，细胞大小不均，可见直方图峰明显左移，基底显著增宽；铁粒幼细胞性贫血可见基底部增宽而峰无明显变化；地中海贫血可见直方图峰左移同时基底变窄；巨幼细胞性贫血可见直方图峰右移，基底部显著增宽。另一方面，红细胞直方图的变化有助于服药后贫血的疗效估计，由于在未服药前大部分是病态红细胞，红细胞直方图只有一个明显峰，当服药有效时，新生正常红细胞的出现使红细胞直方图又增加了一个峰，两个峰的变化可直接反映疗效的变化。

3. 红细胞体积分布宽度的临床意义

（1）鉴别缺铁性贫血和轻型 β－珠蛋白生成障碍性贫血：二者均为小细胞低色素性贫血，缺铁性贫血患者 RDW 增高，红细胞体积大小不均一（图 3－13C），而轻型 β－珠蛋白生成障碍性贫血 RDW 正常。以 RDW（大于 14%）判断红细胞体积的均一性，灵敏度明显高于血涂片观察。另外，铁粒幼细胞性贫血 RDW 也增高。

（2）缺铁性贫血的早期诊断和疗效观察：约 96% 缺铁性贫血 RDW 增高，特别是贫血早期 MCV 尚无异常改变时，RDW 已增高，当缺铁加重、MCV 降低时，RDW 增高更明显。在缺铁状态高发生率、珠蛋白生成障碍性贫血低发生率的国家和地区，RDW 可作为隐性缺铁的筛选指标。给予铁剂治疗有效时，大量的网织红细胞和正常红细胞及小红细胞共同存在于外周血中，导致红细胞直方图呈双峰（图 3－13D），说明治疗有效，随着正常红细胞的增多和小红细胞的减少，RDW 逐渐降至正常。

（3）贫血的形态学分类：RDW 可结合 MCV 对贫血进行分类，可更加全面反映红细胞的病理变化（表 3－2）。

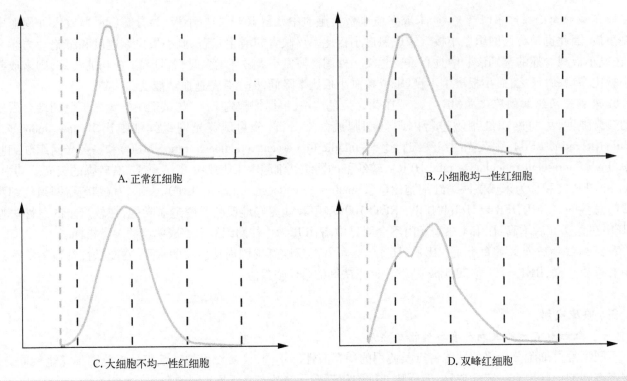

A. 正常红细胞

B. 小细胞均一性红细胞

C. 大细胞不均一性红细胞

D. 双峰红细胞

图 3-13　几种不同红细胞参数下的红细胞直方图示意图

表 3-2　贫血 RDW/MCV 分类法

RDW	MCV	分　类	临床常见疾病
正常	降低	小细胞均一性	轻型 β-珠蛋白生成障碍性贫血等
升高	降低	小细胞不均一性	缺铁性贫血、铁粒幼细胞性贫血等
正常	正常	正常细胞均一性	慢性病性贫血、再生障碍性贫血、白血病等
升高	正常	正常细胞不均一性	骨髓纤维化等
正常	升高	大细胞均一性	骨髓增生异常综合征等
升高	升高	大细胞不均一性	巨幼细胞性贫血、恶性贫血等

（二）红细胞散点图的临床应用

红细胞散点图显示了光散射与细胞体积、血红蛋白浓度的关系,以血红蛋白浓度为横坐标,以红细胞体积为纵坐标,可反映体积在 30~180 fL 的红细胞群体分布情况。对一个正常血液标本,大部分红细胞出现在散点图的中央。红细胞散点图是非线性的,因此直观判断可能比较困难,但它提供了红细胞原始的测定数据。

（三）白细胞直方图及其临床应用

1. 白细胞直方图　　电阻抗型血细胞分析仪根据白细胞在溶血剂作用后体积的大小,在 35~450 fL 范围将白细胞分为 3 群(图 3-3),从左至右分别为小细胞群、中间细胞群和大细胞群。

（1）小细胞群:位于直方图最左侧,分布在 35~90 fL,以成熟淋巴细胞为主。

（2）中间细胞群:位于大、小细胞群之间,分布在 90~160 fL,以单核细胞为主,包括嗜酸性粒细胞、嗜碱性粒细胞、核左移白细胞、病理情况下异常淋巴细胞、原始幼稚细胞、白血病细胞等。

（3）大细胞群:位于直方图最右侧,分布在 160~450 fL,以中性粒细胞为主。

2. 白细胞直方图变化的临床应用　　白细胞直方图出现异常时,常伴有相应部位的报警信号。中性粒细胞比例增高或淋巴细胞比例降低时直方图表现为大细胞群明显变大,小细胞群峰明显变小(图 3-14A)。严重的细菌感染时,如果中性粒细胞发生中毒性改变,大细胞群的峰可向左移动或向右延伸。当中性粒细胞比例降低或淋巴细胞比例增高时白细胞直方图表现为大细胞群的峰明显变小,小细胞群的峰明显变大(图 3-14B)。单核细胞、嗜酸性粒细胞、嗜碱性粒细胞比例增高或出现原始幼稚细胞时,中间细胞群的峰会变高,其大小与相应细胞比例增高的程度有关(图3-14C)。急性淋巴细胞白血病时,白细胞直方图表现为小细胞群的峰向中间细胞群扩展变宽,其程度与原始及幼稚淋巴细胞的多少有关(图3-14D),而急性非淋巴细胞性白血病时,白细胞直方图常以中间细胞群的峰增高为主,并向小细胞群和大细胞群扩展,其异常峰的高低及扩展的程度与原始及幼稚细胞的比例高低有关(图3-14E)。若在小细胞群与中间细胞群之间出现一个峰,则提示可能有异型淋巴细胞比例增高(图3-14F)。此外,小细胞群峰异常还可能是存在血小板聚集、巨大血小板、有核红细胞、疟原虫、不完全溶解红细胞、白细胞碎片、冷球蛋白或脂类颗粒等(图3-14G,图3-14H)。

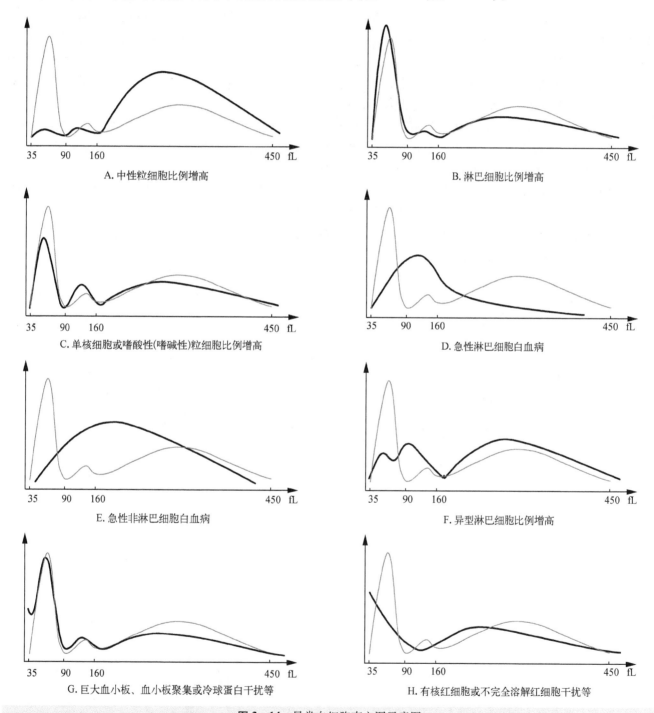

图3-14 异常白细胞直方图示意图

白细胞直方图的变化决定了进一步检验的内容,是否需要显微镜检验,并提示在显微镜检验分类时应注意的异常细胞。但是,白细胞直方图变化无特异性,如中间细胞群由于包括了大淋巴细胞、原始细胞、幼稚细胞、嗜酸性粒细胞、嗜碱性粒细胞等多种正常和异常的白细胞,其中任何一种细胞增多,均可使直方图产生类似的变化。同时,我们应注意,直方图上细胞的体积指的是溶血剂处理后的白细胞体积,而非细胞自然体积。溶血剂处理后的中性粒细胞体积大于其他正常白细胞,而白血病细胞、异型淋巴细胞、浆细胞等异常细胞常常可出现在中间细胞群,少数也可出现于小细胞群和大细胞群。因此,异常的直方图只是粗略判断细胞比例变化或有无异常细胞,在显微镜检验中要注意这些变化,或在健康人体检中筛选是否需要进行血涂片检查,同时可指导实验室工作人员做好仪器计数的质量控制。

（四）白细胞散点图

在鞘流技术基础上多项检测技术(电阻抗、激光、射频及染色等)联合检测白细胞,可根据白细胞大小及内部结构(如胞核的大小、胞质颗粒的多少及酶的数量)不同,综合分析检验数据,从而得到白细胞散点图及较为准确的白细胞五分类结果,从图形的变化可以估计被测血液中某类细胞的变化。图3-6为鞘流技术联合荧光染色和激光散射法得到的正常白细胞散点图,以SSC为横坐标,以SFL为纵坐标,图中5个细胞群分别代表了淋巴细胞、单核细胞、中性粒细胞、嗜酸性粒细胞和嗜碱性粒细胞。

当白细胞分类异常或出现某种异常细胞时,散点图会发生各种改变,图3-15A为正常的白细胞散点图;图3-15B可见在中性粒细胞群上方出现了异常细胞,提示出现未成熟粒细胞或粒细胞核左移,人工显微镜检验常可见早幼粒细胞、中幼粒细胞、晚幼粒细胞和杆状核粒细胞增多;图3-15C中白细胞分类混沌不清,报警提示出现原始细胞;图3-15D中在淋巴细胞上方可见一个单独的细胞群,提示出现异型淋巴细胞。异常散点图与异常直方图相比,描述两个参数的散点图的图形变化比描述一个参数的直方图更能反映某类细胞的变化,能够较为明确地提示检验人员判断某类细胞的比例变化或有无异常细胞,进而在显微镜检验中注意这些变化,或在健康人体检中筛选是否需要进一步血涂片检查。

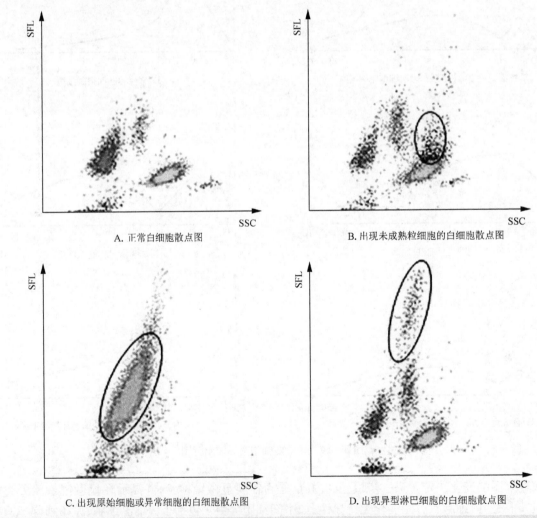

A. 正常白细胞散点图

B. 出现未成熟粒细胞的白细胞散点图

图3-15
彩图

C. 出现原始细胞或异常细胞的白细胞散点图

D. 出现异型淋巴细胞的白细胞散点图

图3-15　正常与异常的白细胞散点图示意图

（五）平均血小板体积的临床意义

MPV 变化对于血小板相关疾病的诊断与鉴别诊断有一定意义。在特发性血小板减少性紫癜时，升高的 MPV 与血小板计数呈非线性负相关；当特发性血小板减少性紫癜缓解时，MPV 降低，血小板计数升高。另外，MPV 检测亦可作为评估骨髓增殖状态的较好的指标，在骨髓造血功能恢复期，MPV 增高常常先于血小板升高。

（六）血小板直方图及临床应用

血小板数量减少常伴有体积增大，直方图多呈波浪状（图 3－16），血小板体积减小时直方图发生左移，血小板体积增大时直方图右移。由于红细胞与血小板的检测在同一通道，小红细胞、细胞碎片及血小板自身的聚集等对血小板及平均血小板体积的影响较大，血小板直方图能反映出这些异常。缺铁性贫血时由于小红细胞增多，血小板直方图尾部有明显抬高的趋势（图 3－16B）。

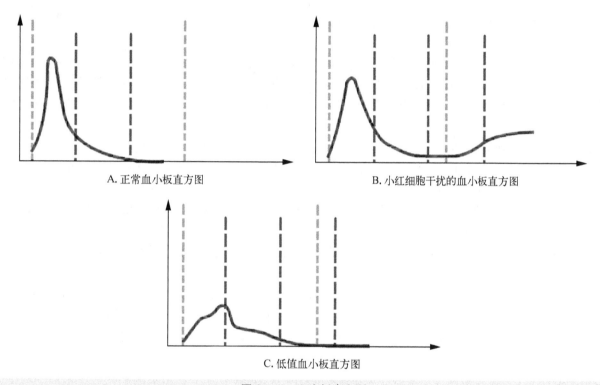

A. 正常血小板直方图　　　　　　　　B. 小红细胞干扰的血小板直方图

C. 低值血小板直方图

图 3－16　血小板直方图

（七）血小板散点图及临床应用

利用血小板特异性荧光染料在激光照射下可以与其他细胞区分，以 SFL 为横坐标，以 FSC 为纵坐标，可以得到荧光血小板散点图（图 3－8），血细胞分析仪中 3 种血小板检测方法，即电阻抗法、光学法和荧光法，荧光法血小板计数具有更高的准确性和重复性，尤其在低值血小板检测和有细胞碎片干扰时，优势更加明显，同时，荧光法血小板检测除得到血小板数量和相关参数外，还可得到未成熟血小板比率，未成熟血小板比率有一定的应用价值，在血小板减少性疾病如特发性血小板减少性紫癜、再生障碍性贫血等患者血小板减少的原因分析上具有显著意义。

四、质量控制

血细胞分析仪以大批量多参数形式检测临床标本，按事先设定的程序自动进行检测，为保证得到准确率高的检测结果，要求具有高素质的技术人员对其进行全面质量控制和严格的实验室管理。实验室应根据国际医学实验室管理的标准（ISO15189），建立实验室自己的质量管理体系，并根据建立的程序性文件指导日常工作，规范检验行为。

（一）检测前质量控制

1. **患者准备**　采集标本前避免剧烈运动，避免服用影响结果的药物，如解热镇痛药氨基比林、安替比林等影响白细胞计数;甲氨蝶呤、苯妥英、齐多夫定等影响红细胞计数;奎尼丁、先锋霉素影响血小板计数;肾上腺皮质激素影响嗜酸性粒细胞计数。

2. 标本采集　　利用一次性含 EDTA - K₂抗凝剂的真空采血管静脉采血2 mL。若要采集毛细血管血,应按照仪器要求,使用含有相应稀释液和抗凝剂的配套容器。注意患者信息、检验申请与容器等是否一致,整个采血过程应保证无血液外溢和污染,抗凝管采集血液标本后,立即将试管轻轻颠倒 5 次,使血液与抗凝剂充分混匀。采取毛细血管血时,避免用力挤压。标本中不得有肉眼可见的溶血或小凝块。

3. 标本的运送　　标本采集后应立即送检,一般不应超过 4 h,运送过程中避免剧烈震荡和血液样本外溢。虽然白细胞、红细胞和血小板在 18~22℃条件下可稳定 24 h,4℃条件下可稳定 48 h,但时间的延长可能会影响血细胞形态,同时低温条件下不利于血小板的保存。

（二）检测中质量控制

检测中质量控制是从样品进入仪器检测到分析结束各个环节的过程控制,涉及检验人员、检测环境、仪器状态等。

1. 检验人员　　要求检验人员应接受规范的岗前培训并通过考核,工作认真负责,能够熟悉检测原理和操作程序、检测结果的数据图形、仪器的基本调试、保养和维护等,懂得仪器报警信息的含义并能够进行相应的处理,同时,检验人员应熟悉复检规则,熟练掌握血细胞形态学检验技能。经考核通过的检验人员还应进行定期评审,如需要,应再次培训并重新考核。

2. 检测环境　　血细胞分析仪系精密电子仪器,安装时应注意远离电磁干扰源和热源,放置血细胞分析仪的实验台要稳固,工作环境要清洁,避免阳光直射,通风条件要好,室内温度应在 15~25℃,相对湿度应小于80%。为了血细胞分析仪安全和抗干扰,应用电子稳压器并连接符合标准的专用地线。

3. 仪器状态　　血细胞分析仪在对血液标本进行分析时,要始终对其进行监控,确保其处于良好的工作状态,以保证检验结果的可靠性。

（1）试剂:使用与血细胞分析仪配套的试剂,并保证其在有效期内,避免使用未经科学鉴定和认可的替代试剂,以便获得准确的测试结果。

（2）校准:是保证检测结果准确的关键步骤,血细胞分析仪验收合格后,检修更换主要部件后,室内质量控制结果异常、无法纠偏及临床使用半年后,必须进行校准。目前,厂家生产的分析仪,检测系统已经过溯源并可提供校准品,使用配套仪器和试剂可保证结果准确。但若仪器和试剂没有经过溯源和校准,要使用商业校准品或自己实验室使用参考方法定值的新鲜抗凝血液进行校准。在规模大的实验室可能使用多台检测系统不同的分析仪,尽管都经过自己的系统校正,但它们检测同一标本时检验结果仍有一定的差异,此时应采用准确定值的新鲜抗凝血同时校准所有的分析仪。

（3）性能验证:实验室应根据本实验室的情况,规定性能验证周期,并将其文件化。一般在仪器新安装后、更换主要部件后须验证仪器性能,确认厂家提供的参数,以确保检验质量。血细胞分析仪性能验证指标一般包括本底计数、携带污染率、精密度、正确度、可比性与线性范围。只有性能验证指标全部能满足技术和临床要求,分析仪方能用于临床检测。

（4）比对:同一实验室拥有不同品牌、不同型号的血细胞分析仪时,由于仪器的检测原理和方法不尽相同,其检测结果有所差异,致使同一实验室内同一标本在不同血细胞分析仪上分析得到的测定值出现偏差,给评估和解释结果及临床动态监测带来困难。为保证不同血细胞分析仪测定结果的准确性及可靠性,应对同一实验室的不同血细胞分析仪测定结果进行比对。此外,实验室应参加实验室间的比对活动。例如,由外部质量评审计划组织的比对,实验室管理层应监控外部质量评审结果,如果不能达到控制标准,还应参与实施纠正措施。如果无正式的实验室间比对计划,则实验室应建立有关机制,如与其他实验室交换样本检测等,用于判断未经其他方式评审的程序可接受性。

（5）室内质量控制和室间质量控制:每天应至少一次选择两个水平质控品(厂家提供的质控物)按常规操作方法对仪器进行室内质量监控。血细胞分析仪开机后预热 15 min,同时从 2~8℃冰箱取出全血质控品置室温平衡,分别将质控物混匀后上机检测,观察结果并确保当日质控品各参数在规定范围内,才能检测患者血液标本。如果当天仪器故障维修后,应重新测定质控品进行监控,质量控制结果在允许范围内仪器方可投入使用。

积极参加室间质量评价,通过参加室间质量评价,可将本室的血细胞分析仪的准确度与同类血细胞分析仪进行比较,及时发现问题,有利于保证检验质量。

(6)参考区间的设置:血细胞分析参考区间可参考《血细胞分析参考区间》(WS/T 405—2012),儿童可参考《儿童血细胞分析参考区间》(WS/T 779—2021),并定期对参考区间进行评估和验证。

(7)仪器操作:严格执行标准化操作程序(standard operating procedure, SOP),认真做好血细胞分析仪日常保养工作和对常规标本的检测工作,并做好记录。遇到特殊标本时,应根据标本的特殊性,针对性地给予处理措施,如冷凝集标本,在检测前应将标本置于37℃温箱孵育片刻,取出后立即检测,方能得到真实的检测结果。

(三)检测后质量控制

1. **观察检测图形及报警处理**　要观察直方图和散点图形状,根据图形的变化,可以分析检验结果。例如,在电阻抗法进行红细胞计数时,被稀释的血细胞混悬液进入红细胞检测通道,其中含有白细胞,红细胞检测的各项参数均含有白细胞因素,因正常血液有形成分中白细胞比例很小(红细胞:白细胞约为750:1),故白细胞因素可忽略不计,但在某些病理情况下如白血病,白细胞明显增加而又伴严重贫血时,可使所得各项参数产生明显误差,通过观察红细胞直方图可及时发现问题。同时,根据图形的变化,还可监测仪器的工作状态和样本的质量,如发现连续多个标本的图形明显异常,需要关注仪器状态是否不佳。

在检测过程中,超出血细胞分析仪设定或人工设定的参数阈值的结果,标本有异常细胞及非典型细胞时,血细胞分析仪会用文字或图示的形式对阳性检测结果给出解释性并易于理解的报警信息。报警指所检测的标本不能满足仪器定义或不能满足用户所设定的检测标准。报警的主要意义在于一方面告知检验人员仪器已经无能力确定检验结果是否准确,另一方面提醒检验人员必须对检验结果做进一步复核后才能报告。因此,对出现任何检测结果的报警,在没有复检确认或有效解释之前,不能直接向临床发出检测结果报告。例如,当被测标本中出现小红细胞时,红细胞直方图和血小板直方图均会出现异常表现,提醒检验者对血小板的计数结果进行关注,以排除小红细胞的影响。

2. **复检规则**　血细胞分析仪在计数血细胞和分类白细胞方面具有较大的优势,而显微镜检验对未成熟细胞的分类具有优势。两分群、三分群血细胞分析仪白细胞分类的技术只是根据细胞大小的分群,报告的结果只粗略代表正常状态下的淋巴细胞、中性粒细胞的大致比例。五分类分析仪是根据细胞大小、核的形状、胞质内颗粒等检测信息,综合分析后进行正常形态白细胞的分类,但不能准确分析病理细胞,只能起提示作用(即发出报警信息)。当细胞形态变化超过仪器分析能力时,需要进一步显微镜检验。因此,血涂片显微镜复检是血常规检验中最主要的方法,可作为血细胞分析仪检验的核对与补充,以便为临床提供准确的血细胞分析报告。国际血液学共识工作组(International Hematology Consensus Group, IHCG)与众多血液学专家研究,提出了血细胞分析仪检验结果复检的41条建议性规则,简称"41条复检规则"。各临床实验室可根据提出的41条建议结合本实验室的实际制定各自特点的血细胞分析复检规则,以免误诊或漏诊。同时,要最大限度地减少不必要的复检,以缩短报告周转时间。另外,仪器本身对同一参数可能有多种检测方法,根据实验室复检指标及其他具体要求,调整仪器阈值,令仪器可以在触及规则时能够先自动复检,以提高工作效率。

3. **标本复检**　应由血液细胞形态学专业技术人员进行血涂片复检。血涂片复检的重点,一是检查血细胞形态,并注意可能存在的异常细胞和血液寄生虫。二是分类计数白细胞,并估算油镜下细胞分布良好区域的白细胞和血小板的数量,以验证血细胞计数的准确性。

4. **分析和审核报告**　检测结果出现异常,如已排除检测中因素的可能性,则可结合患者临床资料予以合理解释。检验人员可通过实验室信息系统(laboratory information system, Lis)将刚刚检测的数据与患者最近一次同项目检验数据对比分析,确认此次结果的可靠性,当检验结果与临床资料之间出现"分离"现象或不好解释时,可通过 Lis 调出患者治疗期间这个项目的所有检验结果,从而进行对比,结合临床资料,确认此次结果的真实性。记录和比较治疗前后的检测结果(特别是血液病或化疗患者),有助于发现检测结果异常的原因。注意避免由于生理状态引起各参数变化造成的偏差,如每天不同时间(早、中、晚)白细胞总数有一定差别,妊娠5个月以上和新生儿白细胞总数明显增高,运动后血小板升高及某些药物的干扰等。

在检验报告发出前必须确认仪器工作状态是否正常,样本中有无污染颗粒或血小板凝块,有无病理细胞需要进一步显微镜检验等,实验室管理者授权的专门人员应对血细胞分析检验结果进行系统性评审,查看各项参数是否与临床诊断相符,数据间是否有矛盾,仔细观察直方图和散点图的变化,以确定检验结果可否签发、是否需要复检或重新采集标本。报告审核人员除需要接受检验技术培训外,还应接受临床培训,最好由检验医师担任,应主动听取临床工作人员的要求和建议。

5. 保留标本备查　血液标本检测完毕,应保留标本备查,以备临床对检验结果有怀疑时的复检与核对,有利于寻找检验结果异常的原因。

6. 与临床建立沟通　应定期征求临床医护人员评价,临床医师对检验数据的评价是质量控制的重要环节,临床医师最熟悉患者的病理变化和疾病的发展过程,检验数据是否符合临床也是衡量结果正确与否的主要依据之一。当实验室结果与临床医生的预期判断不一致时,有时是患者的病情变化所致,但有时可能是某个环节的疏漏所致,若无及时沟通,可能会给患者带来严重后果。因此,检验工作人员要经常定期听取临床医生的意见,及时纠正潜在引起实验偏差的趋势并不断改进。

【案例】

1. EDTA 依赖性假性血小板减少症

· 案例经过 · 患者,男,68 岁。因"双下肢间歇性跛行一年加重 1 个月"入院。结合影像学检查,临床拟诊"下肢动脉硬化闭塞症"。

· 实验室检查 · 血细胞分析仪检测血常规结果为白细胞 $3.93×10^9$/L,红细胞 $3.57×10^{12}$/L,血红蛋白118 g/L,血小板[电阻抗法(PLT－I)]$11×10^9$/L,有"血小板减少"报警(图 3－17)。因触发"低值血小板"规则,仪器血小板荧光法(PLT－F)自动复检,血小板结果为 $24×10^9$/L,有"血小板减少及聚集?"报警(图 3－18)。

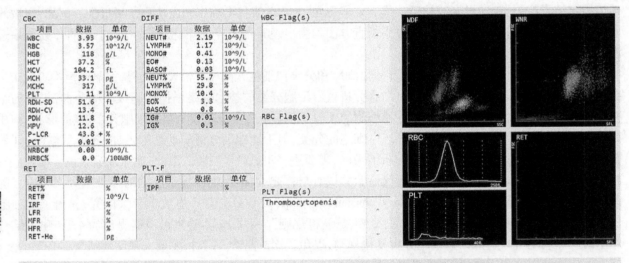

图 3－17　血小板[电阻抗法(PLT－I)]$11×10^9$/L"血小板减少"报警

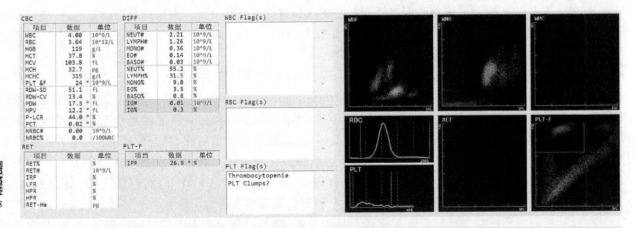

图 3－18　血小板[荧光法(PLT－F)]$24×10^9$/L"血小板减少及聚集?"报警

·案例分析·血细胞分析仪检测血小板时，红细胞碎片、小红细胞、巨大血小板等对血小板计数的影响很大，特别是血小板聚集时，检测结果常常与实际相差巨大，即使是 PLT-F 模式也难以解决，故出现以上情况时，需要查找原因。此标本有"血小板减少及聚集？"报警，初步考虑由于血小板聚集而引起血小板计数明显减少。血小板聚集常由采血不顺利、抗凝不充分等引起，另外 EDTA 依赖性血小板聚集导致血小板假性减少也常有报道，因此，在日常工作中应加以鉴别并合理处置。

首先观察标本有无凝血块，此标本无肉眼可见小凝血块，随即按"复检规则"用人工计数，镜下见血小板明显聚集（图 3-19），同时涂片染色观察，见血小板成堆分布（图 3-20）。从而确认是由于血小板聚集引起的血小板计数明显减少，但到底是采血不顺利、抗凝不充分引起，还是 EDTA 依赖性血小板聚集，目前还不能确定。

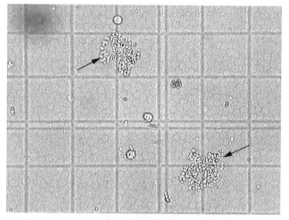

图 3-19 血小板聚集（×400）

箭头指向血小板聚集

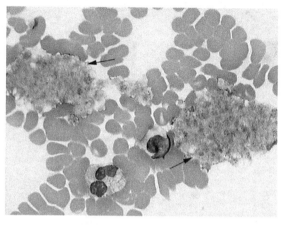

图 3-20 血小板成堆分布（×1 000）

箭头所指血小板成堆分布

图 3-19
彩图

图 3-20
彩图

联系临床，要求用 EDTA 及柠檬酸钠抗凝各采一管抗凝血，强调要采血顺利，充分混匀，并立即送检。收到标本后立即检测，具体检测结果如下

（1）EDTA 抗凝管：PLT-F 模式血小板计数 51×10⁹/L，有"血小板直方图异常，血小板减少，聚集？"报警（图 3-21），人工计数，镜下仍见血小板聚集（图 3-22），同时涂片染色观察，见血小板呈大、中、小簇分布（图 3-23）。

（2）柠檬酸钠抗凝管：PLT-I 模式血小板计数 134×10⁹/L，无任何报警（血红蛋白较 EDTA 低，是由于抗凝剂比例不同）（图 3-24），计数板人工计数，镜下血小板散在分布，未见聚集（图 3-25），同时涂片染色观察，见血小板散在分布（图 3-26）。

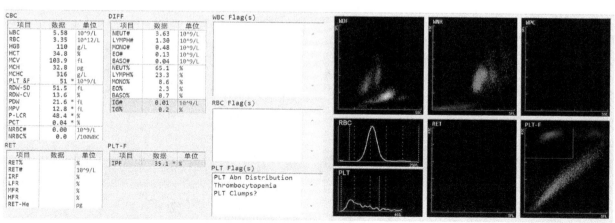

图 3-21 EDAT 抗凝血复查，有"血小板直方图异常，血小板减少，聚集？"报警

通过以上检测，考虑患者有"EDTA 依赖性血小板聚集"，于是最终结果报血小板 134×10⁹/L，并注明柠檬酸钠抗凝。并及时通知临床该患者可能有"EDTA 依赖性假性血小板减少症"，以后复查血常规用柠檬酸钠抗凝，并立即送检。

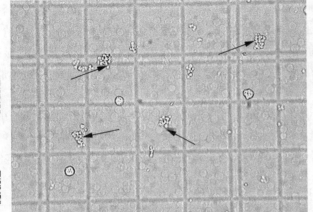

图 3-22 彩图

图 3-23 彩图

图 3-22 EDAT 抗凝血复查标本（血小板聚集）（×400）

箭头指向血小板

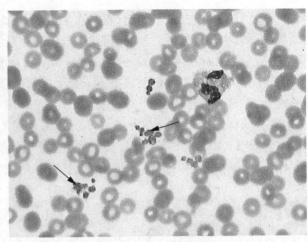

图 3-23 EDAT 抗凝血复查标本（×1 000）

箭头指向血小板

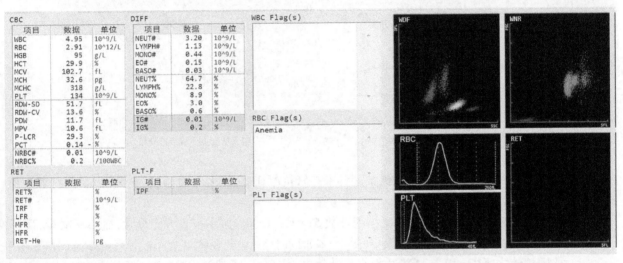

图 3-24 彩图

CBC			DIFF		
项目	数据	单位	项目	数据	单位
WBC	4.95	10^9/L	NEUT#	3.20	10^9/L
RBC	2.91	10^12/L	LYMPH#	1.13	10^9/L
HGB	95	g/L	MONO#	0.44	10^9/L
HCT	29.9	%	EO#	0.15	10^9/L
MCV	102.7	fL	BASO#	0.03	10^9/L
MCH	32.6	pg	NEUT%	64.7	%
MCHC	318	g/L	LYMPH%	22.8	%
PLT	134	10^9/L	MONO%	8.9	%
RDW-SD	51.7	fL	EO%	3.0	%
RDW-CV	13.6	%	BASO%	0.6	%
PDW	11.7	fL	IG#	0.01	10^9/L
MPV	10.6	fL	IG%	0.2	%
P-LCR	29.3	%			
PCT	0.14 -	%			
NRBC#	0.01	10^9/L			
NRBC%	0.2	/100WBC			

RET			PLT-F		
项目	数据	单位	项目	数据	单位
RET%		%	IPF		%
RET#		10^9/L			
IRF		%			
LFR		%			
MFR		%			
HFR		%			
RET-He		pg			

WBC Flag(s)

RBC Flag(s)

Anemia

PLT Flag(s)

图 3-24 柠檬酸钠抗凝管 PLT-I 模式

血小板计数 $134 \times 10^9/L$ 无报警

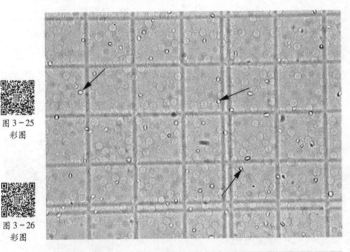

图 3-25 彩图

图 3-26 彩图

图 3-25 柠檬酸钠抗凝管血小板散在分布（×400）

箭头指向血小板

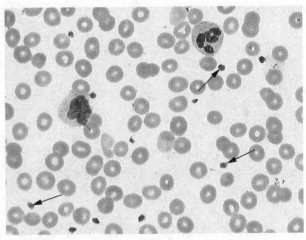

图 3-26 柠檬酸钠抗凝管血小板散在分布（×1 000）

箭头指向血小板

·案例小结·EDTA 依赖性假性血小板减少症（EDTA-dependentpseudothrombocytopenia，EDTA－PTCP）是由于 EDTA 诱导血小板凝集，导致血小板发生假性减少的现象。EDTA－PTCP 产生的机制主要有以下几种：① EDTA 盐作为抗凝剂诱导血小板自身抗体直接作用于血小板膜糖蛋白Ⅱb/Ⅲa 上，使血小板聚集、堆积或发生卫星现象；② 自身免疫性疾病；③ 其他疾病发生的伴随现象；④ 温度依赖性抗体。临床上常用的纠正方法有：① 改用柠檬酸钠或肝素抗凝静脉血，短时间内上机检测；② 采集毛细血管血，用预稀释法上机检测；③ 在 EDTA－K₂抗凝血内加入丁胺卡那霉素，可使部分患者有效解离聚集的血小板；④ 采集无抗凝剂标本迅速上机检测；⑤ 采集毛细血管血进行手工血小板计数。EDTA 依赖性假性血小板减少症临床发生率低，不容易被发现，极易漏诊、误诊，对患者造成不良影响甚至引起医疗纠纷及事故。在临床检测工作中，应充分认识，熟悉解决方案，根据不同情况采用合适的方法进行纠正，严格按照复检规则进行复检后方可发报告。

2. 白细胞散点图异常

·案例经过·患者，女，81 岁。因"乏力半月余，伴剑突下不适 3 天"就诊。查体：体形消瘦，浅表淋巴结未及明显肿大，胸骨后无压痛，剑突下轻压痛，腹软，双下肢无水肿。

·实验室检查·血常规结果为白细胞 $87.84×10^9/L$，红细胞 $2.16×10^{12}/L$，血红蛋白 64 g/L，血小板 $9×10^9/L$，有"原始/异常淋巴？异形淋巴？血小板减少，血小板聚集？"等报警，WDF 通道白细胞散点图明显异常，粒细胞、单核细胞、淋巴细胞三类细胞无法区分（图 3－27）。因触发"复检"规则，仪器 WPC 通道自动复检，有"原始细胞？血小板减少"等报警（图 3－28），WPC 通道白细胞散点图异常，在荧光强度（SFL）较低的区域里可见一群"红色"的原始细胞群体。WDF 及 WPC 异常及正常散点图的比较见图 3－29。因散点图明显异常并有原始细胞报警，于是外周血推片、染色，显微镜人工镜检可见大量原始细胞（图 3－30），于是按人工显微镜检验白细胞分类结果签发报告。临床经骨髓细胞形态、免疫学、遗传学及分子生物学检测诊断为急性髓细胞白血病。

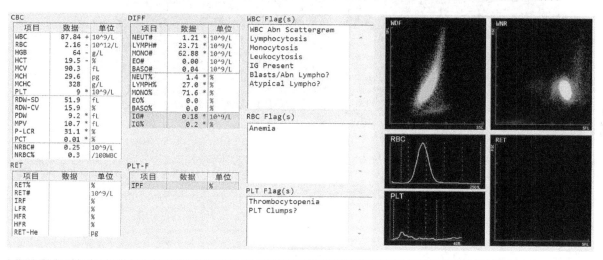

图 3-27
彩图

图 3－27　WDF 通道白细胞散点图明显异常，有"原始/异常淋巴？异形淋巴？"等报警

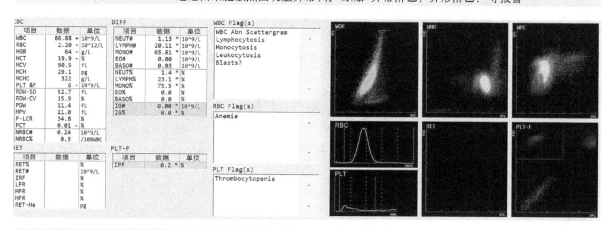

图 3-28
彩图

图 3－28　WPC 通道白细胞散点图异常，有"原始细胞？"等报警

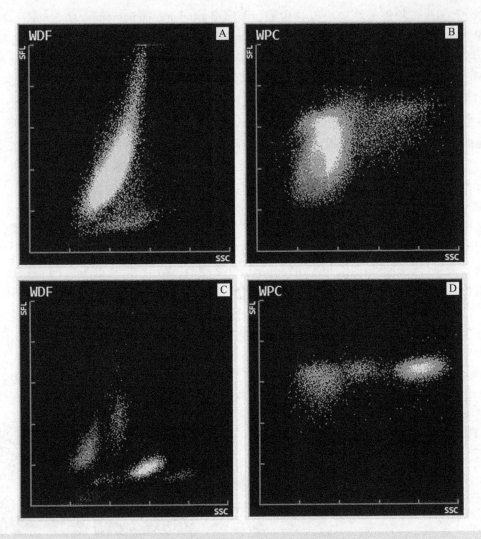

图3-29 正常及异常白细胞散点图的比较

A. 患者 WDF 散点图明显异常,粒细胞、单核细胞、淋巴细胞三类细胞无法区分,仪器分类结果不可信;B. 患者 WPC 散点图异常,在较低 SFL 区域里可见一"红色"的原始细胞群体;C. 正常 WDF 散点图,嗜酸性粒细胞、中性粒细胞、单核细胞、淋巴细胞分区明显,无异常细胞群体;D. 正常 WPC 散点图,可见三群细胞,高、低 SFL 区域无异常细胞群体

图 3-29
彩图

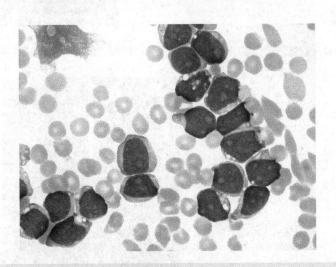

图 3-30
彩图

图3-30 外周血涂片(×1 000)

见大量原始细胞,部分可见奥氏小体

·案例分析·白细胞散点图及各种报警信息在全自动血细胞分析仪检测过程中有重要的价值及临床意义,其主要机制为采用半导体激光流式细胞术结合核酸荧光染色技术,当激光照射在经鞘流技术处理过的细胞上,产生的三种信号来鉴别细胞类别:FSC 信号反映细胞体积大小;SSC 信号反映胞质内可见颗粒和细胞核等内含物;SFL 强度信号则用于分析细胞内 DNA 和 RNA 的含量。正常情况下,正常细胞位于相应的区域,当出现异常细胞时,因其 FSC、SSC、SFL 异常,会出现异常群体,通过对细胞位置、中心、散点分布等的计算,区分不同的细胞类型,当报警值超过预设定阈值时,即产生提示异常的报警信息。

·案例小结·全自动血细胞分析仪,由于其操作简便、快速、检测结果准确可靠、报告参数多,极大地提高了血液分析的工作效率,临床血常规检测工作中,必须根据白细胞散点图信息及其他检测结果制订本实验室的"血细胞分析复检规则",并严格执行,这样才能在提高工作效率的同时保证检验质量。

(张　宏　戴晓莉)

第二篇

尿 液 检 验

第四章 尿液标本采集与处理

尿液是血液流经肾脏时,经肾小球滤过、肾小管和集合管重吸收与分泌,再流经输尿管,在膀胱内暂时储存,最终排出体外的含有大量代谢终产物的液体。尿液成分的变化反映了泌尿系统和其他组织器官的病变。尿液标本检验结果的准确性关系到疾病的诊断和治疗。检验前标本采集与处理是全面质量管理(total quality management,TQM)中第一个环节,是检验中质量保证的前提,具有重要地位。

一、尿液标本种类

(一)晨尿

晨尿(morning urine)分为首次晨尿和第2次晨尿。

1. **首次晨尿** 即清晨起床后、未进早餐和未做运动之前排出的第一次尿液,通常在膀胱里留存6~8 h。这种尿液标本较为浓缩,可用于肾脏浓缩能力评价。首次晨尿常偏酸性,其中细胞或管型等有形成分浓度较高而且形态比较完整。但夜尿在膀胱内停留时间过长,硝酸盐及葡萄糖易被分解,不利于检出,在酸性环境中易变的物质。在实际工作中,首次晨尿留取后至实验室检查往往超过了2 h,引起细菌生长,造成结果不准确,因而推荐采集第2次晨尿代替首次晨尿。

2. **第2次晨尿** 指首次晨尿后2~4 h的尿液标本,要求患者在前晚起到收集标本止,只饮水200 mL。这种尿液标本可以避免在室温下放置过久引起细菌生长和蛋白质分解,可以提高有形成分的检出率。

(二)随机尿

随机尿(random urine)是患者随时留取的尿液标本。这种标本不受时间限制、新鲜、易得,比较适合门诊、急诊患者尿液筛查。但此尿液标本仅反映某一时段的变化,且易受多种因素(如运动、饮食、用药、情绪、体位等)的影响,不能如实反映患者状态,可致尿检成分浓度降低或增高,造成与临床不相符的现象。

(三)计时尿

计时尿(timed urine)分为餐后尿、3 h尿、12 h尿、24 h尿。

1. **餐后尿** 通常收集午餐后至下午2时的尿液。进餐后,胃肠道的负荷加重,降低了尿糖、尿蛋白的肾糖阈,有利于检出病理性糖尿、蛋白尿。进餐后,肝分泌活动增强,促进胆色素的"肝肠循环",有利于肝脏疾病和溶血性疾病的临床诊断。加之餐后"碱潮"状态,有利于尿胆原的排出。

2. **3 h尿** 一般是收集上午6~9时的尿液,多用于检验尿液有形成分,如1 h尿排泄率检验等。

3. **12 h尿** 一般收集晚上8时至次日清晨8时12 h内的全部尿液。这种尿液有利于微量白蛋白、球蛋白排泄率的测定,现在临床使用较少。

4. **24 h尿** 收集24 h内全部尿液。在标本采集的当天,选取某个时间点,如上午8时,排尿一次,将膀胱排空,弃去这部分尿液,此后收集24 h内各次排出的尿液,最后一次排出的尿液也需要收集,如次日上午8时最后一次排出的全部尿液需要收集。尿液中某些成分24 h不同时间内的排泄浓度不同,如肌酐、总蛋白质、电解质等,为了较准确地定量分析这些成分,必须采集24 h尿液。收集24 h尿液可以提高病原体的检出率,如尿液结核杆菌检查等。收集24 h尿液,应准确测量尿量并记录,混匀后取适量标本(50 mL左右)送尿液化学检验,如检验尿液有形成分或病原体,则应留取尿液沉淀部分送检。

(四)特殊试验尿

1. **尿三杯试验** 患者一次连续排尿,分别留取前段、中段、末段尿液,分别装在3个容器中。此试验对泌尿系统出血部位的定位及生殖系统疾病的定位尚有一定的价值。

2. **尿红细胞形态检验** 患者不要大量饮水,留取第2次晨尿至少10 mL,及时送检。此试验主要用于判断血尿的来源,鉴别肾小球性和非肾小球性血尿。

(五)其他尿液标本

1. **中段尿(midstream urine)** 留尿前先清洗外阴,有条件者再用0.1%清洁液(如苯扎溴铵)等消毒尿道口,但不能用抗生素或肥皂水清洗,以免抑制细菌的生长。在不间断排尿过程中,弃去前、后时段的尿液,以无菌容器只接留中间时段的尿液。中段尿一般用于尿常规检验、尿液有形成分分析、尿液细菌培养。

2. 导管尿(catheterized urine) 由医护人员采用无菌技术,将导尿管插入膀胱后导尿,从导出的尿液中取一部分作为尿标本。导管导尿主要用于尿潴留或排尿困难时尿液标本的采集。

3. 耻骨上穿刺尿 由医护人员采用无菌技术,进行耻骨上穿刺,直接从膀胱中抽取尿液。一般用于尿液厌氧菌的培养。

4. 婴幼儿尿 由医护人员将尿液收集袋固定于外生殖器上,定时查看收集袋中的尿液(每隔 15 min),将收集袋中的标本倒入收集容器中送检。

二、尿液标本采集

(一)患者准备

(1)实验室应制订正确收集和处理尿液标本的指导手册,并向临床或患者告知,指导其正确留取标本和注意注意事项。

(2)患者应处于安静状态,按平常生活饮食。

(3)清洁采集部位,女性患者避免阴道分泌物或经血的污染,不能从尿布或便池内采集标本。

(4)细菌培养的标本应在使用抗生素前采集,推荐中段尿。

(5)导管尿、耻骨上穿刺尿或婴幼儿尿一般由医护人员采集,患者遵照医嘱进行准备。

(二)容器

(1)用于收集的容器应由不与尿成分发生反应的惰性一次性环保型材料制成,保证清洁无污染,无渗漏。

(2)容器的容积≥50 mL,收集 24 h 尿液标本的容器应 3 L 左右。

(3)容器的开口为圆形,直径≥4 cm。

(4)容器具有较宽的底部、易于开启且密封性良好的盖子。

(5)推荐使用一次性容器。

(6)收集微生物检验标本的容器应干燥、无菌。

(7)儿科患者采集尿液的收集袋应为清洁柔软的聚乙烯塑料袋。

(三)标签

标签应由放入冰箱后仍能粘牢的材料制成,标签应贴在容器上,不可贴在盖子上。标签内容应包括患者姓名、患者的唯一标识、收集尿液的日期和时间,如有防腐剂应注明名称。

(四)防腐剂

尿常规标本一般不加入防腐剂,但一些约定时间检验的标本,一般可加入化学防腐剂进行保存。临床常用的防腐剂与作用如下:

1. 甲醛 每 100 mL 尿液加入 0.5 mL 400 g/L 的甲醛。甲醛对尿液中细胞、管型等有形成分的形态结构有较好的固定作用,但具有还原性,不适用于尿糖等化学成分的检验。

2. 甲苯 每 100 mL 尿液加入 0.5 mL 甲苯,可在尿液标本表面形成一层薄膜,阻止尿液中化学成分与空气接触,常用于尿糖、尿蛋白等化学成分的定性或定量检验。

3. 麝香草酚 每 100 mL 尿液加入 0.1 g 麝香草酚,可抑制细菌生长,保存尿液有形成分,用于尿液显微镜检验、尿液浓缩结核杆菌检查及化学成分保存。

4. 盐酸 每升尿液加 10 mL 浓盐酸,用作定量测定尿 17-羟、17-酮、肾上腺素、儿茶酚胺、Ca^{2+} 等标本防腐。

5. 硼酸 每升尿液中加入 10 g 硼酸。在 24 h 内可抑制细菌生长,可有尿酸盐沉淀,用于蛋白质、尿酸、尿 5-羟吲哚乙酸、羟脯氨酸、皮质醇、雌激素、类固醇等的检验,不适用 pH 检验。

6. 碳酸钠 24 h 尿中加入约 4 g 碳酸钠,用于卟啉、尿胆原等的检查,不用于常规检验。

三、尿液标本处理

（一）尿液标本的转运

1. 转运人员　　应经过培训,且有制度约束,避免标本在转运过程中因主观因素导致检测结果不准确。

2. 转运工具　　必须将标本置于密闭的转运箱中直立运送,防止标本漏出或侧翻。有条件者可用低温转运箱。使用轨道传输或气压管道运送时务必防止尿液产生过多的泡沫,防止细胞溶解。

3. 转运时间　　尽量缩短转运时间,一般从标本采集到检测不超过 2 h。

（二）尿液标本的接收保存

1. 标本接收　　应仔细核对以下情况应当拒收标本：标本标识与检验申请不一致、标本类型错误、标本量不足、标本污染、防腐剂使用不当、容器破损、标本洒溢等。

2. 标本保存　　尿标本一般在采集后 2 h 内分析完毕,对于一些不能及时检验的标本应进行适当的处理和保存,降低对检测结果的影响。尿常规如在 2 h 内不能完成检测,可置于 2~8℃ 保存,但不能超过 6 h。计时尿标本和尿液化学成分不稳定时,可根据检测项目选用适当的防腐剂。微生物学检验的标本如不能及时检测,可置于 2~8℃ 保存,24 h 内仍可以进行培养。

（三）尿液标本检验后处理

（1）检验后的尿液按照生物危害物处理,必须加入 10 g/L 过氧乙酸或含氯石灰处理,再向下水道排放。或者医院设立专用容器,收集弃用尿液,统一集中消毒后,交由环境卫生部门处理。

（2）一次性尿杯或容器使用后置于医疗废弃物袋中,统一处理。

（3）非一次性标本容器使用后置于消毒液（如 0.5% 过氧乙酸、5% 甲酚皂液）浸泡 12~24 h 后再处理。

四、尿液标本质量控制

（一）生理状态

1. 情绪　　精神紧张和情绪激动可以影响神经-内分泌系统,使儿茶酚胺水平增高,严重时出现生理性蛋白尿。

2. 年龄　　不同年龄新陈代谢状态不同,检测指标存在明显差异。最好调查和设定不同年龄段参考区间,以消除年龄因素对结果的影响。例如,50 岁以上的人,肌酐清除率会随着肌肉量的减少而降低。

3. 性别　　尿液有形成分参考区间男女不一,如尿白细胞女性参考区间往往比男性高。

4. 月经　　月经周期影响红细胞检验。

5. 妊娠　　妊娠期间因人绒毛膜促性腺激素含量不断变化,在早期尿液中难以检出,之后开始增高。在妊娠后期,由于阴道微生物代谢的污染,白细胞酯酶定性假阳性。

（二）生活习惯

1. 饮食　　高蛋白、高核酸饮食会导致尿酸增多,多食香蕉、菠萝、番茄会增加尿 5-羟吲哚乙酸的排泄,餐后尿糖可能会增加。

2. 饥饿　　长期饥饿可以使酮体增加。

3. 运动　　运动过度会导致尿肌红蛋白增高。

4. 饮酒　　长期饮啤酒尿酸增多。

（三）药物干扰

青霉素类的药物可能会导致尿蛋白、葡萄糖假阴性。维生素 C 导致葡萄糖、胆红素、尿隐血、亚硝酸盐等假阴性。大剂量氯丙嗪会导致胆红素假阳性。吩噻嗪会导致尿胆原假阳性。左旋多巴、头孢类抗生素会导致酮体假阳性。呋喃妥因会导致白细胞酯酶定性假阳性。

（四）标本采集、运送与验收

1. 制订标本采集手册　　实验室需要制订标本采集说明,指导患者和临床进行标本采集,内容应包括患者准备、标本容器及必需的添加剂（如何种项目加入何种防腐剂）、尿量、留尿方式和要求、从样品采集到实验室接收样品期间所需的任何特殊处理（如运输要求、冷藏、保温、立即送检等）、运送时间和地点等。定期对临床标本采集人员进行培训。

2. 检验申请单填写 需要具备以下内容：申请检验的项目、患者的临床诊断、原始样品采集日期和时间。

3. 样本的唯一标识 样本采集后必须有唯一的标识,防止患者之间标本错调,最好采用条形码管理系统。

4. 标本转运 必须定期对标本转运人员进行培训,应具有标本转运过程的监控手段。

5. 标本的接收与拒收 建立严格的标本接收和不合格标本拒收制度。对不合格标本及时联系临床,建议其核实标本信息或重新采集标本。对于患者信息无误,但再次采集标本存在困难或标本难以获得时,可以与临床协商后让步检验,但必须在检验报告单上注明情况。

（虞培娟）

第五章 尿液理学检验

一、尿量

尿量(urine volume)一般指 24 h 内排出体外的尿液总量。尿量的多少主要取决于肾小球的滤过率、肾小管重吸收和分泌的能力,一般与摄入量成正比。此外,尿量还受内分泌功能、精神因素、活动量、环境温度、药物应用等多种因素的影响。

【原理】 用带刻度的容器测定 24 h 尿量。

【器材】 有刻度的洁净容器。

【操作步骤】

1. 直接法 将 24 h 排出的尿液全部留在一个容器中,用量筒或其他带刻度的容器直接测定。该方法准确性好,但是尿液需要加入防腐剂,否则容易变质。

2. 累计法 分别测量 24 h 内每次排出的尿液体积,然后计算其总量。该法测定次数多,误差较大,容易漏测,影响尿量测定的准确性。

【质量控制】 每次留取标本时必须排空膀胱,不能丢失尿液,气温太高时要注意防腐;测定时须精确至毫升。

【参考区间】

成年人:1 000~2 000 mL/24 h 或 1 mL/(h·kg);昼夜尿量比:(2~4):1。

儿童:按儿童每千克体重计排尿量,为成年人的 3~4 倍。

【临床意义】

1. 多尿(polyuria) 指 24 h 成人尿液总量超过 2 500 mL,儿童超过 3 000 mL。

(1)生理性多尿:多发生于肾功能正常时,由各种生理性或外源性因素导致。

1)饮水过多或食用含水分高的食物。

2)服用有利尿作用的食物,如浓茶、咖啡等。

3)使用某些药物,如含咖啡因的药物、噻嗪类药物及脱水剂等。

4)静脉输注液体过多,如输用生理盐水、糖盐水或其他液体等。

5)精神紧张等,可引起暂时性、精神性多尿。

(2)病理性多尿

1)肾脏疾病:肾小管破坏致肾浓缩功能逐渐减退可引起多尿。肾性多尿常具有昼夜尿量比例失常、夜尿量增多的特点,即昼夜间尿量比<2:1,见于慢性肾炎、慢性肾盂肾炎、慢性肾衰竭早期、肾小管酸中毒Ⅰ型、急性肾衰竭多尿期、失钾性肾病等。

2)内分泌疾病:如尿崩症,指抗利尿激素(ADH)严重分泌不足或缺乏(中枢性尿崩症),或肾脏对 ADH 不敏感或灵敏度降低(肾源性尿崩症),患者 24 h 尿量可多达 5~15 L,尿比重常为 1.005 以下,尿渗透压为 50~200 mmol/L。多尿还见于甲状腺功能亢进、原发性醛固酮增多症等。

3)代谢性疾病:如糖尿病引起的多尿,主要机制是渗透性利尿所致,患者尿比重、尿渗透压均增高。

2. 少尿(oliguria) 指 24 h 尿量少于 400 mL,或每小时尿量持续小于 17 mL(儿童<0.8 mL/kg)。生理性少尿多见于机体缺水或出汗过多,少尿可能在机体出现脱水的临床症状和体征之前。病理性少尿常见于:

(1)肾前性少尿:各种原因造成肾血流量不足,肾小球滤过率降低所致。例如,① 肾缺血:各种原因引起的休克、过敏、失血过多、心力衰竭、肾动脉栓塞、肿瘤压迫等。② 血液浓缩:严重腹泻、呕吐、大面积烧伤、高热等。③ 血容量降低:重症肝病、低蛋白血症引起全身水肿。④ 应激状态:严重创伤、感染(如败血症)等。

(2)肾性少尿:因肾实质的病变导致肾小球和肾小管功能损害。在排除肾前性和肾后性少尿后,可考虑肾性少尿。例如:① 急性肾小球肾炎、急性肾盂肾炎、慢性肾炎急性发作、急性间质性肾炎及急性肾小管坏死等。

此种尿具有高渗量的特性[比重>1.018,尿渗量>600 mOsm/(kg·H₂O)]。② 慢性疾病所致肾衰竭时,也可出现少尿,但特征为低比重、低尿渗量性少尿[比重<1.015,尿渗量 300~500 mOsm/(kg·H₂O)],如高血压性和糖尿病肾血管硬化、慢性肾小球肾炎、多囊肾等。③ 溶血产生的血红蛋白尿、肌红蛋白尿等。④ 肾移植急性排斥反应时,尿量可突然减少。

(3) 肾后性少尿:多由各种原因所致的尿路梗阻引起。见于:① 肾或输尿管结石、损伤、肿瘤、凝块或药物结晶(如磺胺类药)、尿路先天性畸形等,单侧或双侧性上尿路梗阻性疾病,引起尿液在肾盂中积聚,不能排出。② 膀胱功能障碍、前列腺增生、前列腺癌等引起下尿路梗阻,也可出现少尿。

3. 无尿(anuria) 指尿量<100 mL/24 h。导致无尿的因素未消除并继续恶化至排不出尿液称为尿闭。此外,肾受汞等毒性物质损害,可引起急性肾小管坏死,而突然引起无尿及尿闭。

二、尿色和尿透明度

尿色主要取决于尿色素、尿胆原、尿胆素及尿卟啉等,此外还受酸碱度和摄入食物或药物的影响。尿透明度主要取决于尿液中含混悬物质种类和数量的多少。尿色和尿透明度可反映机体生理或病理的代谢情况。

【原理】通过肉眼或仪器判断尿色和尿透明度。尿透明度可分为清晰透明、微浑浊(雾状)、浑浊(云雾状)、明显(过度)浑浊 4 个等级。

【器材】一次性尿杯。

【操作步骤】将尿液混匀加入洁净的尿杯中,肉眼在自然光下观察尿液外观,结果判断:① 根据尿色直接报告,如淡黄色、无色、红色、乳白色等;② 根据尿液有无浑浊及浑浊程度判断,用清晰透明、微浑浊、浑浊、明显浑浊描述,若有沉淀、凝块等需要报告。

【方法评价】尿色和尿透明度判断,受主观因素或尿液分析仪设计标准的影响。尿透明度还易受某些盐类结晶的影响,临床应用仅作参考。

【质量控制】

(1) 容器:需干燥、透明、清洁。

(2) 标本:应使用新鲜尿液。

(3) 浑浊尿鉴别:新鲜尿液可因含有少量上皮细胞、核蛋白、结晶等物质放置后会出现少量絮状沉淀。若加热加酸,浑浊消失则为生理性尿浑浊;若浑浊不消失则为病理性尿浑浊,需要进一步检验。

(4) 尿色:容易受食物及药物的影响,如食用大量胡萝卜或服用大黄、呋喃唑酮等会使尿液呈亮黄色或深黄色,但振荡后产生的泡沫无色,可与胆红素尿相鉴别。

【参考区间】淡黄色、清晰透明。

【临床意义】

1. 生理性变化

(1) 代谢产物:影响尿色的生理性代谢产物主要有尿色素、尿胆素、尿胆原及尿卟啉等,其中尿色素的含量影响最大。

(2) 饮水及尿量:大量饮水、尿量多则尿色淡;尿色深见于尿量少、饮水少或运动、出汗、水分丢失。

(3) 药物或食物的影响:如核黄素、呋喃唑酮、荧光素钠、吖啶黄、黄连素、牛黄等使尿液呈黄色或深黄色;番泻叶、山道年等使尿液呈橙色或橙黄色;酚红、芦荟、氨基匹林、磺胺药等使尿液呈红色或红褐色;靛青红、亚甲蓝使尿液呈蓝色;某些含有色素的水果如红心火龙果,使尿液呈粉红色。

(4) 盐类结晶及酸碱度:生理性尿浑浊的主要原因是含有较多的盐类。常见① 尿酸盐结晶:在浓缩的酸性尿遇冷时,析出淡红色结晶,加热可使结晶消失。② 磷酸盐或碳酸盐结晶:尿呈碱性或中性时,可析出灰白色结晶,加热后浑浊加重,加乙酸后变清,产生气泡的是碳酸盐结晶,无气泡的是磷酸盐结晶。

2. 病理性变化

(1) 血尿(hematuria):指尿液中含有一定量的红细胞,各种红色尿液的鉴别见表 5-1。

表 5-1　红色尿液的鉴别

	血　尿	血红蛋白尿	肌红蛋白尿	假 性 血 尿
颜色	淡红色(云雾状、洗肉水样或混有血凝块)	暗红色、棕红色、酱油色	粉红色或暗红色	红葡萄酒色、红色
离心后上清液颜色	清或微红	红色	红色	红色
上清液隐血试验	弱阳性或阴性	阳性	阳性	阴性
沉渣显微镜检验	大量红细胞	无红细胞	无红细胞	无红细胞
尿蛋白定性试验	弱阳性或阴性	阳性	阳性	阴性
常见原因	泌尿生殖系统出血	血管内溶血	肌肉组织损伤	卟啉、药物、食物

　　1)肉眼血尿:1 000 mL 尿液中含血液≥1 mL,尿液的外观可呈不同程度的红色。排除污染外,肉眼血尿主要见于泌尿生殖系统疾病,如肾或尿路结石、结核、肿瘤、各型肾小球肾炎、肾盂肾炎、多囊肾、肾下垂、肾血管畸形或病变,以及生殖系统炎症、肿瘤、出血(如前列腺炎肿瘤、输卵管炎、宫颈癌等)。

　　尿三杯试验,若血尿以第一杯为主,则多为尿道出血;若以第三杯为主,则多为膀胱或后尿道出血;若三杯均有血尿,则多见于肾脏或输尿管出血。

　　2)全身性疾病:① 血液病,如白血病、再生障碍性贫血、血小板减少性紫癜、血友病等;② 感染性疾病,如感染性心内膜炎、败血症、肾病综合征、出血热、高热、重症感冒;③ 结缔组织疾病,如系统性红斑狼疮、血管炎等;④ 心血管疾病,如高血压肾病、肾动脉硬化病、心力衰竭等;⑤ 内分泌代谢疾病,如痛风、糖尿病等。

　　3)泌尿系统邻近器官疾病:如急性阑尾炎、急性或慢性盆腔炎、异位妊娠、结肠或直肠憩室炎症、恶性肿瘤,但血尿程度多较轻。

　　4)药物毒副作用:如磺胺类、水杨酸类、抗凝血类、环磷酰胺等药物的毒副作用。

　　(2)血红蛋白尿(hemoglobinuria):指尿游离血红蛋白超过 1.3 g/L 时,引起尿隐血试验阳性者。健康人血浆中血红蛋白含量很低(<50 mg/L),且通过与结合珠蛋白结合后,形成大分子化合物,不能从肾小球滤过。当血管内发生大量溶血时,由于红细胞被大量破坏,大量血红蛋白释放入血浆中,超过了结合珠蛋白所能结合的能力,可经肾小球滤过,若其含量超过了肾小管重吸收能力时,便形成血红蛋白尿。血红蛋白尿多见于血型不合的输血反应、阵发性睡眠性血红蛋白尿、葡萄糖-6-磷酸脱氢酶缺乏症、溶血性疾病等。

　　(3)肌红蛋白尿(myoglobinuria):肌红蛋白在健康人尿中含量甚微,故不能从尿液中检出。当机体心肌或骨骼肌组织发生严重损伤时,肌红蛋白尿检验呈阳性。

　　1)病因:① 创伤,如挤压综合征、电击伤、烧伤、手术创伤造成肌肉严重损伤。② 肌肉疾病,如原发性皮肌炎、多发性肌炎等。③ 心肌梗死,引起心肌组织广泛坏死,尿肌红蛋白测定可能对心肌梗死的早期诊断有一定参考价值。④ 代谢性疾病,如恶性高热、肌糖原贮积症。⑤ 缺血性肌损伤,如剧烈运动后或长途行军后、惊厥性疾病发作等。

　　2)与血红蛋白尿区别:由于肌肉损伤也常伴有红细胞破坏,故肌红蛋白尿常伴有血红蛋白尿。所以,应注意肌红蛋白尿与血红蛋白尿的区别:① 肌红蛋白尿呈粉红色、暗褐色;② 肌红蛋白能溶于 80% 饱和度的硫酸铵溶液中,而血红蛋白则不溶。

　　(4)胆红素尿(bilirubinuria):外观呈深黄色,振荡后产生的泡沫亦呈黄色。此点可与正常尿或药物性深黄色尿鉴别,后者尿振荡后产生的泡沫呈乳白色。胆红素尿不宜在空气中久置。胆红素尿,可见于阻塞性黄疸或肝细胞性黄疸。

　　(5)乳糜尿(chyluria):指乳糜液或淋巴液进入尿中,尿呈乳白色浑浊。乳糜尿产生的机制:① 泌尿系淋巴管破裂,多因淋巴循环受阻,从肠道吸收的乳糜液,逆流入泌尿系统淋巴管,致使淋巴管内压力不断增高而破裂,淋巴液进入尿中所致;② 深部淋巴管阻塞,乳糜液不能流入乳糜池,而逆流到泌尿系统淋巴管所致。乳糜尿多由丝虫病所致,少数病因为腹膜结核、肿瘤、胸腹部创伤或手术、先天性淋巴管畸形及肾病综合征等。

　　(6)脓尿与菌尿:脓尿常含有脓丝状悬浮物,放置后可有云絮状沉淀;菌尿为尿内含大量的细菌,多呈云雾状,静置后也不下沉。

1）常见病因：脓尿、菌尿均见于肾盂肾炎、膀胱炎、前列腺炎、精囊炎、尿道炎等。

2）鉴别试验：① 显微镜检验,脓尿时可见大量白细胞及成堆的脓细胞；菌尿则是以细菌为主。② 蛋白定性,脓尿、菌尿均为阳性,且不论加热或加酸,其浑浊度均不消失,浑浊尿的鉴别见表5-2。

表5-2 浑浊尿的鉴别

	乳 糜 尿	脓 尿	菌 尿	结 晶 尿
外观	乳白色浑浊	白色或黄白色浑浊	白色云雾状	黄白色、灰白色或淡粉红色
离心后上清液	乳白色	清晰	清晰	清晰
沉渣显微镜检验	可见淋巴细胞	大量白细胞	大量细菌	结晶
乙醚萃取	可见脂肪滴	阴性	阴性	阴性

（7）结晶尿：鉴别见表5-3。常见类型：① 磷酸盐结晶和碳酸盐结晶,使尿液呈淡灰色、白色浑浊；② 尿酸盐结晶析出后尿液呈淡粉红色浑浊或沉淀。

表5-3 几种常见结晶尿的鉴别

	尿酸盐结晶	草酸盐结晶	碳酸盐结晶	磷酸盐结晶
外观	淡粉红色浑浊或沉淀或黄色	白色浑浊	灰色、白色浑浊	灰色、白色浑浊
尿液酸碱性	酸性	碱性	碱性	碱性
加热	浑浊消失	浑浊不消失	浑浊不消失	浑浊不消失
加碱	浑浊消失	浑浊不消失	浑浊不消失	浑浊不消失
加酸	浑浊不消失	浑浊消失	浑浊消失,产生气泡	浑浊消失

三、尿比重

尿比重(specific gravity, SG)指尿液在4℃时与同体积纯水重量之比,又称为尿比密,反映尿液中所含溶质的指标。尿液中可溶性的固体物质主要是尿素、肌酐和氯化钠。尿素、肌酐是蛋白质代谢产物,氯化钠反映尿液中的含盐量。生理情况下,尿比重与排出的水分、盐类和有机物含量有关,在病理情况下,还受尿蛋白、尿糖及细胞等病理成分的影响。

【原理】尿比重计是一种液体比重计,可测定除规定温度下的尿比重。尿比重与所含溶质成正比,溶质越多,比重越大,浮力越大,浸入尿液中的比重计部分越小,读数则越大,相反则越小。

【器材】尿比重计1套、100 mL 洁净容器、滴管、胶吸头、一次性尿杯、吸水纸、镊子、100℃水银温度计等。

【操作步骤】

1. 加尿液　将新鲜尿液(>50 mL)混匀后沿筒壁缓缓倒入,再将比重筒垂直放在水平工作台上。

2. 放置浮标　将尿比重计浮标轻放入比重筒并加以捻转,使其垂直悬浮于尿液中。

3. 读数　等尿比重计悬浮稳定后读取与尿液凹液面相切的刻度。

4. 校正　测定尿液温度,经校正后报告尿比重。

【方法评价】

1. 化学试带法　简便快速,不受高浓度的葡萄糖、蛋白质或放射性造影剂的影响,但精密度和准确度差,只用作过筛试验。

2. 尿比重计法　操作烦琐,现已少用。

3. 折射计法　具有易于标准化、标本用量少(1滴尿)等优点。折射计法被美国 CLSI 和 CCCLS 建议作为参考方法。

【参考区间】

成人随机尿：1.003～1.030；晨尿：>1.020。

新生儿:1.002~1.004。

【质量控制】

1. 标本新鲜　　防止尿素分解导致比重下降;若温度低导致盐类结晶沉淀,可先于 37℃ 水浴使其溶解,等尿液温度降至比重计所标定的温度时再测定;尿液过少时应重新留取。

2. 器材　　尿比重计需要通过校正后才能使用,且每次使用后需要清洗。

3. 操作　　尿液面应消除泡沫;尿比重计浮标要垂直悬浮于尿液中。

4. 结果校正　　尿蛋白每增高 10 g/L,结果需要减去 0.003;尿葡萄糖每增高 10 g/L,结果需要减去 0.004;尿液温度与尿比重计上所标定温度不一致,每高 3℃,结果加上 0.001,每低 3℃,结果减去 0.001。

【临床意义】 尿比重测定是临床上估计肾脏浓缩稀释功能常用的指标。

1. 高比重尿　　见于:① 急性肾小球肾炎、急性肾衰竭少尿期。② 肾前性少尿疾病,如肝病、心功能不全、周围循环衰竭、高热、脱水及糖尿病、蛋白尿、使用放射性造影剂等。

2. 低比重尿　　指尿比重常<1.015 时,又称低张尿。尿比重固定在 1.010±0.003(与肾小球滤过液比重接近)者,称为等渗尿或等张尿,提示肾脏稀释浓缩功能严重损害。主要见于:① 急性肾小管坏死,如急性肾衰竭多尿期、慢性肾衰竭、肾小管间质疾病等;② 尿崩症,常见低比重尿(尿比重<1.003),尿比重测定有助于多尿时糖尿病与尿崩症的鉴别。

四、尿渗量

尿渗量是反映溶解在尿液中具有渗透活性的溶质颗粒(分子或离子等)数量的一种指标,是表示肾脏排泄到尿中所有溶质颗粒的总数量。尿渗量主要与尿液中溶质颗粒数量有关,而与颗粒大小、电荷关系不大。尿渗量能较好地反映肾脏对溶质和水的相对排出速度,更确切地反映肾脏浓缩和稀释功能,因此是评价肾脏浓缩功能较好的指标,一般采用冰点渗透压的方法进行尿渗量的测定。

【原理】 冰点指溶液固相和液相处于平衡状态时的温度,纯水的冰点为 0℃,1 渗量的溶液可使 1 kg 水的冰点下降 1.858℃。冰点下降法是利用溶液中有渗透活性粒子的数量越高,能使液体冰点下降的幅度越大的特性,根据尿液冰点下降的程度而测定尿渗量。

【器材】 离心机、冰点渗透压计、一次性尿杯等。

【操作步骤】

1. 仪器准备　　将冰点渗透压计与标本冷却室的循环水接通,注入不冻液,调试并保持不冻液温度为 -8~-7℃,测试过程中保持搅动探针摆幅为 1.0~1.5 cm。

2. 仪器校准　　用上述标准品校正仪器使读数为 400 mOsm/(kg·H$_2$O)。

3. 新鲜尿液　　标本预温,使盐类物质完全溶解,离心尿液,除去不溶性颗粒。

4. 标本测定　　上机进行尿液标本渗量测定。

5. 结果报告　　冰点渗透压计显示读数并报告。

【方法评价】 尿渗量和尿比重测定比较:两者都能反映尿液中溶质的含量。虽然尿比重测定比尿渗量测定操作简便、成本低,但尿比重测定易受溶质性质的影响;尿渗量主要与溶质的颗粒数量有关,在评价肾脏浓缩和稀释功能上,更优于尿比重。

【质量控制】

1. 标本　　应新鲜且不能添加防腐剂。

2. 冰点渗透压计　　必须校正后再使用。

3. 尿量　　加入测定杯时要准确,以免发生早冻或不冻,影响测定结果。

【参考区间】 尿渗量:600~1 000 mOsm/(kg·H$_2$O)(相当于尿比重 1.015~1.025);尿渗量/血浆渗量:(3.0~4.7)/1。

【临床意义】 尿渗量降低见于肾小球肾炎伴有肾小管和肾间质病变。尿渗量显著降低见于慢性肾盂肾炎、多囊肾等,慢性间质性肾病患者尿渗量/血浆渗量可明显降低。

五、气味

1. **正常尿** 新鲜尿液具有微弱芳香气味,如尿液标本置放时间过久或冷藏时间过长,尿素分解,可出现氨臭味。食用葱、蒜、咖喱、韭菜,饮酒过多或服用某些药物者尿液可有特殊异味。

2. **病理性尿** 新鲜排出的尿液即有氨臭味,见于慢性膀胱炎、慢性尿潴留等患者;烂苹果味见于糖尿病酮症酸中毒患者;腐臭味见于尿路感染或晚期膀胱癌患者;大蒜臭味见于有机磷中毒者;"鼠尿"样臭味见于苯丙酮尿症患者。

(虞培娟)

第六章 尿液有形成分显微镜检验

尿液有形成分指尿液排出体外能在光学显微镜下观察到的有形物。这些成分可来自肾脏或尿道脱落的细胞，有尿液析出的结晶，也有肾脏或其他脏器发生病理改变而形成的管型，还有泌尿系统感染的微生物、寄生虫等。尿液有形成分检验是尿常规中重要组成部分，不但可以弥补尿理学、化学检验不足造成的漏诊，而且对泌尿系统等系统的疾病具有重要的诊断和鉴别诊断价值，称之为肾脏的"体外活检"。尿液有形成分显微镜检验除了传统一般光学显微镜检验法外，还有特殊显微镜的检验，主要有：① 相差显微镜法，是利用光的衍射和干涉现象，以光照射标本，产生明暗不同的反差进行识别，有助于辨别透明管型、不典型红细胞、新鲜尿中血小板；② 偏振光显微镜法，是利用光的偏振特性对具有双折射性的物体进行鉴别，如可显示盐类结晶的精细结构；③ 透射电镜法，利用电子束作为"照明波源"可明显提高分辨率，将尿沉渣标本切成超薄片在电子显微镜下观察，可准确分辨出细菌管型、白色念珠菌管型、血小板管型、粗颗粒管型和细颗粒管型等。

一、显微镜检验方法

尿液有形成分显微镜检验分为法分为未染色非定量显微镜检验法、未染色定量显微镜检验法及染色检查法。

1. 未染色非定量显微镜检验法

【原理】

（1）直接涂片法：将尿液混匀后直接取一滴涂片，分别在低倍镜、高倍镜下观察并计数各类有形成分的数量。

（2）离心显微镜检验法：又名尿沉渣显微镜检验，将尿液离心后，取沉渣涂片后进行显微镜检验，分别在低倍镜、高倍镜下观察并计数各类有形成分的数量。

【器材】

（1）尿液离心管：由塑料或玻璃制成；清洁透明，带刻度（精确到 0.1 mL）；容积大于 12 mL，小于 15 mL；试管底部呈锥形，便于浓缩沉渣；试管带盖，防止液体洒溢或形成气溶胶；建议使用一次性离心管。

（2）离心机：水平式有盖离心机，离心时的相对离心力应稳定在 400g。

（3）其他：显微镜、载玻片上、盖玻片、一次性移液管等。

【操作步骤】

（1）直接涂片法：将尿液充分混匀，取其中 1 滴尿直接涂片，加盖玻片后显微镜检验，报告方式同离心显微镜检验法，注明"未离心"。

（2）离心显微镜检验法

1）准确取尿液 10 mL，如标本量<10 mL 时，应在结果报告单中注明。

2）在相对离心力 400g 条件下离心 5 min。离心后，一次性倾倒或吸弃上清尿液，留取离心管底部液体 0.2 mL。

3）充分混匀尿沉渣液，取 20 μL，滴在载玻片上，加盖玻片后显微镜检验。

4）观察及结果报告：① 先用低倍镜（10×10 倍）观察全片细胞、管型、结晶等有形成的分布情况，再用高倍镜（40×10 倍）确认。② 管型，以低倍镜计数至少 20 个视野所见的最低至最高数值的范围报告。③ 细胞，以高倍镜观察至少 10 个视野所见的最低至最高数值的范围报告。④ 尿结晶等以每高倍镜视野所见数换算为半定量的"－、±、1+、2+、3+"等级报告（表 6－1）。

【方法评价】尿液有形成分未染色非定量显微镜检验方法的优缺点见表 6－2。

【参考区间】未染色尿液有形成分参考区间见表 6－3。

表 6-1 尿液结晶、细菌、真菌、寄生虫卵等的报告方式

成 分	报 告 等 级				
	−	±	1+	2+	3+
结晶	0	/	1~4/HP	5~9/HP	>10/HP
原虫、寄生虫卵	0	/	1/全片~4/HP	5~9/HP	>10/HP
细菌、真菌	0	整个视野散在可见	各视野均可见	量多、呈团状聚集	无数
盐类	无	罕见	少量	中等量	多量

表 6-2 尿液有形成分未染色非定量显微镜检验方法的优缺点

方 法	优 点	缺 点
未染色非定量直接涂片显微镜检验法	适用于尿液外观明显浑浊、尿液有形液标本检测;简便、快捷、标本用量少、成本低	难以标准化和准确定量,不推荐作为常规检验方法
未染色非定量尿液有形成分涂片显微镜检验法	适用于外观清晰、有形成分较少的尿液标本;离心使有形成分得以浓缩,提高了阳性率;是国内普遍采用的尿沉渣检验方法	离心可造成有形成分的破坏或丢失;难以标准化和准确定量
标准化尿液有形成分定量分析板计数法	可定量计数,重复性好,为推荐方法	成本较高,费时

表 6-3 未染色尿液有形成分参考区间

方 法	红细胞	白细胞	透明管型	上皮细胞	结 晶	细菌和真菌
直接涂片法	0/HP 至偶见	0~3/HP	0/LP 至偶见	少见	少见	—
离心显微镜检验法	0~3/HP	0~5/HP	0/LP 至偶见	少见	少见	—
标准化尿液有形成分定量分析板计数法	男 0~5/μL 女 0~24/μL	男 0~12/μL 女 0~26/μL	0~1/μL	少见	少见	—

注:HP 表示高倍视野,LP 表示低倍视野。

2. 未染色定量显微镜检验法 尿液有形成分未染色定量显微镜检验法主要采用标准定量计数板,将尿液或离心后的沉渣混匀后充池尿液有形成分于标准定量计数板内,显微镜观察,计数一定范围内的细胞、管型等的数量,然后换算成 1/μL 尿液中该成分的含量。下面介绍几种常见的标准定量计数板。

(1) FAST-READ102 计数板:一种专门用于尿液有形成分定量计数的计数板(图 6-1),使用较为普遍。大小与显微镜载玻片相同,每块计数板有 10 个计数池,可一次检测 10 个样本。每个计数池一侧有一个竖条长方形计数区,被分为 10 个中方格,每个中方格的面积为 1 mm²,深度为 0.1 mm,因此每个中方格的容积为 0.1 μL,一个计数区的容积(0.1 μL×10 个中方格)为 1 μL,计数所得的有形成分数量即为每微升细胞或管型数。

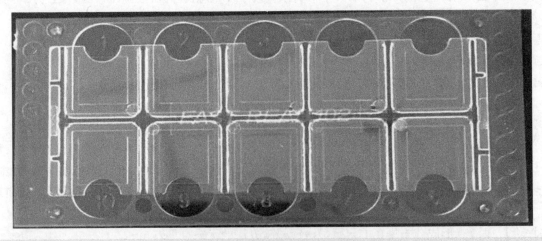

图 6-1 FAST-READ102 计数板

（2）改良牛鲍血细胞计数板：计数上下两个计数池 10 个大方格所得的有形成分数量即为每微升细胞或管型数。

（3）菲斯-罗森塔计数板（Fuchs - Rosenthal 计数板）：用于血细胞计数的专业计数板，分为 2 个计数池，每个计数池平均分为 16 个边长为 1 mm 的中方格（图 6 - 2），面积 16 mm²，深度为 0.2 mm，总容量为 3.2 mm³，每个中方格面积为 1 mm²，容积为 0.2 mm³，每个中方格又划分为 16 个小方格。此计数板对含有少量细胞，特别是有管型的尿液有形成分及其他体液细胞的计数，明显提高了计数的准确性和精密度。2003 年，国际实验血液学学会（International Society for Laboratory Hematology, ISLH）提出将菲斯-罗森塔计数板法计数尿中颗粒作为参考方法。

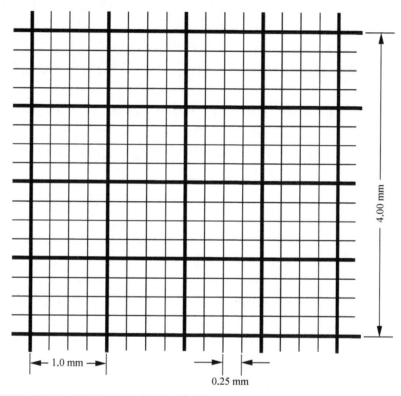

图 6 - 2　菲斯-罗森塔计数板

3. 染色检查法　应用普通光学显微镜进行尿液有形成分检验是目前最常用的检验方法，尿液有形成分多采用湿片直接涂片检查法，因此会有一些有形成分因多种因素而造成遗漏或难于辨认。因此，应用一些特殊的染色技术来突出或显示有形成分细微结构，更加易于辨认和防止漏检。

（1）施特恩海姆-马尔宾（Sternheimer - Malbin，SM）染色法

【原理】　染液的主要染料有结晶紫和沙黄，两者均为碱性染料，此方法为常用的染色方法，能辨别管型尤其是透明管型及各种形态的红细胞、上皮细胞，并能区别存活及死亡的中性粒细胞和检出闪光细胞。

【操作步骤】

1）尿液按照标准操作程序离心取沉渣。

2）取染液 50 μL，加入尿沉渣中，染色 3 min。

3）混匀后的沉淀物取 1 滴涂片，显微镜检验。也可将沉淀物充入尿液有形成分定量计数板，进行定量计数。

4）染色效果：红细胞淡紫色，中性粒细胞核橙红色，胞质内可见颗粒。闪光细胞淡蓝色或几乎无色，胞质内可见布朗运动颗粒。上皮细胞核紫色，胞质淡染。透明管型粉红色或淡紫色，颗粒管型紫蓝色，细胞管型深紫色。

（2）施特恩海姆（Sternheimer）染色法：染液的主要染料有阿利新蓝和派若宁 B，染色原理类似 SM 染色法。红细胞染成红色或无色，中性粒细胞染成深蓝、淡蓝或无色，鳞状上皮细胞染成淡粉红色或紫红色，移行上皮和肾小管上皮染成紫红色，颗粒管型染成粉红或深紫色，细胞管型染成淡蓝或深蓝色。

（3）瑞特、吉姆萨、瑞特-吉姆萨染色法：染色原理同血片染色。红细胞和白细胞染色特点基本等同于血片染色。上皮细胞核染红紫色-深紫色，核仁染成与胞质类似但略深的颜色，胞质染成灰蓝、蓝紫色。蜡样管型和颗粒管型染成淡紫色、深紫色，细胞管型可看清管型内的红、白细胞种类。可发现血小板管型，管型中血小板为紫红色颗粒状。

（4）巴氏染色法：苏木精在不同的染色环境下与细胞核结合程度不一样而呈现不同的颜色。红细胞染成鲜红色。白细胞胞质染成淡蓝、绿色，核染成深蓝黑色。上皮细胞核染成深蓝、深紫色，核仁染成红色，胞质受色因细胞的类型和分化程度不同，可染成橘黄色、粉红色或蓝绿色。透明管型染成淡蓝色或偶尔呈橙黄色。颗粒管型可染成蓝色、灰色，基质中含有细或粗大的折光性颗粒；肾小管上皮细胞管型的管型基质染成蓝色、灰色或橙色，透明或呈颗粒状，其间充满肾小管上皮细胞；蜡样管型染成均匀一致的橘黄色或蓝色，并含有明亮的折射物，边缘有裂缝及切口状缺陷。脂肪管型染成蓝色、橙色、灰色或棕色，管型中大的空泡为不被染色的脂肪滴；红细胞管型基质染成蓝色，含有染成暗红色或橙红色的红细胞；白细胞管型基质染成淡蓝色、灰色或橙色，内含白细胞。

（5）其他特殊染色：尿沉渣结合细胞化学染色、荧光抗体染色和酶免疫化学染色法，可清晰地辨别各种细胞、管型的形态结构；根据粒细胞含过氧化物酶的特点，细胞过氧化物酶染色可鉴别不典型的红细胞与白细胞，并可区别中性粒细胞管型及肾上皮细胞管型；酸性磷酸酶染色可区分透明管型与颗粒管型；阿利新蓝、中性红等混合染色可辨别白细胞种类和细胞存活情况，可区分正常红细胞、小红细胞、影红细胞及上皮细胞、管型种类。

二、尿液细胞

尿液有形成分中的细胞主要包括红细胞、白细胞、吞噬细胞和各种上皮细胞等。

（一）红细胞

新鲜尿液中的红细胞形态与泌尿系统的疾病有一定的关系，对肾小球性血尿或非肾小球性血尿的鉴别诊断有很重要的意义。尿液中的红细胞形态与尿的 pH、相对密度、渗透压、标本存放时间等有密切关系，不同形态的红细胞见图 6-3。

1. 正常红细胞　　尿中未染色的红细胞形状为双凹圆盘状，浅黄色，直径 7~8 μm（图 6-3A）。高渗尿中的红细胞可因脱水因素的影响，皱缩成颜色较深的星芒状（草莓样）球体，直径可缩小到 6~7 μm；在低渗尿中红细胞可因吸收水分而胀大，颜色变浅，甚至血红蛋白从红细胞中脱出，形成大小不等的面包圈样空心圆环；若中心淡染区继续扩大，仅存留红细胞膜及少许血红蛋白，在普通光镜下仅见红细胞轮廓，此类红细胞称为红细胞淡影或影红细胞（ghost RBC）。在酸性尿中，红细胞形态可保持正常；在碱性尿中，红细胞边缘可出现不规则样，膜内侧可出现颗粒状，或因出现溶血而呈脱血红蛋白样。

2. 异型红细胞　　尿中出现异常形态红细胞的机制可能与肾小球基底膜的作用有关。肾小球毛细血管中的红细胞通过病变的肾小球基底膜的狭窄裂隙处渗出，受到挤压和损伤后进入肾小管和集合管内，并反复受到微环境中尿液渗透浓度和 pH 的影响，致使红细胞出现明显的改变，形成大小不一、形态不一、血红蛋白含量不一的异型红细胞，被排出体外。红细胞膜出现棘状突起或生芽样改变、红细胞内所含的血红蛋白呈不规则样缺损或溢出，从而导致红细胞出现多种异常形态变化，是肾小球病变的典型表现。异型红细胞大致有以下几类。

（1）大小改变：患者血液中 MCV（直径）的大小，直接决定着尿中红细胞形态的大小。

1）大红细胞：直径 ≥8 μm，形态与正常红细胞无显著不同。

2）小红细胞：直径 ≤7 μm，形态与正常红细胞无显著不同。

（2）外形轮廓改变：① 棘形，细胞质内向外侧伸出一个或多个芽孢样突起（图 6-3B）。② 锯齿形（或车轮状），红细胞外周表面出现大小高低基本一致的突起状态，均匀分布。③ 皱缩形（桑葚状、星芒状），红细胞因脱水而成的颜色较深的皱缩状球体，直径变小，厚度增加，高渗尿中常见。

（3）血红蛋白含量改变：患者血液红细胞内血红蛋白含量多少与尿中排出的红细胞内血红蛋白含量有一定关系，但疾病状态下尿中红细胞血红蛋白含量的改变更具临床意义。① 环形红细胞（面包圈样）：因细胞内血红蛋白丢失或胞质凝聚，形成面包圈样空心圆环。② 古币样红细胞：因血红蛋白丢失，形成四方形或三角形的中空状态,形似古钱币。③ 颗粒形红细胞:胞质内有颗粒状的间断沉积,血红蛋白丢失。④ 影红细胞:红细胞膜极薄,血红蛋白流失,红细胞呈淡影状态,即将破坏消失。

（4）破碎状态:包括自然破碎或机械性破碎,可形成各种形状的红细胞碎片。主要有以下几种类型:① 新月形红细胞,半月状或半圆形。② 三角形红细胞,形似各种大小不等的三角形。③ 星形红细胞,多边多角小星形。④ 其他不规则形红细胞碎片。

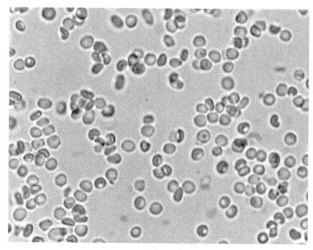
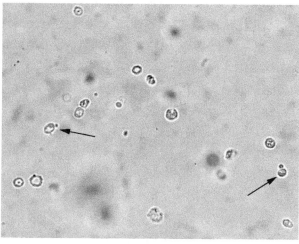

A. 正常红细胞　　　　　　　　　　　　　　　B. 棘形红细胞

图 6 - 3 彩图

图 6 - 3　正常红细胞与棘形红细胞

3. 血尿类型

（1）均一性红细胞血尿(非肾小球源性血尿):红细胞外形及大小多正常,形态较一致。整个尿标本中红细胞形态不超过 2 种。

（2）非均一性红细胞血尿(肾小球源性血尿):红细胞大小不一,体积可相差 3~4 倍,尿中可见 2 种以上形态红细胞,如大红细胞、小红细胞、棘形红细胞等。

（3）混合性血尿:指尿中含有均一性和非均一性两类红细胞。

关于区分肾小球源性血尿或非肾小球源性血尿,仍无统一的标准。多数认为,肾小球源性血尿,异型红细胞≥80%,且大部分为 2 种以上改变,常伴有蛋白尿及管型。非肾小球源性血尿,异型红细胞≤50%,大部分红细胞为正常红细胞(或均一性红细胞),尿蛋白增多不明显,管型少见。

近来,区分肾小球源性或非肾小球源性血尿的方法还有:① 棘形红细胞百分率法,即红细胞具有 1 个或多个胞质突起的炸面圈样细胞≥5%为肾小球源性血尿标准。② 红细胞容积曲线法,肾小球源性红细胞体积呈不对称曲线,尿 MCV 小于静脉血 MCV;非肾小球源性血尿,红细胞容积曲线呈对称曲线,尿红细胞的 MCV 大于静脉血红细胞的 MCV。③ 流式细胞术:测定抗血红蛋白抗体或抗尿调节素(塔-霍二氏蛋白,Tamm - Horsfall protein)抗体染色的红细胞,以鉴别血尿来源。

4. 临床意义　鉴别红细胞形态有助于判断血尿是肾小球源性血尿还是非肾小球源性血尿。

（1）肾小球源性血尿:见于急性或慢性肾小球肾炎、肾盂肾炎、红斑狼疮性肾炎、肾病综合征。肾小球源性血尿时,多伴尿蛋白明显增多,而红细胞增多不明显,还常伴有管型,如颗粒管型、红细胞管型、肾小管上皮细胞管型等。

（2）非肾小球源性血尿:见于① 暂时性镜下血尿,如健康人,特别是青少年在剧烈运动、急行军、冷水浴、久站或重体力劳动后。女性患者,还应注意是否有月经血污染尿,应通过动态观察加以区别。② 泌尿系统疾病,如泌尿系统各部位的炎症、肿瘤、结核、结石、创伤、肾移植排异反应、先天性畸形等均可引起不同程度的血尿。③ 其他,见于各种原因引起的出血性疾病,如特发性血小板减少性紫癜、血友病、弥散性血管内凝血、高血压、动脉硬化、高热等;泌尿系统附近器官的疾病如前列腺炎、精囊炎、盆腔炎等。其特点为尿红细胞增多,而尿蛋白不增多或增多不明显。

（二）白细胞

新鲜尿液中出现的白细胞主要是中性粒细胞,少量嗜酸性粒细胞、淋巴细胞和单核细胞也会出现。常规尿液检验不需要对尿中白细胞进行分类,尿常规中所指的白细胞通常为中性粒细胞。

1. **白细胞形态**

（1）中性粒细胞

1）完整的中性粒细胞:新鲜尿中完整的中性粒细胞呈圆形,直径 10~14 μm,不染色时胞核较模糊,胞质内颗粒清晰可见;加入 1% 乙酸处理后,可清晰地看到胞核;染色后粒细胞的胞核呈紫红色,胞质中可见紫色颗粒;常分散存在。在低渗尿及碱性尿胞体常胀大,直径可达 18 μm 左右,约半数可在 2 h 内溶解。

2）闪光细胞(glitter cell):急性肾盂肾炎时,在低渗条件下,可见到中性粒细胞胞质内颗粒呈布朗运动。

3）脓细胞(pus cell):在炎症过程中被破坏或已死亡的中性粒细胞外形多变,不规则,结构模糊,胞质内充满粗大颗粒,核不清楚,细胞常成团,边界不清,为死亡细胞,称为脓细胞(图 6-4)。

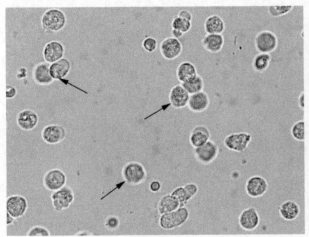 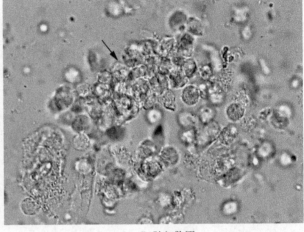

图6-4
彩图

A. 形态完整的白细胞 　　　　　　　　　　　　　　　　　 B.脓细胞团

图6-4　白细胞

（2）淋巴细胞:直径多在 6~15 μm,圆形或类圆形,一般形态变化不大,胞质中颗粒成分很少,观察不到运动。新鲜不染色标本经稀冰醋酸透析后可看到明显的胞核,常处于中心,也可看到偏位,核圆形或类圆形。

（3）嗜酸粒性细胞:直径多在 8~20 μm,多为圆形或类圆形,未染色时不易识别。

（4）单核细胞:新鲜标本不染色时细胞核不易观察,用 1% 冰醋酸透析后,可见核常偏位,呈肾形、马蹄形、飞镖形等。

2. **临床意义**　尿白细胞检验主要用于泌尿系统及邻近组织器官感染或炎症疾病诊断。

（1）肾盂肾炎:由细菌感染所致,尿液细菌培养为阳性。有些肾盂肾炎首发症状为血尿,或镜下血尿;在急性期尿白细胞明显增多,还可见小圆上皮细胞、闪光细胞等;多数有白细胞管型。

（2）膀胱炎:尿白细胞增多,常伴有脓尿,可见小圆上皮细胞、大圆上皮细胞、闪光细胞等,但无管型。急性期可有明显的肉眼脓尿。用尿三杯试验可区分脓尿部位:如脓尿出现于第三杯,提示为膀胱颈炎、膀胱三角区炎症;如三杯均为脓尿(全程脓尿),提示病变位于膀胱颈以上的尿路,见于膀胱炎、输尿管炎、肾盂肾炎、肾脓肿、肾积脓等。

（3）女性阴道炎、宫颈炎和附件炎:尿白细胞增多,常伴有大量鳞状上皮细胞。在血尿中,如红细胞与白细胞比例为 500:1 考虑出血,如比例为 200:1 考虑为炎症。

（4）肾移植后排异反应:尿中可出现大量淋巴细胞及单核细胞。

（5）其他:药物性急性间质性肾炎时,尿单核细胞增多,而急性肾小管坏死时单核细胞减少或消失。嗜酸性粒细胞尿见于某些急性间质性肾炎患者、药物所致变态反应等。

（三）上皮细胞

尿液中上皮细胞主要来自肾小管、肾盂、肾盏、输尿管、膀胱和尿道等。

1. 上皮细胞形态

（1）肾小管上皮细胞（renal tubular epithelial cell）：来自肾小管立方上皮，肾小管上皮细胞的形态与移行上皮细胞底层的小圆上皮细胞相似，在未能确切鉴别的条件下形态学上统一称为小圆上皮细胞。肾小管上皮细胞形态不一，多为圆形或多边形，又称多边细胞，略大于中性粒细胞（约为 1.5 倍），直径一般不超过 15 μm；胞核圆形，核膜厚，核突出易见；胞质中可有小空泡、分布不规则。在某些慢性肾脏疾病时，肾小管上皮易发生脂肪变性，胞质内出现数量不等的脂肪颗粒或脂肪滴样小空泡，这种细胞为脂肪颗粒细胞。若此类颗粒充满胞质，覆盖胞核，又称为复粒细胞（图 6-5）。

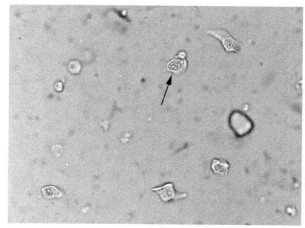

A. 肾小管上皮细胞

B. 肾小管上皮细胞

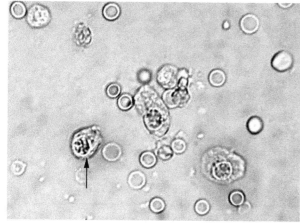

C. 肾小管上皮细胞

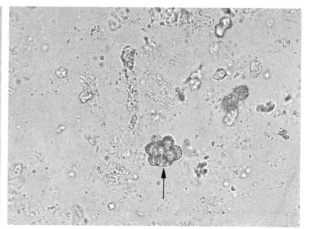

D. 复粒细胞

图 6-5
彩图

图 6-5 肾小管上皮细胞

（2）移行上皮细胞（transitional epithelial cell）：由肾盂、输尿管、膀胱和尿道近膀胱段等处的移行上皮组织脱落而来，分为以下 3 种类型。

1）表层移行上皮细胞：形态学上为大圆上皮细胞，胞体较大（图 6-6），如果在器官充盈时脱落，则胞体较大，为白细胞的 4~5 倍，多呈不规则圆形，核较小，常居中；如在器官收缩时脱落，则胞体较小，为白细胞的 2~3 倍，形态较圆。

2）中层移行上皮细胞：多来自肾盂，体积大小不一，常呈梨形、纺锤形或带尾形，核较大，呈圆形或椭圆形，也称为尾形上皮细胞（图 6-7）。

3）底层移行上皮细胞：形态学上为小圆上皮细胞，形态较圆，较肾小管上皮细胞略大，但胞核较小，与肾小管上皮细胞较难区分（图 6-8）。

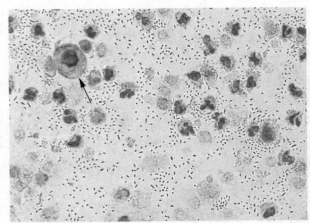

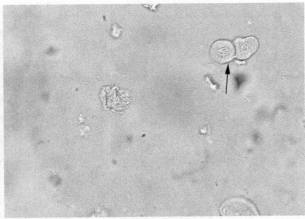

A. 瑞特染色

B. 未染色

图 6-6 表层移行上皮细胞(大圆上皮细胞)

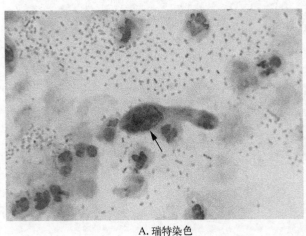

A. 瑞特染色

B. 未染色

图 6-7 中层移行上皮细胞(尾形上皮细胞)

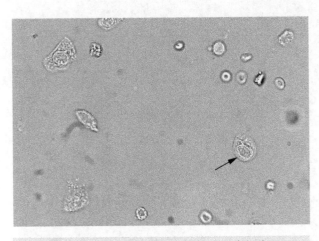

图 6-8 底层移行上皮细胞(小圆上皮细胞)

（3）鳞状上皮细胞(squamous epithelia cell)：形体扁平而薄，又称复层扁平上皮细胞（图 6-9），来自输尿管下部、膀胱、尿道和阴道的表层。胞体在尿上皮细胞中最大，形状不规则，多边多角，边缘常卷折；胞核很小，呈圆形或卵圆形，有时可有两个以上小核，全角化者核更小或无核，为上皮细胞中胞核最小者；胞质丰富。

2. 临床意义

（1）肾小管上皮细胞：尿中一旦增多，即提示肾小管病变。其见于急性肾小管肾炎、肾病综合征、肾小管间质性炎症，如肾小管上皮细胞成堆出现提示肾小管有坏死性病变；慢性肾小球肾炎可见复粒细胞；肾移植术后 1 周，尿中可出现较多的肾小管上皮细胞，随后逐渐减少至恢复正常，但如发生排斥反应，则尿中可再度大量出现肾小管上皮细胞及管型；如肾小管上皮细胞中见含铁血黄素，则提示有慢性心力衰竭、肾梗死、血管内溶血等。

（2）移行上皮细胞增多：尿中出现大量移行上皮细胞时，提示有相应部位的炎症或坏死性病变。膀胱炎时，可见大量大圆上皮细胞或成片脱落；肾盂肾炎时，常见尾形上皮细胞增多。

（3）鳞状上皮细胞增多：尿中出现大量鳞状上皮细胞或片状脱落，或伴白细胞、脓细胞，多见于尿道炎；女性患者，应排除阴道分泌物的污染。

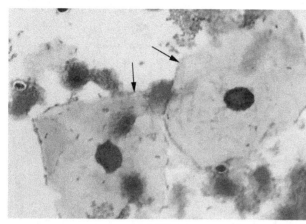

A. 瑞特染色

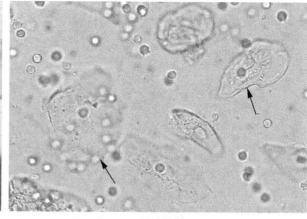

B. 未染色

图 6-9
彩图

图 6-9　鳞状上皮细胞

（四）吞噬细胞

1. 形态　　吞噬细胞（phagocyte）为白细胞的 2~3 倍，可分为小吞噬细胞和大吞噬细胞（图 6-10）。前者来自中性粒细胞，多吞噬细菌等微小物体；后者来自单核细胞，称为巨噬细胞（macrophage），边缘不整，胞核呈肾形或类圆形，结构细致，稍偏位；胞质丰富，胞质中的物体很多，如红细胞、白细胞碎片、脂肪滴、精子、颗粒状物体以及其他不易识别的多种成分。有时胞质还可见空泡及伸出阿米巴样伪足，新鲜尿中可见到伪足的活动。

2. 临床意义　　尿中出现吞噬细胞提示泌尿系统急性炎症，可见于急性肾盂肾炎、膀胱炎、尿道炎等，常伴白细胞、脓细胞增多和伴细菌。

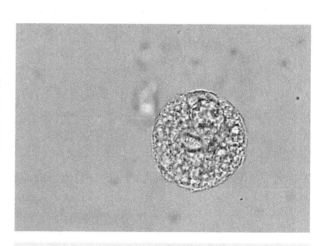

图 6-10　吞噬细胞

（五）其他细胞

1. 柱状上皮细胞　　正常尿中，一般无柱状上皮细胞。若出现较多柱状上皮细胞，则提示慢性尿道炎、慢性腺性膀胱炎的可能。

2. 多核巨细胞　　一般认为来源于尿道移行上皮细胞。正常尿中无此细胞，多见于麻疹、水痘、腮腺炎、流行性出血热等。

3. 病毒感染细胞及其包涵体　　细胞内包涵体可作为病毒感染的诊断依据。通常用瑞特-吉姆萨染色显微镜检验，可获得一定的阳性率。常见细胞病毒包涵体有人巨细胞病毒包涵体、人乳头瘤病毒包涵体、人多瘤病毒包涵体、单纯性疱疹病毒包涵体等。

三、尿液管型

管型（cast）是有机物或无机物，如蛋白、细胞或结晶等成分，在肾小管（远曲小管）和集合管内凝固、聚合而形成的圆柱状物体。管型是尿液中的重要病理性成分，尿液中出现管型往往提示肾脏有实质性损害。管型一般多为直或弯曲的圆柱形体，其长短粗细不一，但两边多平行、末端多钝圆。因管型只在肾小管或集合管内形成，其长短和粗细基本可反映肾小管和集合管内腔的形状。

（一）管型形成机制和条件

1. 尿蛋白和尿调节素浓度增高　　尿蛋白和尿调节素是形成管型的基础物质，其中尿调节素最易形成管型的核心。病理情况下，由于肾小球基底膜的通透性增高，大量蛋白质由肾小球进入肾小管，肾小管的重吸收功能减弱，过多的蛋白质在肾远曲小管和集合管内积聚。

2. 尿浓缩和肾小管内环境酸化 尿浓缩可提高尿蛋白的含量,盐类增多,而尿酸化后又促进蛋白凝固、沉淀,由溶胶变为凝胶并进一步固化,致使尿流速减慢,促使肾小管远端形成管型。

3. 有可供交替使用的肾单位 病理情况下,也需要有交替使用的肾单位,使尿在肾单位的下部有足够停留时间,蛋白等物质才能浓缩、沉淀形成管型。

（二）管型种类、形态和临床意义

1. 透明管型

（1）形态:透明管型(hyaline cast)一般呈规则圆柱体状,但大小、长短不一致(图6-11);通常两边平行,两端钝圆(但有时一端可稍尖细),平直或略弯曲甚至扭曲,质地菲薄,但也有少许颗粒或少量细胞黏附在管型外或包含于其中;通常较窄而短,也有形态较大者;折光性较差,镜下观察时应将显微镜视野调暗,否则易漏检。

（2）临床意义:透明管型偶尔可见于健康成人浓缩尿、剧烈运动后等。透明管型可见于发热、麻醉、心力衰竭、肾受刺激后;急性肾实质病变可出现大量透明管型。

2. 颗粒管型

（1）形态:胞质内含大小不等的颗粒物,含量超过1/3管型面积以上时,称为颗粒管型(granular cast)。颗粒

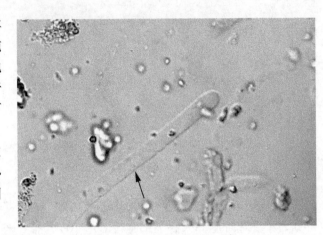

图6-11 透明管型

来自崩解变性的细胞残渣、血浆蛋白及其他物质,这些物质直接聚集于尿调节素基质。颗粒管型常较透明管型短而宽大,呈淡黄褐色或棕黑色。按颗粒的粗细又分为粗颗粒管型和细颗粒管型两种,前者充满粗大颗粒,常呈暗褐色;后者含许多微细颗粒,不透明,呈灰色或微黄色(图6-12)。

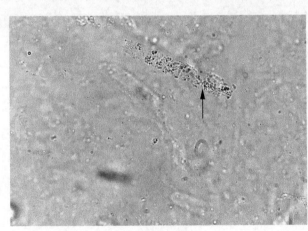

A. 细颗粒管型

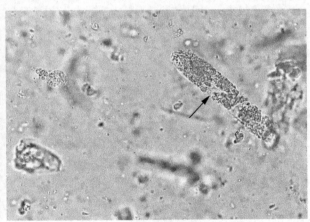

B. 粗颗粒管型

图6-12 颗粒管型

（2）临床意义:健康人尿中无粗颗粒管型。颗粒管型的出现和增多可见于脱水、发热,尤其多见于急性或慢性肾小球肾炎、肾小管硬化症、肾盂肾炎、病毒性疾病、慢性铅中毒、肾移植、急性排斥反应、药物中毒等。

3. 细胞管型(cellular cast) 指含有脱落细胞、黏附于凝结的蛋白质之中而形成的管型。根据细胞不同可分为红细胞管型、白细胞管型及肾小管上皮细胞管型三类。也有两种以上的细胞成分出现在同一管型内的,称为复合细胞管型。管型内的细胞可完整,也可残缺不全,有时细胞会聚集于管型一端。一般细胞堆积量占整个管型1/3以上时,可被称作某种细胞管型。

（1）红细胞管型

1）形态：管型中的红细胞常互相粘连而无明显的细胞界限（图6-13），有的甚至残缺不全。有时红细胞形态完整、清晰，接近正常，易于识别，有时因溶血仅见红细胞残影。

2）临床意义：正常尿中无红细胞管型。见到红细胞管型提示肾小球疾病和肾单位内有出血，可见于急性肾小球肾炎、慢性肾炎急性发作、肾出血、肾充血、急性肾小管坏死、肾移植排斥反应、肾梗死、肾静脉血栓形成、恶性高血压等，亦可见于狼疮性肾炎、亚急性心内膜炎、IgA肾病等。

（2）白细胞管型

1）形态：管型中含退化变性坏死的白细胞（或脓细胞），一般为中性粒细胞，细胞呈球形，有时呈团性重合，因白细胞黏附性强，常可呈块状，也可单独存在，或与上皮细胞管型、红细胞管型并存。白细胞管型见图6-14。

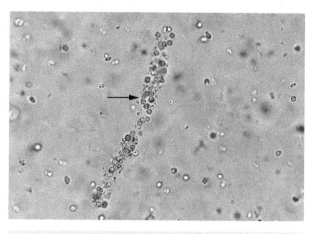

图6-13　红细胞管型

2）临床意义：正常尿中无白细胞管型。出现白细胞管型提示肾实质有细菌感染性病变，见于急性肾盂肾炎、肾脓肿、间质性肾炎、急性肾小球肾炎；非感染性炎症的肾病综合征、红斑狼疮肾炎；肾移植排斥反应（可见淋巴细胞管型）。

（3）上皮细胞管型

1）形态：管型内含肾小管上皮细胞（图6-15）。上皮细胞管型可分为两大类：一类管型是由脱落肾小管上皮细胞与尿调节素组成，成片上皮细胞与基底膜分离，脱落细胞粘在一起；另一类管型为急性肾小管坏死时，胞体较大，形态多变，典型的上皮细胞呈瓦片状排列，可充满管型，细胞大小不等，核形模糊，有时有浅黄色，此管型依其核形常难与白细胞管型区别，但管型内细胞比白细胞大，其大小和形态变化比白细胞复杂，用加酸法呈现细胞核；酯酶染色阳性，过氧化物酶染色阴性，借此可与白细胞管型鉴别。

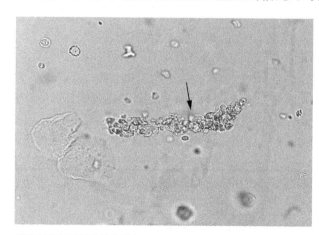

图6-14　白细胞管型

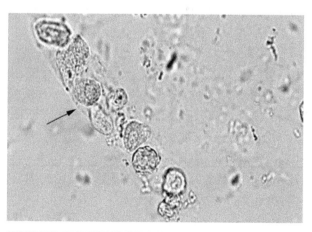

图6-15　上皮细胞管型

2）临床意义：正常尿中无上皮细胞管型。上皮细胞管型增多常见于肾小管病变，如急性肾小管坏死、急性肾小球肾炎、间质性肾炎、肾病综合征、子痫、肾淀粉样变性、慢性肾炎晚期、重金属（如镉、汞、铋等）及其他化学物质、药物中毒。肾移植患者在移植术3天内，尿出现肾小管上皮细胞管型为排异反应的可靠指标之一。

4. 蜡样管型

（1）形态：蜡样管型（waxy cast）由细颗粒管型或细胞管型进一步衍化而来，也有认为来自淀粉样变性的上皮细胞溶解后逐渐形成的管型，或者是透明管型在肾小管内停留时间较长演变而成（图6-16）。其外形似透明管型，为蜡烛样浅灰色或淡黄色，折光性强、质地厚、易折断、有切迹或泡沫状，较短而粗，一般略有弯曲，两端常不整齐。

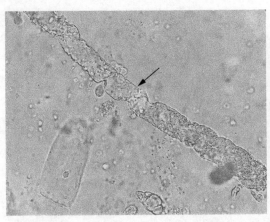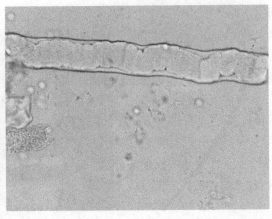

图6-16 蜡样管型(右图为镶嵌型管型)

(2)临床意义:正常尿中无蜡样管型。出现蜡样管型提示肾小管有严重病变,预后差。可见于慢性肾小球肾炎晚期、长期无尿和少尿、尿毒症、肾病综合征、肾功能不全、肾淀粉样变性;亦可见于肾小管炎症和变性、肾移植慢性排异反应、重症肝病等。

5. 脂肪管型

(1)形态:脂肪管型(fatty cast)由肾小管上皮细胞脂肪变性、崩解,大量的脂肪滴进入管型内而形成(图6-17)。管型内可见大小不等的折光性很强的脂肪滴,当脂肪滴较大时,用偏振荧光显微镜检验,可呈现马耳他"十"字形,脂肪滴较小时则互相重叠,用苏丹Ⅲ染色染成橙红色或红色。

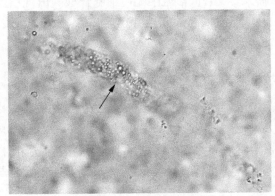

(2)临床意义:正常尿中无脂肪管型。出现脂肪管型提示肾小管损伤、肾小管上皮细胞脂肪变性,可见于亚急性肾小球肾炎、慢性肾小球肾炎、中毒性肾病等,尤多见于肾病综合征。

图6-17 脂肪管型

6. 宽大管型

(1)形态:宽大管型(broad cast)又称宽幅管型,来自破损扩张的肾小管、集合管或乳头管,多数宽大管型由颗粒管型和蜡样管型演变而来,但也可由其他管型演变而成。其宽度可达50 μm甚至50 μm以上,是一般管型的2~6倍,既宽又长,可横跨整个视野,不规则,易折断,有时呈扭曲形。

(2)临床意义:正常尿无宽大管型。宽大管型见于重症肾病、急性肾衰竭患者多尿早期、慢性肾炎晚期尿毒症(表示预后不良,故又称"肾衰竭管型")。

7. 细菌管型和真菌管型 正常尿无细菌或真菌管型。出现细菌管型表明肾脏有细菌感染,常见于肾脓毒性疾病;出现真菌管型提示真菌感染。

8. 结晶管型 正常尿无结晶管型。出现结晶管型的临床意义类似相应的结晶尿,多见于代谢性疾病、中毒或药物所致的肾小管内结晶沉积伴急性肾衰竭、隐匿型肾小球肾炎、肾病综合征。

9. 混合管型 指管型内同时含有不同细胞及其他有形成分。正常尿中无混合管型(图6-18)。混合管型见于肾小球肾炎反复发作、出血和血管坏死、肾梗死、肾移植后急性排异反应等。

10. 其他管型和类管型相似物

(1)其他管型

1)血液管型:指血液进入肾小管后,红细胞崩解破坏,其各种成分所形成的管型(图6-19)。其临床意义同红细胞管型。

2)血红蛋白管型:管型内充满血红蛋白。可见于急性肾小球肾炎、慢性肾炎急性发作、肾出血、肾充血、急性肾小管坏死、肾移植排斥反应、肾梗死、肾静脉血栓形成、血管内溶血、恶性高血压、狼疮性肾炎、亚急性心内膜炎、IgA肾病、肾单位发生梗死等。

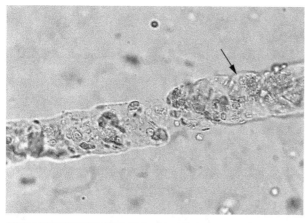

图6-18　混合管型

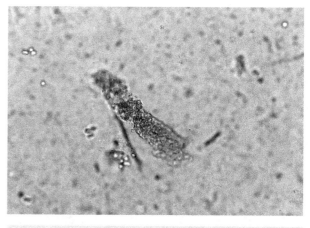

图6-19　血液管型

3）血小板管型：主要见于弥散性血管内凝血。

4）肌红蛋白管型：见于急性肌肉损伤引起的肌红蛋白尿和急性肾衰竭等。

5）胆红素管型：见于严重阻塞性黄疸患者，尿胆红素试验常强阳性，可伴亮氨酸和酪氨酸结晶。

（2）类管型相似物：常见的类管型相似物见图6-20。

1）黏液丝：为长线条形，边缘不清，末端尖细卷曲，大小不等，常见暗淡纹，可见于正常尿中，尤其妇女尿中较多；如大量存在常表示尿道受刺激或有炎症反应。

2）假管型：为非结晶性尿酸盐、磷酸盐等形成的圆柱体，其外型与管型相似，但无管型的基质，边缘不整齐、两端破碎、其颗粒粗细不均、色泽发暗，加温或加酸后即消失，而真管型不变。

3）圆柱体：又称类管型，其形态与透明管型相似，但一端尖细，有时有扭曲或弯曲，如螺旋状，常与透明管型同时出现，见于急性肾炎、肾血循环障碍或肾受刺激的患者。

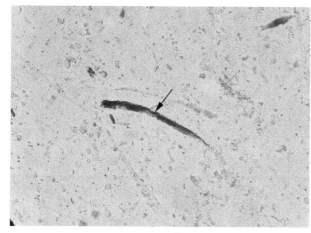

A. 假管型

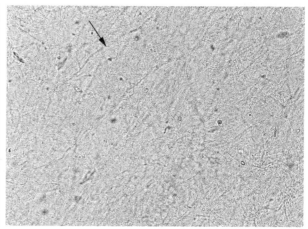

B. 黏液丝

图6-20　类管型相似物

四、尿液结晶

（一）尿结晶形成和检验方法

1. 尿结晶形成　　食物产生各种酸性产物，与钙、镁、铵等离子结合生成各种无机盐及有机盐，再通过肾小球滤过、肾小管重吸收及分泌，排入尿中可形成结晶（crystal）。结晶的形成与尿的pH、温度、结晶物质及其胶体物质浓度、溶解度有关。

2. 尿结晶检验方法　　尿中有大量盐类结晶时，肉眼可见尿液浑浊或有沉淀，部分结晶经加热加酸等处理后可消失。检验尿结晶的常用方法是在光学显微镜下观察结晶形态。

（二）尿结晶种类

为了便于临床应用,将结晶分为生理性结晶和病理性结晶。

1. 生理性结晶 多来自食物及机体正常的代谢,一般无临床意义。但当其持续大量出现于患者新鲜尿内时,可成为尿路结石诊断依据之一。

（1）草酸钙结晶:为无色、方形、闪烁发光的八面体,有时呈菱形,偶见哑铃状或饼状,与红细胞相似（图6-21）。草酸钙结晶属正常代谢成分,但在新鲜尿中大量出现此结晶伴随红细胞,而又有肾或膀胱的刺激症状,多为肾或膀胱结石的征兆,尿路结石约90%为草酸钙结晶。

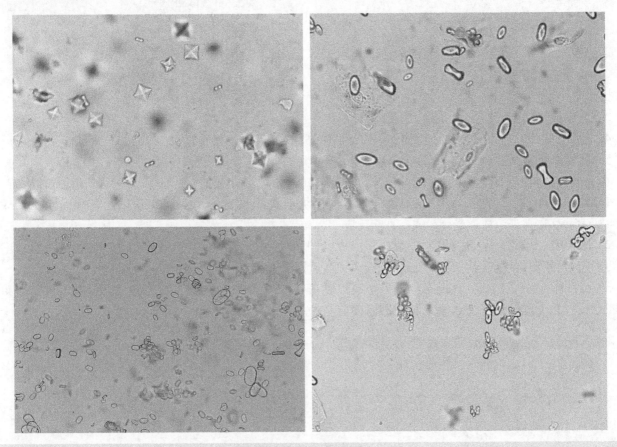

图6-21 草酸钙结晶

（2）尿酸结晶:尿酸是核蛋白中嘌呤代谢的产物,以尿酸或尿酸盐的形式经尿排出体外。尿酸结晶在尿中呈黄色、暗棕色;形状有三棱形、哑铃形、蝴蝶形及不规则形（图6-22）。正常情况下,如多食含高嘌呤的动物内

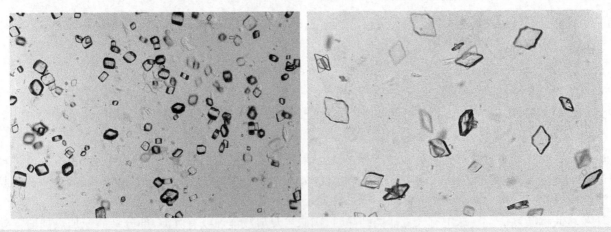

图6-22 尿酸结晶

脏可使尿中尿酸增高,一般无临床意义。尿中尿酸浓度增高,可引起尿酸结晶增多(高尿酸结晶)。大量尿酸沉淀于肾小管及间质中,可产生高尿酸肾病及尿酸结石,高尿酸亦可见于急性痛风症、儿童急性发热、慢性间质性肾炎等。

（3）非结晶性尿酸盐：外观呈黄色的非结晶性颗粒状沉淀物。

（4）磷酸盐类结晶：为正常尿成分,来源于食物和机体代谢组织分解,尿中长期出现时,应注意有磷酸盐结石的可能。

1）磷酸钙结晶：常见于弱碱性尿、中性尿,有非结晶性、粒状形、三棱形,排列成星状或束状。如长期在尿中见到大量磷酸钙结晶,应考虑甲状旁腺功能亢进、肾小管性酸中毒、长期卧床骨质脱钙等。

2）磷酸铵镁结晶(三联磷酸盐)：呈方柱状、信封状或羽毛状,无色,有很强的折光性(图6-23)。一般无临床意义。

3）非结晶性磷酸盐：为白色颗粒状,一般无临床意义(图6-23)。

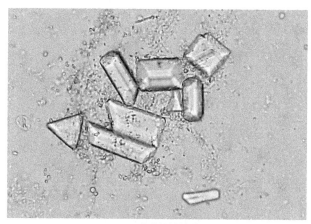

A. 磷酸铵镁结晶

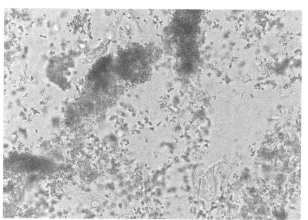

B. 非结晶形磷酸盐

图 6-23　磷酸盐结晶

（5）尿酸铵结晶：呈黄色,不透明,有球状(图6-24)、哑铃状、树根状等形态,常见于陈旧尿中,一般无临床意义。在新鲜尿液中出现大量尿酸铵结晶提示膀胱有细菌感染。

2. 病理性结晶　尿出现病理性结晶,与各种疾病和某些药物在体内代谢异常有关。

（1）胆红素结晶：为成束的针状或小块状,黄红色,由于氧化,有时可呈非结晶体色素颗粒(图6-25),见于各种黄疸、肝癌、肝硬化和有机磷中毒等患者。

（2）胱氨酸结晶：为无色、六边形,边缘清晰、折光性强的薄片状结晶(图6-26),由蛋白分解而来。正常尿中少见,大量出现多为肾或膀胱结石的征兆。

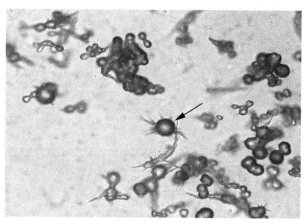

图 6-24
彩图

图 6-24　尿酸铵结晶

（3）亮氨酸与酪氨酸结晶：为蛋白分解产物(图6-27)。亮氨酸结晶呈淡黄色或褐色小球形或油滴状,并有密集辐射状条纹,折光性强。酪氨酸结晶为略带黑色的细针状结晶,成束成团或羽毛状。可见于组织大量坏死的疾病,如急性肝坏死、急性磷中毒、糖尿病性昏迷、白血病或伤寒等。

（4）胆固醇结晶：为缺角的长方形或方形,无色透明,常浮于尿的表面,薄片状(图6-28),可见于膀胱炎、肾盂肾炎或有乳糜尿的患者,偶见于脓尿患者。

（5）含铁血黄素：为黄色小颗粒状,存在于细胞内,可用亚铁氰化钾染色进行鉴别。当体内红细胞大量破坏时,各组织中均可有含铁血黄素沉积,如沉积于肾脏时,即可在尿中见到。

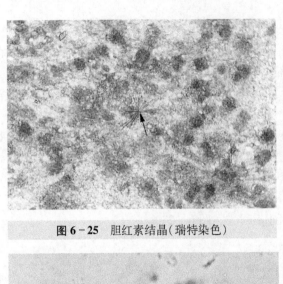

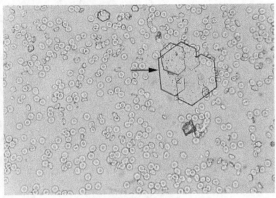

图 6-25 彩图

图 6-25　胆红素结晶(瑞特染色)

图 6-26　胱氨酸结晶

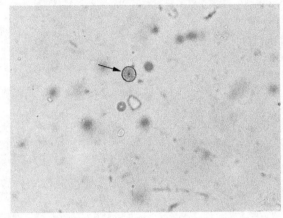

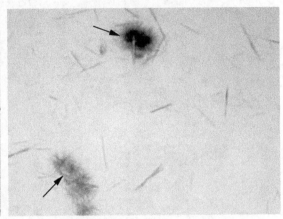

图 6-27 彩图

图 6-27　亮氨酸结晶(左)与酪氨酸结晶(右)

（6）药物结晶

1）放射性造影剂：如使用碘造影剂、尿路造影剂后尿中出现束状、球状、多形性结晶。

2）磺胺类药物结晶

A.乙酰基磺胺嘧啶：易在酸性尿中形成结晶。磺胺嘧啶结晶为棕黄色、不对称的麦秆束状、球状结晶，但其束偏在一侧，两端不对称，有时呈贝壳状（图 6-29）。

B.磺胺甲基异噁唑结晶：为无色透明、长方形、正方形的六面体结晶，似厚玻璃块，厚度大，边缘有折光阴影，散在或集束成"+""×"等形状排列。

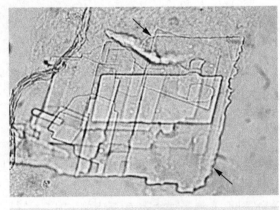

图 6-29 彩图

图 6-28　胆固醇结晶

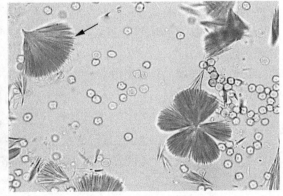

图 6-29　磺胺类药物结晶

　　如在新鲜尿中观察到大量磺胺类药物结晶，同时与红细胞或管型并存，多表示肾脏已受磺胺类药物损害，应立即停药，大量饮水，服用碱性药物使尿碱化，以保护肾不受进一步损害。

五、尿液其他有形成分

（一）微生物

1. 细菌　　呈薄杆状或短圆杆状，单个或呈链状分布。可结合革兰氏染色或抗酸染色等手段加以确认。健康人采用自然排尿法，尿液细菌的菌落计数$<10^4$/mL时，多数是因为污染，无临床意义。按无菌要求采集尿液，检出菌落数$\geq10^5$/mL的革兰氏阴性杆菌，或菌落计数$\geq10^4$/mL的革兰氏阳性球菌，有诊断价值。

2. 真菌

（1）白色假丝酵母菌：无色，2.5~5 μm，椭圆或短圆柱形，有时因芽生孢子而集群，多来自阴道分泌物污染。

（2）酵母菌：无色，卵圆形，似红细胞，折光性较强，可见芽孢和假菌丝，多见于糖尿病患者、女性尿及碱性尿。

3. 寄生虫

（1）阴道毛滴虫：无色，10~30 μm，较白细胞大2~3倍，呈纺锤形，有鞭毛及轴柱。在夏季的新鲜标本中，可见其呈波浪状或螺旋状活泼运动。主要出现于女性尿中，也可见于男性尿液，可引起尿路感染。

（2）微丝蚴：乳糜尿中可检出微丝蚴。

（3）寄生虫卵：如尿液被粪便污染，有时可检出肠道寄生虫卵，如溶组织阿米巴、蛔虫卵、蓝氏贾第鞭毛虫等。

（4）血吸虫卵：可直接由膀胱壁黏膜进入尿液。

（二）污染物

1. 纤维　　如毛发、棉花和织物等都是各种类型的纤维。体积大，中度或高度折光性，边缘暗而厚实。

2. 油滴　　妇科患者做完妇科检查后留取的尿液中可能含有石蜡油滴，尿液有形成分分析仪往往会误认为红细胞。

3. 花粉孢子　　外界的植物孢子污染，各种不同的植物产生的花粉孢子形态不尽相同，有的像苍蝇的眼睛，有的似寄生虫卵。

4. 非酵母类的真菌　　如暗色真菌孢子、镰刀菌等少量出现在尿液中往往是外界污染所致，无临床意义。

5. 精子　　精子少量出现在尿液中由精液污染所致，无临床意义。

常见尿液其他有形成分见图6-30。

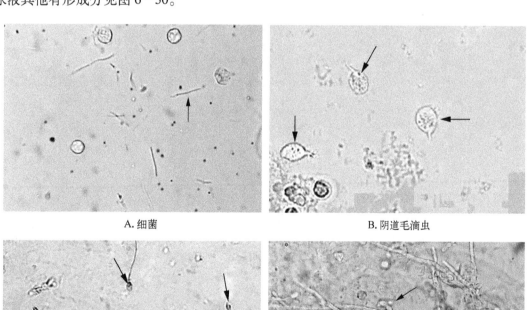

<table>
<tr><td>A. 细菌</td><td>B. 阴道毛滴虫</td></tr>
<tr><td>C. 精子</td><td>D. 白色假丝酵母菌</td></tr>
</table>

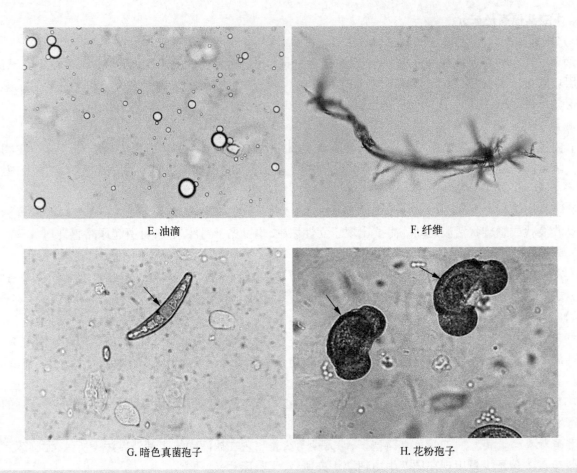

E. 油滴

F. 纤维

G. 暗色真菌孢子

H. 花粉孢子

图 6-30 尿液中其他有形成分

（虞培娟）

第七章 尿液分析仪检验

第一节 尿液干化学分析仪检验

视频 7-1
尿液自动化
分析发展史

20 世纪 80 年代以前,尿液化学检验只有简单的尿蛋白、尿糖检验,操作复杂,不利于临床快速诊断。随着科学技术的飞速发展,尿液分析方法发生了划时代的变化,从传统的手工检测转变为自动化分析。自动化尿液分析在几分钟之内就能提供 10 项左右的尿化学检测指标,有利于临床的快速诊断。尿液自动化分析发展史见视频 7-1。

一、尿液干化学分析仪结构

尿液干化学分析仪通常由机械系统、光学系统、电路系统三部分组成。

1. 机械系统　　主要功能是将待检的试带传送到检测区,仪器检测后将试带传送到废料盒内或手动取下试带。其主要作用是将待检测的试带传送到光学系统和检测器的正下方达到精确测试的目的。

2. 光学系统　　是整个尿液分析仪的核心。其工作原理是光源照射到已产生化学反应的试剂块上,其反射光被接收设备检测器接收(图 7-1)。由于各试剂块显色的深浅不同,表现为试剂块上的反射光强度不同,故反射光的强度与各试剂块的颜色深浅成反比关系。根据光电比色原理,不同强度的反射光在经过接收装置转换为电信号并进行放大处理。

3. 电路系统　　将光信号转换成电信号并放大,经模/数转换后送至 CPU 处理,计算出最终检测结果。

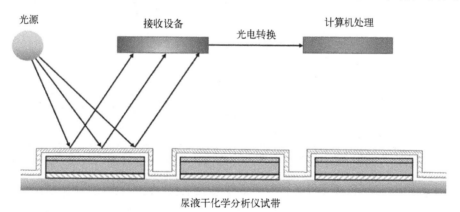

图 7-1　尿液干化学分析仪检测原理示意图

二、尿液干化学分析试带

1. 试带多层膜　　多层膜结构及主要作用见图 7-2 和表 7-1。

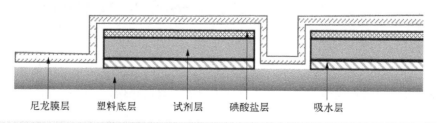

图 7-2　尿液干化学分析仪试带多层膜结构图

· 105 ·

表7-1 尿液干化学试带多层膜结构及主要作用

结 构	主 要 作 用
尼龙膜层	保护作用,防止大分子物质对反应的污染
碘酸盐层	防止维生素 C 等物质的干扰
试 剂 层	试剂成分,与尿液中的化学物质发生反应,产生颜色变化
吸 水 层	使尿液均匀快速地渗入,并能抑制尿液渗透到相邻反应区
塑料底层	支持作用

2. 多联试带 将多种检测项目的试剂模块,按一定的间隔、顺序固定在同一试纸条上,同时检测多个项目。试带中的各试剂模块与尿液中相应成分进行独立化学反应,显示不同的颜色,颜色的深浅与尿液中的某化学成分的含量成正比(图7-3)。模块反应后颜色越深,吸收光越多,反射光越少,反射率越小;反之,颜色越浅,吸收光越少,反射光越多,反射率越高,也就是说,尿液中化学成分的含量与反射率成反比。

三、尿液干化学分析

(一)尿液干化学试带法

视频 7-2
尿液自动化
干化学分析

将尿液倒入试管中,将试带完全浸入尿液 1~2 s 后取出,吸去多余尿液。在规定时间与标准色板对比,或按尿液分析仪说明书操作。尿液自动化干化学分析见视频 7-2。

1. 尿液酸碱度 是反映肾脏调节机体内环境体液酸碱平衡能力的重要指标之一,通常简称为尿液酸度。尿液的酸度主要是由于酸性磷酸盐的存在,其次是有机酸的存在等。尿液酸度分两种:可滴定酸度和真正酸度。前者可用酸碱滴定法进行滴定,相当于尿液酸度总量,后者指尿液中所有能离解的氢离子浓度,通常用氢离子浓度的负对数来表示。

【原理】采用双试剂指示剂法,测试模块区含有甲基红(pH 4.6~6.2)、溴麝香草酚蓝溶液(pH 6.0~7.6)和(或)酚酞(pH 8.2~10.0),这两种或三种酸碱指示剂适量配合,可反映尿液 pH 5.0~9.0 的变异范围,检测结果由仪器判读。

【方法评价】尿液酸碱度测定方法及评价见表7-2。

表7-2 尿液酸碱度测定方法及评价

测 定 方 法	评 价
试带法	操作简单,可目测或用尿液分析仪检测,是目前应用最广泛的筛检方法
pH 试纸法	操作简单,但试纸易吸潮变质,易影响准确性
指示剂法	当尿 pH 偏离变色范围时,检测结果不准确,血尿、黄疸尿可影响结果的判读
滴定法	可用于临床上观察尿液酸碱度的动态监测,但操作复杂
pH 计法	精确度较高,对于肾小管酸中毒的定位诊断、分型、鉴别诊断,有一定的应用价值,但需要特殊仪器,且操作更烦琐

【质量控制】

(1)标本必须新鲜:陈旧标本可因尿 CO_2 挥发或细菌生长使 pH 增高,也可因细菌和酵母菌作用,尿中葡萄糖降解为酸和乙醇而使 pH 降低。

(2)试带法:试带应满足生理和病理尿 pH 的变化范围,未被酸、碱污染,未吸潮变质。

【参考区间】正常饮食条件下:晨尿 pH 5.5~6.5;随机尿 pH 4.5~8.0。

【临床意义】

(1)生理性变化:① 尿 pH 易受食物影响,如进食含蛋白质高的食物过多或饥饿状态等,尿 pH 降低;而进食过多的蔬菜、水果等含碱性物质较多的食品时,尿 pH 增高。② 进餐后尿 pH 增高,机体每次进餐后,尿液的 pH 呈一过性增高,称为碱潮。③ 剧烈运动、饥饿、出汗、应激状态等生理活动,夜间入睡后呼吸减慢,体内酸性代谢产物增多均可使尿 pH 降低。许多药物也会影响尿 pH。尿内含有大量脓、血或细菌污染,分解尿素可使尿液碱化。

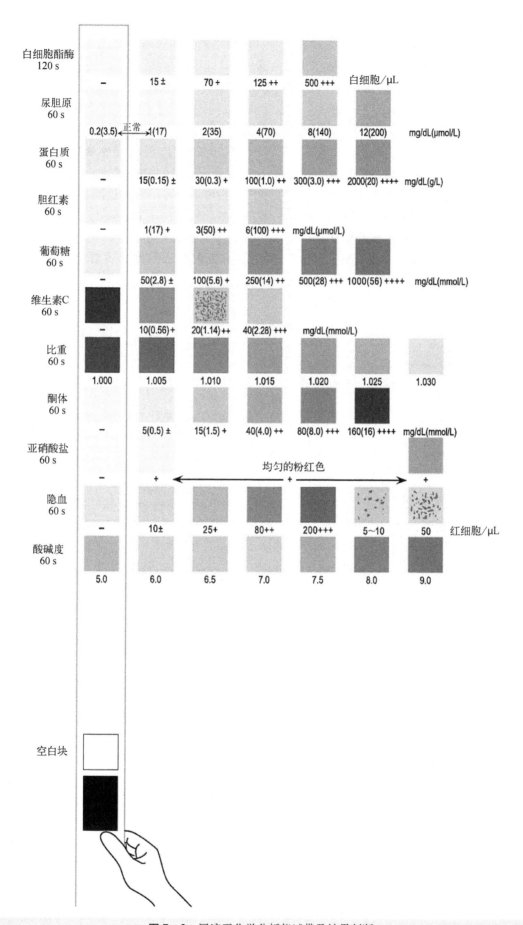

图 7-3　尿液干化学分析仪试带及结果判断

（2）病理性变化

1）尿 pH 降低：见于① 酸中毒、慢性肾小球肾炎、发热、服用氯化铵等药物时；② 代谢性疾病如糖尿病、痛风、低血钾性碱中毒（肾小管分泌 H^+ 增强、尿酸度增高）等；③ 其他如白血病、呼吸性酸中毒。

2）尿 pH 增高：见于① 碱中毒,如呼吸性碱中毒；② 严重呕吐；③ 尿路感染,如膀胱炎、肾盂肾炎、变形杆菌性尿路感染,细菌分解尿素产生氨等；④ 肾小管性酸中毒,尿 pH 呈相对偏碱性；⑤ 应用利尿剂,进食太多蔬菜、水果等。

2. 尿蛋白 当尿液中蛋白质超过 150 mg/24 h 或 100 mg/L 时,蛋白定性试验呈阳性,称为蛋白尿（proteinuria）。尿蛋白的检测是尿常规化学检测指标之一,正常情况下,肾小球滤过膜通过孔径屏障和电荷屏障可阻止相对大分子量的蛋白质通过,而相对小分子量的蛋白质虽可通过肾小球滤过膜,但被肾小管重吸收,因此健康人每日尿液中蛋白质含量极少（为 30~130 mg）,一般的常规定性方法不能检测出来。

【原理】 利用 pH 指示剂的蛋白误差原理,尿蛋白模块中主要含酸碱指示剂溴酚蓝、柠檬酸缓冲系统和表面活性剂,在一定的条件下（pH 为 3.2）,溴酚蓝产生阴离子,其与带阳离子的蛋白质结合,引起指示剂进一步电离,当超越缓冲范围时,指示剂发生颜色反应,此即蛋白尿的过筛试验。

【方法评价】 尿蛋白测定方法及评价见表 7-3。

表 7-3 尿蛋白测定方法及评价

测 定 方 法	评 价
试带法	本法对白蛋白较敏感,对球蛋白不敏感,仅为白蛋白的 1/100~1/50,且可漏检本周蛋白。尿 pH 增高可产生假阳性。本法快速、简便、易于标准化,适用于健康普查或临床筛检
磺基水杨酸法	操作简便、反应灵敏、结果显示快,与白蛋白、球蛋白、糖蛋白和本周蛋白等均能发生反应；敏感度高达 0.05~0.1 g/L,因而有一定的假阳性。被美国 CLSI 作为干化学法检验尿蛋白的参考方法,并推荐为检验尿蛋白的确证试验
加热乙酸法	特异性强、干扰因素少。能同时检出白蛋白及球蛋白尿,但敏感度较低,一般在 0.15 g/L 左右。本法能使含造影剂尿液变清,可用于鉴别试验

【质量控制】 应根据具体情况选择蛋白定性检验方法。初次就诊患者、现场快速检测、健康体检者等可采用试带法、磺基水杨酸法确证,必要时可进行尿蛋白定量；尿蛋白阳性要进行尿液显微镜检验。

（1）试带法：必须使用标准合格的试带,并严格按照试剂说明书操作。

（2）加热乙酸法：控制加酸量及盐类浓度,加酸过少、过多,导致远离蛋白质等电点时,可使阳性程度减弱。如尿液盐类浓度过低,又可致假阴性,此时可加饱和氯化钠溶液 1~2 滴后,再进行检验。

【参考区间】 阴性。

【临床意义】

（1）生理性蛋白尿：指非泌尿系统器质性病变,由各种体内环境因素对正常机体的影响所导致的尿蛋白含量增多,可分为功能性蛋白尿、体位性（直立性）蛋白尿及其他蛋白尿。

1）功能性蛋白尿：指机体剧烈运动、发热、低温刺激、精神紧张、交感神经兴奋等导致尿蛋白增加,目前机制并不明确,其可能机制是由于多方因素使肾血管痉挛或者充血,导致血管壁通透性增加。当诱发因素消失,尿蛋白也迅速消失,多见于青少年。

2）直立性蛋白尿：特点是夜间或卧位时尿蛋白定性为阴性,起床活动后出现尿蛋白,再平卧又转为阴性,可见于站立时间过长、"行军性"蛋白尿等,多见于青少年。此种尿蛋白的发生机制可能是直立时前突的脊柱压迫肾静脉或由于肾下移肾静脉被动扭曲使血流和淋巴受阻,从而导致蛋白尿。

3）其他蛋白尿：① 摄入性蛋白尿,输注成分血浆、白蛋白及其他蛋白制剂,或进食过多蛋白质时,尿液中可偶然检出尿蛋白；② 偶然性蛋白尿,受阴道分泌物、月经血、精液、前列腺液污染,偶尔出现假性蛋白尿；③ 老年性蛋白尿,与年龄低于 60 岁的人相比,老年人蛋白尿的发生率增高,这类人应每隔 6 个月,随访检查血压等,但总体预后良好；④ 妊娠性蛋白尿,妊娠时可有蛋白尿,分娩后可消失。

（2）病理性蛋白尿：指泌尿系统因器质性病变,导致尿内持续出现蛋白。

1）肾前性蛋白尿：又称溢出性蛋白尿,主要是血循环中出现相对小分子量蛋白（如游离血红蛋白、肌红蛋白)或本周蛋白过多,超过了肾阈值而溢入尿液中。见于:① 浆细胞病,如多发性骨髓瘤、巨球蛋白血症、浆细胞白血病等;② 血管内溶血性疾病,如阵发性睡眠性血红蛋白尿等;③ 大面积肌肉损伤,如挤压伤综合征、电灼伤、多发性肌炎、进行性肌肉萎缩等;④ 酶类增高,如急性单核细胞白血病尿溶菌酶增高,胰腺炎严重时尿淀粉酶增高等。

2) 肾性蛋白尿

A. 肾小球性蛋白尿:是由于肾小球滤过膜受损而使通透性增加,滤出较多的血浆蛋白,超过了肾小管重吸收能力。此型蛋白尿最常见,蛋白尿以白蛋白为主,也含有一些分子量较大的球蛋白,分子量 40 000 Da 以下的蛋白质含量极少,见于肾病综合征、原发性肾小球肾炎。

B. 肾小管性蛋白尿:是由于炎症或中毒引起近曲小管的损伤而对低分子量蛋白质重吸收障碍,导致以低分子量蛋白质为主的蛋白尿。此类的特点是以 β_2-微球蛋白、溶菌酶等的增多为主,白蛋白正常或轻度增多。见于① 肾小管间质病变,如间质性肾炎、肾盂肾炎、范科尼综合征(Fanconi 综合征)、肾小管性酸中毒等;② 重金属中毒,如汞、镉、铋、砷、铀等重金属类引起中毒性肾间质疾病;③ 药物中毒,如某些抗生素、有机溶剂中毒等;④ 器官移植,如肾移植排斥反应等。

C. 混合性蛋白尿:是由于肾病同时累及肾小球和肾小管而产生的蛋白尿。此类特点是白蛋白和 β_2-微球蛋白同时增多。

3) 肾后性蛋白尿:① 泌尿生殖系统炎症反应,如膀胱炎、尿道炎、前列腺炎、精囊炎等;② 泌尿系结石、结核、肿瘤等;③ 泌尿系邻近器官疾病,如急性阑尾炎、慢性盆腔炎、宫颈炎、盆腔肿瘤等。

3. 尿葡萄糖　　生理状态下,肾小球滤过液的葡萄糖浓度几乎与血浆相同,当流经肾小管近曲小管时,可被全部重吸收。健康人尿液几乎不含或仅含微量葡萄糖,一般尿糖定性试验为阴性。尿糖定性试验呈阳性的尿液称为糖尿(glucosuria),葡萄糖是尿糖的主要成分,偶尔亦可见乳糖、半乳糖、果糖、戊糖等。葡萄糖是否出现于尿液中,主要取决于 3 个因素:① 血糖浓度,动脉血通过入球小动脉进入肾小球后,血中的葡萄糖可全部通过滤过膜,当滤过液糖浓度超过肾小管最大重吸收能力时,未被重吸收的糖就出现在尿液中,形成尿糖。这时,尿糖浓度与血糖浓度成正比。② 肾血流量,健康人安静时每分钟约有 1 200 mL 血液流经双侧肾,其中约94%的血液供肾皮质层,尿液中葡萄糖含量多少,也取决于肾血流量。③ 肾糖阈,健康人空腹血糖为 3.9~6.1 mmol/L,当血糖浓度超过 8.88 mmol/L 时,尿液中开始出现葡萄糖,此后,随着血糖浓度的增高,尿糖的含量也随之增高。临床上把尿液中出现葡萄糖时的血糖浓度水平,称为肾糖阈值(简称肾糖阈)。肾小球滤过率降低时,肾糖阈增高,在较高的血糖浓度时,也不一定出现尿糖;当肾小管重吸收能力减弱,这时即使血糖浓度在正常或略高的范围时,也可能出现尿糖。

【原理】 采用葡萄糖氧化酶-过氧化物酶法(也称为葡萄糖氧化酶法)。试带模块中含有葡萄糖氧化酶(glucose oxidase,GOD)、过氧化物酶、色素原等。尿葡萄糖经葡萄糖氧化酶催化,生成葡糖糖酸内酯和 H_2O_2,在有过氧化物酶的情况下,以 H_2O_2 为电子受体使色素原氧化成色素呈现颜色变化,颜色深浅与葡萄糖含量成正比。

【方法评价】

(1) 班氏(Benedict)法:是非特异性测定葡萄糖的试验,可检出多种尿糖,简便,但易受其他还原物质干扰,已淘汰。

(2) 试带法:检测特异性强、灵敏度高、简便快速,适用于自动化分析。

(3) 薄层层析法:操作复杂、费时、成本高,多用于临床或基础研究,临床检测中极少用。

【质量控制】

(1) 假阳性:见于尿标本容器残留强氧化性物质如漂白粉、次亚氯酸等或低比重尿等。

(2) 假阴性:尿液含有高浓度酮体、维生素 C、阿司匹林;使用氟化钠保存尿液等。此外,尿液必须新鲜,标本久置,葡萄糖被细菌或细胞酶分解,可引起假阴性。

【参考区间】 阴性。

【临床意义】 主要用于内分泌疾病的诊断,如作为糖尿病的筛检和病情判断的检测指标,但尿糖阳性时,应同时检测血糖,以提高诊断准确性。

（1）血糖增高性糖尿

1）摄入性糖尿：① 摄入增多,摄入大量的糖类食品、饮料、糖液时,可引起血糖短暂性增高而导致糖尿。② 输入性增多,静脉输注高渗葡萄糖溶液后,可引起尿糖增高。

2）应激性糖尿：情绪激动、脑血管意外、颅脑外伤等情况下,出现暂时性高血糖和一过性糖尿。

3）代谢性糖尿：由内分泌失常,糖代谢发生紊乱引起高血糖所致。最常见的是糖尿病：① 尿糖检测是糖尿病诊断、病情判断、治疗效果观察及判断预后的重要指标之一。② 尿糖与血糖检测关系：糖尿病如并发肾小球动脉硬化症,则肾血流量降低,肾小球滤过率降低,肾糖阈增高,此时尽管血糖已超过肾糖阈,尿糖检验仍可呈阴性;轻型糖尿病患者空腹血糖水平可能正常或轻度增高,尿糖检验亦可呈阴性,但进餐后 2 h,由于负载增高,可出现血糖增高,尿糖阳性。

因此,疑为糖尿病时,应该同时检验血糖、尿糖、餐后 2 h 尿糖,还应进一步做糖耐量试验,以明确糖尿病的诊断;对于糖尿病患者而言,尿糖检测无痛苦且廉价,因此,对于已饮食控制尿糖的患者,尿糖检验较为适用,但对胰岛素依赖的患者,尿糖检测结果与血糖的对应性较差,因此宜用血糖监测治疗。

4）内分泌性糖尿：① 甲状腺功能亢进;② 肢端肥大症;③ 嗜铬细胞瘤;④ 库欣综合征(Cushing syndrome)等。

（2）血糖正常性糖尿：又称肾性糖尿(renal glucosuria)。出现糖尿的原因是肾小管对滤过液中葡萄糖重吸收能力降低,肾糖阈降低。见于① 家族性肾性糖尿：如范科尼综合征患者,空腹血糖、糖耐量试验均正常,但由于先天性近曲小管对糖的重吸收功能缺损,空腹尿糖则为阳性。② 新生儿糖尿：由肾小管对葡萄糖重吸收功能还不完善所致。③ 后天获得性肾性糖尿：可见于慢性肾炎、肾病综合征,伴有肾小管损伤者。④ 妊娠期或哺乳期妇女：因细胞外液容量增高,肾滤过率增高而近曲小管的重吸收能力受到抑制,使肾糖阈降低,出现糖尿;但如出现持久且强阳性尿糖时,应进一步检查原因。

（3）其他糖尿：血液中除了葡萄糖外,其他糖类有乳糖、半乳糖、果糖、戊糖、蔗糖等。进食过多或受遗传因素影响,体内糖代谢失调后,亦可使血液中浓度增高,易出现相应的糖尿。

4. 尿酮体　指尿液中的乙酰乙酸(占 20%)、β-羟丁酸(占 78%)及丙酮(占 2%)。酮体(ketone bodies, KET)是机体脂肪氧化代谢产生的中间代谢产物,脂肪经一系列 β-氧化产生乙酰辅酶 A,在肝脏内乙酰辅酶 A 可缩合成乙酰乙酸,后者可被还原成 β-羟丁酸或脱羧后形成丙酮。当糖代谢发生障碍、脂肪分解增高,酮体产生速度超过机体组织利用速度时,可出现酮血症,酮体血浓度一旦超过肾阈值,就可产生酮尿。

【原理】在碱性条件下,模块中主要成分亚硝酸铁氰化钠可与尿液中的乙酰乙酸、丙酮起反应呈现紫色,但不与 β-羟丁酸发生反应。

【方法评价】试带法是常用的尿酮体筛检方法,因试剂和操作的差异,不同试带对丙酮和乙酰乙酸的灵敏度、特异性不同。

【质量控制】

（1）使用新鲜的尿液标本,丙酮在室温下可以快速挥发,乙酰乙酸在菌尿中会被细菌降解。

（2）尿液中含有大量肌酐、肌酸,高色素尿,尿液中含酞、苯丙酮、左旋多巴代谢物时会导致假阳性。

【参考区间】阴性。

【临床意义】

（1）糖尿病酮症酸中毒：由于糖利用减少,分解脂肪产生酮体增加而引起酮症。未控制或治疗不当的糖尿病出现酸中毒或昏迷时,尿酮体检验极有价值。糖尿病酮症酸中毒应与低血糖、心脑疾病酸中毒或高血糖渗透性糖尿病昏迷相鉴别,酮症酸中毒时尿酮体阳性,而后者尿酮体一般不增高。但应注意糖尿病酮症者肾功能严重损伤而肾阈值增高时,尿酮体亦可减少,甚至完全消失。

（2）非糖尿病性酮症：如感染性疾病(肺炎、伤寒、败血症、结核等发热期),严重呕吐、腹泻、长期饥饿、禁食、全身麻醉后等均可出现酮症,这些情况相当常见。妊娠妇女因妊娠反应呕吐、进食少,机体脂肪降解代谢明显增多,易发生酮症而致酮尿。

（3）中毒：如氯仿、乙醚麻醉后、磷中毒等。

（4）服用苯乙双胍(降糖灵)药物时,由于药物有抑制细胞呼吸的作用,可出现血糖正常、尿酮体阳性的现象。

5. 尿胆红素　胆红素(bilirubin)是血红蛋白分解代谢的中间产物,是胆汁的主要成分,其代谢产物有尿

（粪）胆原等。血浆中有 3 种胆红素：未结合胆红素（unconjugated bilirubin，UCB）、结合胆红素（conjugated bilirubin，CB）和 δ-胆红素，以前两者为主。成人每日平均产生 250~350 mg 胆红素，其中约 75% 来自衰老红细胞中血红蛋白的分解，另 25% 主要来自骨髓内未成熟红细胞的分解、其他非血红蛋白的血红素分解。未结合胆红素不溶于水，在血中与蛋白质结合，不能通过肾小球滤膜，入肝后在葡萄糖醛酸转移酶作用下形成葡萄糖醛酸胆红素，即为结合胆红素。结合胆红素分子量小，溶解度高，可通过肾小球滤过膜而由尿中排出。δ-胆红素的反应性与结合胆红素相似，但它是未结合胆红素与白蛋白通过非酶促反应形成的共价结合物，通常在血浆中含量很低。健康人血中结合胆红素含量很低，滤过量极少，因此常规检验时为阴性，当血中结合胆红素增高，超过肾阈值时，结合胆红素即可从尿中排出，形成胆红素尿。

【原理】多采用重氮法，在强酸介质中，结合胆红素与重氮盐发生偶联反应呈现红色，颜色的深浅与胆红素含量成正比，一般作为定性筛检试验。

【方法评价】尿胆红素检验方法及评价见表 7-4。

表 7-4　尿胆红素检验方法及评价

方　法	评　价
重氮法	操作简单，但当维生素 C 浓度达到 1.42 mmol/L 和亚硝酸盐存在时，可抑制重氮反应而呈现假阴性结果
氧化法	哈里森法灵敏度虽高，但操作烦琐

【质量控制】

（1）胆红素在阳光照射下易转变为胆绿素，因此检测时应使用新鲜尿液标本，为避光宜用棕色容器收集标本。维生素 C、亚硝酸盐和某些药物可引起假阴性结果。

（2）规范化操作，做好高、低水平室内质量控制，试带应放于阴凉、干燥处，避光保存。

【参考区间】阴性。

【临床意义】健康人尿胆红素定性试验呈阴性。尿胆红素检测主要用于黄疸的诊断和黄疸类型的鉴别诊断。

（1）胆汁淤积性黄疸（cholestasis jaundice）：又称阻塞性黄疸（obstructive jaundice），因胆汁淤积使胆管内压增高，导致毛细胆管破裂，结合胆红素不能完全排入肠道而逆流入血，并由尿中排出，故尿胆红素阳性。可见于各种原因引起的肝内或肝外、完全或不完全梗阻，如胆石症、胆管癌、胰头癌、原发性胆汁性肝硬化、门静脉周围炎、纤维化及药物所致胆汁淤积等。

（2）肝细胞性黄疸（hepatocellular jaundice）：见于各种肝细胞广泛受损的疾病，如急性黄疸型肝炎、病毒性肝炎、肝硬化、中毒性肝炎、败血症等。肝细胞损伤致使肝细胞对胆红素的摄取、结合、排泄功能受损。肝细胞摄取血浆中未结合胆红素能力降低，使未结合胆红素在血中浓度增高，但受损的肝细胞仍能将未结合胆红素转变为结合胆红素，肝内的结合胆红素一部分经毛细胆管排泄，另一部分经已经损害或坏死的肝细胞反流入血，致血中结合胆红素增多并经肾排出，则尿胆红素试验呈阳性。在病毒性肝炎黄疸前期，当血清总胆红素增高或黄疸不明显时，尿胆红素阳性为最早出现阳性的检测指标之一，尿胆红素的检测有利于病毒性肝炎的早期诊断。

（3）溶血性黄疸（hemolytic jaundice）：是由于大量红细胞被破坏，形成大量未结合胆红素，超过肝细胞的摄取、结合、排泄能力；同时，由溶血造成的贫血、缺氧和红细胞破坏产物的毒性作用，削弱了肝细胞对胆红素的代谢功能，使未结合胆红素在血中潴留而引起黄疸。但未结合胆红素在肝细胞转变为结合胆红素，并经胆管排泄正常，因而血液中并无结合胆红素存在，故尿胆红素阴性。溶血性黄疸可见于各种溶血性疾病。

（4）先天性高胆红素血症：见于① 杜宾-约翰逊综合征，肝细胞结合胆红素及某些阴离子（靛青绿、X 线造影剂）向毛细胆管排泄发生障碍，使血清结合胆红素增多，尿胆红素阳性。② 罗托综合征，肝细胞摄取未结合胆红素和排泄结合胆红素存在先天性障碍，使血液中未结合胆红素及结合胆红素增多，尿胆红素阳性。③ 日尔贝综合征，肝细胞摄取未结合胆红素功能障碍及微粒体内葡萄糖醛酸转移酶不足，使血中未结合胆红素增多，尿胆红素阴性。④ 克里格勒-纳贾尔综合征：肝细胞缺乏葡萄糖醛酸转移酶，致未结合胆红素不能形成结合胆红素，尿胆红素阴性。

6. 尿胆原　　　结合胆红素随胆汁排入肠腔,在肠道细菌的作用下,先脱去葡萄糖醛酸基,再逐步还原为胆素原、尿胆原、粪胆素原等,成为从粪便中排出的主要色素。大部分尿胆原从肠道重吸收经肝转化为结合胆红素再排入肠腔,小部分尿胆原从肾小球滤过进入尿液。无色尿胆原经空气氧化及光线照射后转变成黄色的尿胆素。尿胆红素、尿胆原及尿胆素,俗称尿三胆。由于送检的标本多为新鲜尿标本,尿胆原尚未氧化成尿胆素,故一般检查尿胆红素和尿胆原,又俗称尿二胆。

【原理】一种基于埃利希法原理,尿胆原在酸性溶液中,与对二甲氨基苯甲醛(埃利希试剂)反应,生成樱红色化合物。另一种是在强酸条件下,尿胆原和对-四氧基苯重氮四氟化硼发生重氮盐偶联反应,生成胭脂红色化合物。

【方法评价】埃利希法用于尿胆原定性和定量检验,但不同试带的灵敏度不同。本方法易受多因素影响,如药物、某些内源性的物质等。

【质量控制】

(1)尿胆原排出后易氧化为尿胆素,故应以新鲜尿做及时检验,否则易导致结果假阴性。维生素 C 等还原性物质易抑制埃利希法检测尿胆原。

(2)尿中含有结合胆红素,可干扰尿胆原检测,此时可加氯化钡溶液吸附胆红素,离心沉淀后取上清进行试验。

(3)尿胆原排出量每天波动很大,夜间和上午量少,午后 2~4 时达高峰。同时尿胆原的清除与尿 pH 相关,可嘱患者服碳酸氢钠碱化尿液,收集午后 2~4 时的尿液进行测定,提高尿胆原检出的阳性率。

【参考区间】阴性或弱阳性。

【临床意义】尿胆原已成为尿液分析仪试带法组合检验项目之一。尿胆红素、尿胆原等的检查有助于黄疸的诊断与鉴别诊断(表 7 - 5)。

表 7 - 5　不同类型黄疸的鉴别诊断

标 本	指 标	健康人	溶血性黄疸	肝细胞性黄疸	胆汁淤积性黄疸
血清	总胆红素	正常	增高	增高	增高
	未结合胆红素	正常	明显增高	增高	正常或增高
	结合胆红素	正常	增高/正常	增高	明显增高
尿液	颜色	浅黄	深黄	深黄	深黄
	尿胆原	阴性/弱阳性	强阳性	阳性	阴性
	尿胆素	阴性	阳性	阳性	阴性
	胆红素	阴性	阴性	阳性	强阳性
粪便	颜色	黄褐色	深色	黄褐色/变浅	变浅或白陶土色
	粪胆原	正常	增高	降低/正常	降低/消失

7. 尿血红蛋白　　　血红蛋白为含血红素的色素蛋白,健康人血浆中含有 50 mg/L 游离血红蛋白,尿中无游离血红蛋白。当发生血管内溶血时,红细胞破坏,血红蛋白释放入血液。若超过结合珠蛋白所能结合的量,则血浆存在大量游离血红蛋白,血浆游离血红蛋白可经肾小球滤过,超过肾小管重吸收时随尿液排出,成为血红蛋白尿。其特点为外观呈浓茶色、红葡萄酒色或酱油色,隐血试验阳性。溶血时是否出现血红蛋白尿取决于 3 个因素:血浆游离的血红蛋白、结合珠蛋白和肾小管重吸收能力。

【原理】血红蛋白含有血红素基团,具有过氧化物酶活性,能催化 H_2O_2 作为电子受体使色素原氧化呈色,其呈色深浅与血红蛋白含量成正比。

【方法评价】常用的有邻联甲苯胺法、氨基比林法等,试剂稳定性差,方法特异性较低;试带法试剂稳定,不仅可以与游离血红蛋白反应,也与完整红细胞反应;单克隆抗体法灵敏度高、特异性强,但血红蛋白浓度过高,易出现假阴性现象。

【质量控制】标本应新鲜；尿中白细胞过氧化物酶或其他易热性触酶，可引起假阳性；大量维生素 C 可干扰试验，使某些试带产生假阴性；血红蛋白阳性需要进行显微镜检验。

【参考区间】阴性。

【临床意义】尿血红蛋白测定，有助于辅助诊断泌尿系统疾病和血管内溶血疾病。引起溶血的因素及具体原因见表 7－6。

表 7－6　引起溶血的因素及具体原因

因　素	具　体　原　因
红细胞破坏	心脏瓣膜修复术、大面积烧伤、剧烈运动、急行军、严重肌肉外伤和血管组织损伤
生物因素	疟疾、梭状芽孢杆菌中毒
动植物所致溶血	蛇毒、蜂毒
微血管性溶血性贫血	弥散性血管内凝血
药物作用	阿司匹林、磺胺、非那西宁
免疫因素	血栓性血小板减少性紫癜、阵发性寒冷性血红蛋白尿、血型不合的输血

8. 尿亚硝酸盐（nitrite，NIT）　主要来自病原菌对硝酸盐的还原反应，其次来源于体内的一氧化氮（NO）。体液中内皮细胞、巨噬细胞、粒细胞等使精氨酸在酶的作用下生成 NO，而 NO 极易在体内有氧条件下，氧化成亚硝酸盐和硝酸盐。

【原理】当尿液中有某些细菌时，硝酸盐被还原为亚硝酸盐，可将对氨基苯砷酸重氮化而成重氮盐，后者与萘基乙二胺偶联使模块产生红色。

【方法评价】本试验是尿路感染的过筛试验，阴性不能排除菌尿的可能。检出尿亚硝酸盐阳性有 3 个重要的条件：尿液中的致病菌是否存在硝酸盐还原酶、尿液在膀胱内是否停留足够长的时间（4 h）、尿液中是否存在适量硝酸盐。

【质量控制】

（1）尿液必须新鲜。

（2）大肠埃希菌、变形杆菌、产气杆菌、铜绿假单胞菌及部分厌氧菌等皆含硝酸盐还原酶，可使尿亚硝酸检测呈阳性反应。而球菌（如粪链球菌）缺乏此酶可使检测出现阴性反应。

（3）食物中应含有适量的硝酸盐，如果尿中缺乏硝酸盐，尽管有细菌存在，也可出现假阴性结果。

（4）尿液应在膀胱停留 4 h 以上，使细菌有充分的作用时间，间隔时间过短易呈假阴性反应。故以检测第 1 次晨尿标本为宜。标本放置过久或污染时可导致假阳性结果。

（5）药物因素可影响亚硝酸盐的检测，如使用利尿剂可使尿中亚硝酸含量降低，本试验呈假阴性；硝基呋喃可降低亚硝酸反应的灵敏度；非那吡啶可引起假阳性结果；抗生素抑制细菌的繁殖可导致假阴性结果；大量维生素 C 可出现假阴性结果等。

（6）本试验阴性并不能排除菌尿的可能。亚硝酸试验阳性也不能完全肯定泌尿系统感染，应结合显微镜检验分析结果，综合分析得出正确的判断。

【参考区间】阴性。

【临床意义】目前，亚硝酸盐作为尿液干化学检验项目之一，主要用于尿路感染的快速筛检，与大肠埃希菌感染相关性高，阳性结果常表示有细菌存在，但阳性程度不与细菌数量成正比。单一检测尿亚硝酸盐的影响因素较多，阴性结果不能排除菌尿的可能，阳性结果也不能完全肯定为泌尿系统感染。因此，解释结果时可与白细胞酯酶、尿沉渣显微镜检验结果相结合，综合分析。尿液细菌培养法为确证试验。

9. 白细胞酯酶

【原理】中性粒细胞胞质中含有特异性酯酶，能使试带中吲哚酚酯产生吲哚酚，吲哚酚与重氮盐形成紫红色缩合物，其呈色深浅与中性粒细胞的多少成正比。

【方法评价】灵敏度与特异性较高，但只对粒细胞灵敏，与淋巴细胞不发生反应。

【质量控制】

（1）尿液标本要新鲜，标本久置后白细胞被破坏，可导致试带法与显微镜检验结果差异过大。

（2）阴道分泌物污染或酸性尿液中呈红色或深色的药物或食物，如高浓度胆红素、非那吡啶等，可引起假阳性结果。

（3）尿蛋白>5 g/L、尿葡萄糖>30 g/L、高比重尿液、维生素 C、头孢菌素等会引起假阴性结果。

（4）检测中要注意规范操作和质量控制，白细胞酯酶阳性要进行显微镜检验。

【参考区间】 阴性。

【临床意义】 主要用于泌尿系统感染。肾移植后发生排斥反应时，尿液中以淋巴细胞为主，白细胞酯酶呈阴性，需要用显微镜注意鉴别。

10. 维生素 C

【原理】 还原法，试带模块中含有 2,6-二氯酚靛酚、中性红、亚甲基绿、磷酸二氢钠和磷酸氢二钠。在酸性条件下，维生素 C 能将试带模块中氧化态粉红色的 2,6-二氯酚靛酚还原为无色的 2,6-二氯二对酚胺。呈色反应由绿色或深蓝色至粉红色变化，其呈色深浅反映维生素 C 含量。

【方法评价】 维生素 C 有左旋抗坏血酸（还原型）和左旋脱氢抗坏血酸（氧化型）两种天然形式。试带法只能检测左旋抗坏血酸，灵敏度（一般为 50~100 mg/L）因试带不同而异。

【质量控制】 严格把控试带的质量，由于维生素 C 具有强还原性，对很多项目的结果产生影响。当试带法酮体阳性、葡萄糖阴性，要注意是否因尿维生素 C 浓度过高的影响。

【参考区间】 阴性。

【临床意义】 部分常规尿液标本中可检测出维生素 C，且与外源性摄入有极大相关性。维生素 C 浓度增高可对隐血、血红蛋白、胆红素、葡萄糖、亚硝酸盐试带法反应产生干扰。检测维生素 C 并非用于维生素 C 的定量，而是用于判断试带法其他检测项目是否准确可靠，是否受到维生素 C 的影响，对结果给予正确的分析和评价。

（二）尿蛋白确证试验（磺基水杨酸法）

【原理】 在略低于蛋白质等电点的酸性环境下，磺基水杨酸根离子与蛋白质氨基酸阳离子结合，形成不溶性蛋白盐而沉淀，沉淀的量可反映蛋白质的含量，又称磺柳酸法。

【试剂】 200 g/L 磺基水杨酸溶液。

【器材】 小试管、滴管、吸管、广泛 pH 试纸等。

【操作步骤】

（1）取小试管 2 支，各加新鲜尿液 3~5 mL。

（2）于其中一支试管内滴加 200 g/L 磺基水杨酸溶液 1~2 滴，轻轻混匀，另一支不加试剂作为空白对照，1 min 内观察结果。

（3）结果判断：按表 7-7 判断结果。

表 7-7 磺基水杨酸法尿蛋白定性结果判断与报告方式

结　　果	报 告 方 式	蛋白质含量（g/L）
清晰透明	-	<0.1
轻微浑浊	±	0.05~0.2
白色浑浊，无颗粒	+	约 0.3
浑浊，有颗粒沉淀	++	约 1.0
浑浊，有大量絮状沉淀	+++	约 3.0
浑浊，有大凝块	++++	>5.0

【质量控制】

（1）如出现尿浑浊，应先离心后再取上清液检验。

（2）高 pH 碱性尿液可出现假阴性,试验前应加 5% 乙酸溶液酸化尿液至 pH 5.0 后再做试验。

（3）患者使用有机碘造影剂、大剂量青霉素等导致假阳性;尿中含尿酸或尿酸盐过多时可导致假阳性,但加热后消失。

（4）本法敏感,能检出极微量蛋白,无临床意义。

【参考区间】阴性。

四、方法评价

1. 尿液干化学分析仪

（1）主要优点:标本用量较少(10~20 mL);检测速度快、检测项目多,最快 10 余秒可完成 1 条多联试带 11 个项目的检测;检测准确性、重复性好;适用于大批量普查。

（2）主要不足:不能替代对病理性尿标本的显微镜检验,特别是管型、结晶、上皮细胞、淋巴细胞、单核细胞等其他有形物质;尿蛋白试带以检测白蛋白为主,对球蛋白不敏感,故不适用于肾病患者;易受多种药物或其他外源性物质或人为因素等的干扰,引起检测结果的错误,出现假阳性或假阴性;多联试带成本较高、保存和使用要求高。

2. 尿液干化学分析与显微镜检验结果的比较　尿液干化学分析与传统显微镜检验是两种原理不同的检验技术,在临床上中可能出现化学分析结果与显微镜检验结果不相符的情形。例如:

（1）白细胞

1）分析仪法(+),显微镜检验法(-):可能为尿液在膀胱储存时间过长或其他原因致使白细胞破坏,中性粒细胞酯酶释放到尿中。

2）分析仪法(-),显微镜检验法(+):这种情形多发生在肾移植患者发生排异反应时,尿中以淋巴细胞为主,另外尿液中以单核细胞为主时也会出现此结果,因干化学法检测的是尿中完整的及溶解的中性粒细胞,而与淋巴细胞及单核细胞不起反应,此时,应以显微镜检验为准。

（2）红细胞

1）分析仪法(+),显微镜检验法(-):这种情形是由于尿液中红细胞常被破坏而释放出血红蛋白,多发生于肾病患者,或某些患者尿液中含有对热不稳定的酶、肌红蛋白或菌尿,引起红细胞干化学法测定结果假阳性。将尿液煮沸冷却后再测试可以排除对热不稳定酶的影响。

2）分析仪法(-),显微镜检验法(+):这种情形一般很少,但可发生在尿液中含有大量维生素 C(>100 mg/L)或试带失效时;若使用尿十一联试带,可通过观察维生素 C 的含量来加以判别。

对于上述干化学法与显微镜检验所出现的矛盾,要结合临床综合分析,动态观察,合理解析实验结果。中华医学会经过多次专家研讨,制订了尿液干化学分析仪筛检标准。即:当干化学尿试带质量合格、尿液分析仪运转正常情况下,试验结果中白细胞、红细胞、蛋白及亚硝酸盐全部为阴性时,可以免去显微镜检验,但如果其中有一项阳性结果,必须同时进行显微镜检验。这个筛选条件的基本原则是能筛检出健康人标本,但不遗漏异常标本,避免出现假阴性。若出现假阳性的标本,则可以通过显微镜检验进一步排除,以达到不误诊的目的。

但是这种筛检具有局限性:① 肾科患者尿液不适合干化学检验,而应做湿化学及显微镜检验;② 以镜检有形成分(如结石、结晶等)结果作为诊断依据和观察疗效指标时,上述筛检标准不适用。

第二节　尿液有形成分分析仪检验

视频 7-3
流式细胞术
尿液有形成
分分析

视频 7-4
层流式图像
识别尿液有
形成分分析

尿液有形成分分析仪主要有两大类:第一类是基于流式细胞术尿液有形成分分析仪(视频 7-3);第二类是基于数字影像拍摄技术的尿液有形成分分析仪。其中数字影像拍摄技术又可分为两类:① 层流式图像识别尿液有形成分分析仪,基于层流摄像分析原理(视频 7-4);② 显微镜摄像尿液有形成分分析仪,采用机器视觉技术,模拟人工显微镜检验流程,完成样本的显微镜检验。

一、检测原理

流式细胞术尿液有形成分分析仪多采用电阻抗、荧光染色和光散射原理：尿液中有形成分经荧光色素(如菲啶与羧化氰等)染料染色后，在鞘液的作用下，形成单列，快速通过氩激光检测区，仪器检测荧光、散射光和电阻抗的变化；当仪器在捕获了荧光强度(FI)、前向荧光脉冲宽度(FLW)、前向散射光强度(FSC)、前向散射光脉冲宽度(FSCW)、电阻抗信号后，综合识别和计算得到了相应细胞的大小、长度、体积和染色质长度等资料，并做出红细胞、白细胞、细菌、管型等的散点图及定量报告(图7-4)。

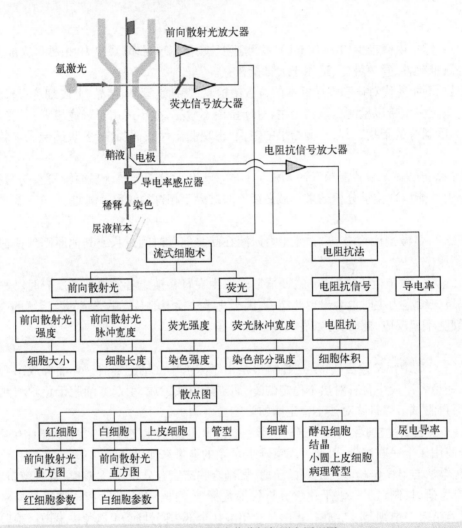

图7-4　尿液有形成分分析仪测定原理图

层流式图像识别尿液有形成分分析仪基于流动式显微成像的原理。样本进入流动池，在鞘液包裹下以单层细胞的厚度流过，然后被高速摄像机拍摄成像。通过人工智能识别技术将拍摄到的图像进行分类，人工核查并重新调整，最后根据影像数量和尿液标本体积来计算出有形成分浓度，结果以每微升含有的个数表示。

显微镜摄像尿液有形成分分析仪检测原理与人工显微镜检验原理基本相似，都是直观地观察有形成分的形态，但它须经过严格的定时、定速离心，留取定量的尿沉渣，由配套动力装置将其移至显微镜载物台上刻有标尺的流动样品池内，通过频闪光源灯、相聚光镜、彩色摄像机等，在计算机显示屏上得到清晰的尿液有形成分画面，再由操作者在屏幕上统计出各种有形成分的数量，由计算机自动换算成每微升单位的数据。同普通光学显微镜方法相比，其分析标准定量、视野清晰、速度快、精确度较高。本节重点介绍流式细胞术尿液有形成分分析仪。

二、检测参数

1. 定量参数　　主要包括红细胞(/μL)、白细胞(/μL)、上皮细胞(/μL)、管型(/μL)、细菌(/μL)。

2. 标记参数　　主要包括病理管型、小圆上皮细胞、类酵母细胞、结晶和精子。

3. 提示信息　　结合检测结果,仪器会有一些提示信息,如红细胞形态提示信息、尿路感染提示信息等。此外,仪器还提供白细胞平均前向散射强度(WBC - MFI)和电导率指标。

三、临床应用

1. 红细胞　　尿沉渣红细胞数量可协助血尿相关疾病的诊断和鉴别诊断,如肾炎、膀胱炎、肾结核、肾结石等;通过动态观察这类患者尿红细胞数量的变化,可以确定患者的治疗效果和判断预后。尿液有形成分分析仪还可提供红细胞形态相关信息,对鉴别血尿来源具有一定的过筛作用。

2. 白细胞　　尿沉渣白细胞数量可协助诊断和鉴别诊断尿路感染、膀胱炎、结核、肿瘤等疾病;动态观察患者尿白细胞数量的变化,有助于确定患者的治疗效果和预后。尿路感染时,患者尿液中除了白细胞数量增多,常同时存在细菌。因此,白细胞、细菌组合检验对尿路感染的诊断有着重要意义。

3. 上皮细胞　　尿液有形成分分析仪能给出上皮细胞的定量结果,并标记出是否含有小圆上皮细胞,但是由于仪器所标识的小圆上皮细胞指细胞大小与白细胞相似或略大、形态较圆的上皮细胞,并不能准确区分肾小管上皮细胞、中层或底层移行上皮细胞,因此,当上皮细胞数量明显增多时,须用显微镜检验尿沉渣进行准确分类。

4. 管型　　正常尿液中,可见极少量的透明管型。管型对诊断肾脏实质性病变有重要价值。由于管型的种类较多,且形态特点各不相同,仪器只能区分出透明管型和病理管型。因此,当仪器标明出现病理管型时,须进一步用显微镜检验尿沉渣进行准确分类。

5. 其他　　流式细胞术尿液有形成分分析仪还能标记类酵母细胞、结晶和精子。结晶的种类较多,其分布区域可能与红细胞有所重叠,如尿酸盐,但因结晶的中心分布不稳定,仪器可据此将它与红细胞区分。当仪器提示有酵母细胞、精子和结晶时,均应离心显微镜检验。电导率反映尿中粒子的电荷,仅代表总粒子中带电荷的部分即电解质,与反映尿液中粒子总数量的尿渗量既有关系又有差别。患者尿液电导率长期偏高表明尿液中存在大量易形成结石的电解质,应警惕发生结石的可能。

四、尿液有形成分分析与显微镜检验

尿液有形成分显微镜检验方法是传统手工操作方法,各环节难以进行控制和定量化报告,致使尿液有形成分检验方法标准化进程缓慢。

基于数字影像拍摄技术的尿液有形成分分析仪通过定量留取尿液,以标准单位定量报告,同显微镜检验方法相比,它的分析标准定量、视野清晰、精确度较高,但许多步骤仍需要人为操作,故仍可能存在人为误差,拍摄图片的清晰度直接影响检测结果。

流式细胞术尿液有形成分分析仪,尿液不需要离心,标本用量少,检测细胞多,检测速度快,检测总粒子范围大,每一标本检测步骤模式一致,且易于质量控制和标准化,因而检测精确度较高。但是,目前尚不能检出阴道毛滴虫、胱氨酸、脂肪滴或药物结晶等,也不能鉴别异常细胞,大量细菌、酵母菌还会干扰计数,上皮细胞干扰管型计数,对影红细胞容易漏诊,尤其不能明确病理管型的分类。因此,流式细胞术尿液有形成分分析仪还不能完全取代显微镜检验。此外,国内尚未建立公认的有形成分分析检验结果的参考区间,其临床实际应用价值尚需要更多的临床实践。

(虞培娟　李晓晨　程菁祎)

第三节　尿液分析仪检验质量控制

随着自动化检验仪器的快速发展,自动化尿液干化学分析仪与尿液有形成分分析仪广泛应用于各个医院的尿常规检验,不但提高了检测速度、增加了检验项目,而且结果精度好、重复性高。但自动化技术也有其不足之

处,如对少数特殊细胞、管型、结晶、肿瘤细胞的鉴别难度较大,影响尿液成分的因素较多,容易产生假阳性或假阴性的结果。因此,尿液分析仪检验的质量控制变得尤为重要,尿液的质量控制应贯穿于整个检验过程,尽可能地控制好分析前、分析中、分析后的各个环节。

一、分析前质量控制

检验前质量控制是整个分析过程的先决条件和保证,指从医生申请检验项目起至将尿液送到检验科这一段时间的质量控制,包括诸多环节。

1. 检验科与临床建立良好的沟通 　检验前标本采集的质量控制是全面质量管理的第一个环节,实验室应制订正确的收集和处理尿液标本的指导手册,并向临床或患者告知,发放到医护人员手上,并做好对医护人员、转运中心甚至患者的宣传工作,定期对其进行培训,讲解尿液标本采集的注意事项及要求;实验室检验人员应了解患者的饮食、用药情况(如维生素 C 可影响尿葡萄糖等的检测、青霉素影响尿蛋白的检测)、生理状态及生活习惯,医护人员如有特殊要求应提前与实验室联系并在标本的容器上做好明确的标记,实验室与临床共同配合保证标本采集的质量。

2. 标本运送、接收与拒收 　标本采集后应尽快送检,尿标本一般在采集后 2 h 内分析完毕,对于一些不能及时检验的标本应进行适当的处理和保存,以降低对检测结果的影响。尿液标本放置过久对尿液理化性质的影响见表 7-8,尽量减少运送环节和储存时间,标本运送应有专人、专业和制度约束。建立完善的标本接收程序和登记制度、制订不合格标本的处理措施。

表 7-8 尿液标本放置过久对尿液理化性质的影响

理化性质	变　化	原　　　因
透明度	降低	细菌繁殖、溶质析出如结晶和无定形物质
气味	增长	细菌繁殖或分解尿素形成氨
pH	增高	因细菌分解尿素形成氨、CO_2 挥发
pH	降低	细菌或酵母菌分解葡萄糖为代谢性酸性类物质
葡萄糖	减少	细胞或细菌分解利用糖所致
酮体	减少	丙酮挥发
尿胆原	减少	氧化为尿胆素
胆红素	减少	光氧化作用转变为胆绿素、水解为游离胆红素
亚硝酸盐	增加	体外细菌繁殖

3. 标本的唯一标识及条形码管理系统 　尿液标本错调是尿液检验常见的差错,因此样本采集后必须有唯一的标识,防止患者之间标本的错调,最好采用条形码管理系统,条形码包括患者姓名、住院号、检验项目等基本信息,可以实时监控和追踪标本转运,持续改进不合理的环节,增加工作效率。

4. 实验室检验人员准备 　由于不同厂家和不同类型仪器有不同的要求,实验室检验人员必须熟悉尿液分析仪的工作原理和标准操作规程。

二、分析中质量控制

分析中质量控制是从标本接收开始,包括仪器的性能验证、尿液有形成分分析仪的显微镜检验规则、室内质量控制等。

(一)仪器的性能验证

尿液干化学分析仪性能验证的内容至少应包括阴性和阳性符合率。

1. 尿液干化学分析仪性能验证 　使用标准参考溶液或质控品重复检测 10 次,检测结果与靶值相差同向不超过一个量级,且阳性不能为阴性,阴性不能为阳性。

2. 尿液有形成分分析仪性能验证内容　　至少应包括精密度、携带污染率和可报告范围。

（1）精密度：将标本或质控品重复检测 20 次，计算 CV 值是否在要求范围内。

（2）携带污染率：用于评价高浓度标本是否对低浓度标本测定产生影响的评价指标。选择较高浓度的尿液或质控品，测定 3 次，再选择阴性尿液标本或质控品，测定 3 次。用公式计算携带污染率是否在要求范围内。

（3）可报告范围：分别选取一份接近预期上限的高浓度（H）红、白细胞尿液标本，对样本进行一定倍数稀释，每个浓度测定 2 次，取其平均值作为实测值，应用统计软件对各标本的实测值和理论值进行回归分析。临床可报告范围（clinical reportable range，CRR）＝线性范围×最大稀释倍数。

（二）尿液有形成分分析仪的显微镜检验规则

原则上尿液样品应全部进行显微镜有形成分检验，因实际工作中标本量大、显微镜有形成分检验烦琐、需要及时审核检验报告等，无法做到对每份尿液标本均进行显微镜有形成分检验，如使用自动化仪器做有形成分筛检，实验室应制订尿液有形成分分析的显微镜复检标准，并进行验证：① 明确显微镜复检程序制订的依据、方法；② 规定验证方法及标准，对复检程序进行验证，假阴性率应≤5%。对触发规则的尿液标本应进行显微镜检验，保证尿液的检验质量。存在以下情况原则上应进行显微镜检验：

1. 医生提出要求　　鉴别红细胞形态有助于判断血尿是肾小球源性还是非肾小球源性，因此泌尿外科及肾内科医生往往要求显微镜检验红细胞的形态；或者检验结果与患者临床症状不符时，医生对检验结果质疑，要求复查。检验科医生需要通过显微镜检验以确定发出结果的准确性。

2. 某些疾病　　泌尿系统疾病患者、糖尿病患者、应用免疫抑制剂患者等很多疾病的不同状态都能影响尿液组成的复杂性，尤其是泌尿系统疾病的患者，准确的尿液分析结果能对肾脏的损伤程度、感染的急慢性、红细胞来源等给出一定提示。

3. 其他　　符合实验室制订的显微镜检验规则。

（三）室内质量控制

室内质量控制是对仪器状态、试剂质量、标本自身状况的全面监控，通过失控与否分析并排除来自仪器、试剂、标本的错误。

尿液干化学检验应至少使用阴性和阳性质控品进行室内质量控制，每个工作日至少检测 1 次，偏差不超过 1 个等级，且阴性不可为阳性，阳性不可为阴性。

尿液有形成分分析仪红细胞、白细胞计数检验项目，可参照《临床实验室定量测定室内质量控制指南》（GB/T 20468—2006）进行室内质量控制。应至少使用 2 个浓度水平（正常和异常水平）的质控品，每个检测日至少检测 1 次，应至少使用 1_{3s}、2_{2s} 失控规则。

质量控制失控受多种因素的影响，包括操作上的失误，试剂、校准物、质控品的失效，仪器维护不良以及采用的质量控制规则、控制限范围不恰当等。当出现失控时，应及时查找失控原因，采取相应的纠正措施，纠偏后做好记录。出现质量控制失控现象时，可以采用如下步骤去寻找原因：① 立即重测同一质控品，此步骤主要是以查明质控品的原因，另外，这一步还可以查出偶然误差，如是偶然误差，则重测的结果应在允许范围内（在控）；② 如果重测结果仍不在允许范围内，则新开一瓶质控品，重测质控项目，如果在控，说明原来那瓶质控品失效或变质；③ 如果重测结果仍不在允许范围内，则更换新试剂，重测质控项目，如果在控，说明原来的试剂失效或变质；④ 如果重测结果仍不在允许范围内，则进行仪器维护，可通过清洗检测孔等手段清洗仪器后再测质控品，如仍不能纠偏应联系厂家工程师。

（四）室内比对

室内比对应符合如下要求：① 检查同一项目的不同方法、不同检测系统时应至少 6 个月进行结果的比对；尿液分析仪的比对应在确认分析系统有效性及其性能指标符合要求后，至少使用 5 份临床样品（含正常和异常水平）进行比对；定性检测偏差应不超过 1 个等级，且阴性不可为阳性，阳性不可为阴性；尿液干化学分析仪、尿液有形成分分析仪如型号不同，则不宜比对。② 对于尿液中有形成分检验，尿液干化学分析仪、尿液有形成分分析仪、尿液有形成分显微镜检验之间不宜进行比对。③ 应定期（至少每 6 个月 1 次，每次至少 5 份临床样品）进行形态学检验人员的结果比对、考核并记录。④ 比对记录应由实验室负责人审核并签字，并应保留至少 2 年。

（五）室间质评

实验室至少每半年参加国家级或省级质评机构的室间质量评价(室间质评)，国际权威机构或仪器生产厂家组织的能力比对在条件允许时也可以参加，应达到合格水平或符合比对要求。如出现失控，应有详细的失控报告记录，内容包括失控情况的描述、核查方法、原因分析、纠正措施、纠正结果等。所有质量控制结果记录至少保存2年。

尿液有形成分室间质评一般是通过阅读有形成分的图片形式进行，卫生健康委临床检验中心通过提供尿液有形成分图片考核实验室的形态学水平，一般6个月一次，实验室通过网络回报判断结果。国内尚未开展尿液有形成分计数的室间质量评价，一般通过与其他实验室同型号仪器的比对的方式确定检验结果的可接受性。应满足如下要求：① 规定比对实验室的选择原则；② 至少5份，包括正常和异常水平；③ 频率：至少每年2次；④ 判定标准：应有≥80%的结果符合要求。

三、分析后质量控制

分析后阶段包括系统性的评审、规范报告的格式、授权发布、结果的报告与解释、检验样品的储存与处理等。

实验室检验人员认真履行实验室的岗位职责，掌握各项尿液有形成分的形态特征、参考区间和临床意义，认真分析和核对检验结果，常规尿液分析的理化检验结果与有形成分及显微镜检验结果相互参照、相互印证，严格按照实验室制订的报告审核、显微镜复检和签发程序签发报告。在此基础上，强化检验结果的分析比较，分析各参数之间的关系，并与临床资料分析比较，发现临床诊断和检验结果如有矛盾，及时复查与分析(表7-9)，仍有疑问时联系临床医生，探讨可能导致的原因。做好检验结果的备份、记录，定期进行回顾性阶段性资料分析。

表7-9 尿液干化学分析仪与显微镜检验结果不一致的原因分析

项 目	干化学法	显微镜法	原 因
隐 血	−	+	维生素C(>100 mg/L)，或试带失效
	+	−	红细胞被破坏(如肾脏疾病、标本久置)，或肌红蛋白尿等
白细胞	−	+	肾移植排斥反应，淋巴细胞增加
	+	−	粒细胞被破坏，特异性酯酶释放如尿液

四、实验室信息系统

建立完善的信息系统，实现检验的全过程管理，可以方便地对质量管理记录进行规范化管理，对检验过程的每一个环节都进行了控制，每一步操作在记录里都有据可查，特殊的操作还有备案，防止不规范操作的发生。双向传输的应用有利于降低标本传递人为差错，避免错编、漏编、标本与申请单不符等情况，减少患者由于担心错误标本而产生疑问甚至因此而带来医疗纠纷。

（虞培娟 李晓晨）

【案例】

1. 尿路感染

· 案例经过·患者，女，41岁。因"腰痛1周，发热4天"于2018年09月06日09时(门诊)入院。1周前患者因劳累后感腰痛，未予以重视及诊治，4天前患者出现发热，热峰38.2℃，伴尿频，无尿急、尿痛，无畏寒出汗、无咳嗽咳痰、无胸闷气急、无腹痛腹泻等不适，自于家中口服"布洛芬"治疗后体温未见下降，并出现寒战、头晕等不适，遂至苏州大学附属第二医院急诊就诊。体格检查：体温40.0℃，心率121次/分，血压120/70 mmHg，脉氧96%，右肾叩击痛阳性。

· 实验室检查·主要检验结果见图7-5、图7-6。

门诊

苏州大学附属第二医院检验报告单
NO.

| 姓 名 | | 性别 | 女 | 年龄 | 41岁 | 样本类型 | 血液 |
| 门诊号 | | 科室 | 急诊内科 | | | 备注 | |

检验项目	结果	参考范围	单位	检验项目	结果	参考范围	单位
1 白细胞计数	7.7	3.5~9.5	10^9/L	14 RBC分布宽度SD	41.7	35.1~46.3	%
2 淋巴细胞比率	4.0 ↓	20.0~50.0	%	15 淋巴细胞数	0.3 ↓	1.1~3.2	10^9/L
3 单核细胞比率	4.8	3.0~10.0	%	16 单核细胞数	0.4	0.1~0.6	10^9/L
4 中性粒细胞比率	91.0 ↑	40.0~75.0	%	17 中性粒细胞数	7.0 ↑	1.8~6.3	10^9/L
5 嗜酸粒细胞比率	0.0 ↓	0.4~8.0	%	18 嗜酸粒细胞数	0.00 ↓	0.02~0.52	10^9/L
6 嗜碱粒细胞比率	0.2	0.0~1.0	%	19 嗜碱粒细胞数	0.02	0.00~0.06	10^9/L
7 红细胞计数	3.77 ↓	3.80~5.10	10^12/L	20 血小板计数	110 ↓	125~350	10^9/L
8 血红蛋白	121	115~150	g/L	21 血小板压积	0.083 ↓	0.108~0.282	%
9 红细胞压积	37.7	35.0~45.0	%	22 平均血小板体积	7.6 ↓	9.0~13.0	fL
10 平均红细胞体积	100.0	82.0~100.0	fL	23 血小板分布宽度	15.4	9.0~17.0	fL
11 平均血红蛋白含量	32.1	27.0~34.0	pg	24 大血小板比率	10.7 ↓	13.0~43.0	%
12 平均血红蛋白浓度	322	316~354	g/L	25 快速C反应蛋白	45.4 ↑	0.0~10.0	mg/L
13 RBC分布宽度CV	12.0	11.0~14.5	%				

| 申请医生 | 检验者 | 审核者 |
| 采样时间 | 接收时间 | 报告时间 |

※此结果仅对所做样本负责。[WEB]※

图7-5 血常规检验结果

门诊

苏州大学附属第二医院检验报告单
NO.

| 姓 名 | | 性别 | 女 | 年龄 | 41岁 | 样本类型 | 尿液 |
| 门诊号 | | 科室 | 急诊内科 | | | 备注 | 已镜检 |

检验项目	结果	参考范围	单位	检验项目	结果	参考范围	单位
1 颜色	黄色	黄		17 非鳞状上皮细胞	3	0~6	/μl
2 浑浊度	浑浊	清		18 黏液丝	1	0~28	/ul
3 尿酸碱度	7.0	5.4~8.4		19 透明管型	0	0~1	/LPF
4 尿比重	1.015	1.003~1.030		20 颗粒管型	0	0~0	/LPF
5 葡萄糖	—	阴性		21 细胞管型	0	0~0	/LPF
6 尿蛋白	2+	阴性		22 脂肪管型	0	0~0	/LPF
7 尿隐血	3+	阴性		23 蜡样管型	0	0~0	/LPF
8 尿白细胞酯酶	3+	阴性		24 其他结晶	0		
9 尿亚硝酸盐	+	阴性		25 芽殖酵母	0	0~0	/μl
10 尿酮体	1+	阴性		26 细菌	满视野 ↑	0~7	/ul
11 尿胆红素	—	阴性		27 尿酸结晶	0		/μl
12 尿胆原	—	阴性		28 草酸钙结晶	0		/μl
13 维生素C	0.0	0.0~0.6	mmol/L	29 精子	0	0~0	/ul
14 红细胞	28 ↑	0~17	/μl	30 滴虫	0		
15 白细胞	3300 ↑	0~28	/μl	31 宽管型	0	0~0	/LPF
16 鳞状上皮细胞	16	0~28	/μl				

| 申请医生 | 检验者 | 审核者 |
| 采样时间 | 接收时间 | 报告时间 |

※此结果仅对所做样本负责。[WEB]※

图7-6 尿液检验结果

·案例分析·患者主诉腰痛,且发热、体格检查右肾叩击痛、尿常规检验白细胞酯酶3+,高度考虑肾盂肾炎。肾盂肾炎属于上尿路感染,是各种病原微生物在尿路中生长、繁殖而引起的炎症性疾病,多见于育龄期妇女、老年人、免疫力低下及尿路畸形者。临床表现与感染程度有关,通常起病较急。① 全身症状:发热、寒战、头痛、全身酸痛、恶心、呕吐等,体温多在38.0℃以上。多为弛张热,也可呈稽留热或间歇热。② 泌尿系统症状:尿频、尿急、尿痛、排尿困难、下腹部疼痛、腰痛等。腰痛程度不一,多为钝痛或酸痛。部分患者膀胱刺激症状不典型或缺如。③ 体格检查:除发热、心动过速和全身肌肉压痛外,还可发现一侧或两侧肋脊角或输尿管点压痛和(或)肾区叩击痛。本案例患者属于育龄期妇女,临床表现为发热,且热峰38.2℃,劳累后感腰痛,肾区叩击痛,患者临床表现符合肾盂肾炎的疾病特征。

本案例患者C反应蛋白升高,有白细胞尿,血常规无明显异常,为明确诊断,应进一步完善血液学、细菌学、影像学等相关检查,可检测肾功能、肾小球滤过率,明确肾功能是否受损;进行中段尿培养,提供病原学及药敏证据;影像学检查B超等,了解尿路情况,及时发现有无尿路结石、梗阻、反流、畸形等导致尿路感染反复发作的因素。

进一步检查结果:患者肾+输尿管B超示双肾未见明显异常;双侧输尿管上段未见扩张。中段尿培养结果(图7-7):培养48 h菌落计数<100 cfu/mL;尿支原体培养示脲支原体>1万/μL。

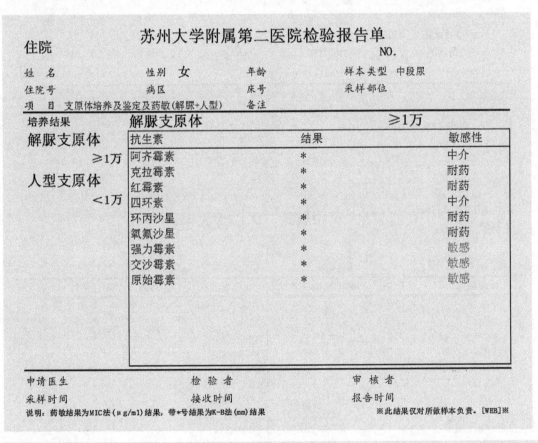

图7-7 中段尿培养结果

需要与以下疾病进行鉴别诊断:

(1)尿道综合征:常见于女性患者,有尿频、尿急、尿痛及排尿不适等尿路刺激症状,但多次检验均无真性细菌尿。部分可能由逼尿肌与膀胱括约肌功能不协调、妇科或肛周疾病、神经焦虑等引起,查尿常规正常,中段尿培养阴性,抗感染治疗无效,该患者尿常规指标异常,抗感染治疗有效,故排除。

(2)肾结核:膀胱刺激症状更为明显,一般抗生素治疗无效,尿沉渣可找到抗酸杆菌,尿培养结核杆菌阳性,患者膀胱刺激症状不明显且抗生素治疗有效,故排除。

(3)慢性肾小球肾炎:慢性肾小球肾炎患者一般有长期蛋白尿、血尿及水肿病史,与本案例临床表现不符,故排除。

（4）泌尿系结石：临床表现为突发腰痛，伴排尿不适、肉眼血尿等症状，尿检可见血尿、白细胞尿等尿检异常，本案例虽有腰痛，本案例患者 B 超示双肾未见明显异常，双侧输尿管上下段未见扩张，故排除。

· 案例小结 · 肾盂肾炎，由于病原微生物感染患者出现发热、寒战、头晕等全身症状，腰部不适，尿液支原体培养阳性，结合临床资料诊断为肾盂肾炎。

2. 肾病综合征

· 案例经过 · 患者，男，67 岁。因"发现双下肢水肿伴间断泡沫尿 20 余天"于 2018 年 08 月 02 日 14 时（门诊）入院。患者 2008 年前因外伤就诊于苏州大学附属第二医院，诊断"右颞叶脑挫伤、多发肋骨骨折、右桡骨远端骨折、右颞顶头皮血肿"，经治疗好转，现无后遗症。患者 40 余年前诊断为"急性黄疸性肝炎、猩红热"；患者 20 余天前劳累后出现双足水肿，休息后水肿无缓解，渐累及双下肢。2018 年 07 月 14 日，患者出现泡沫尿，其后泡沫尿间断出现。患者自发病以来无发热、寒战，无头晕、头痛，无咳嗽、咳痰及胸闷，无夜尿增多，无腰背疼痛，无尿频、尿急、尿痛，尿色无改变，睡眠饮食可，体重增加 4 kg。体格检查：神清，精神可，两肺呼吸音清、未闻及明显干湿性啰音，心率 85 次/分，律齐，未及病理性杂音，腹部叩诊浊音，移动性浊音阳性。双下肢水肿。

· 实验室检查 · 尿液检验结果见图 7-8，尿常规提示尿蛋白 3+。

苏州大学附属第二医院检验报告单

住院　　　　　　　　　　　　　　　　　　　　　　　　　　　　NO.

姓　名		性别	男	年龄	68岁	样本类型	尿液		
住院号		病区		床号		备注	已镜检		

检验项目	结果	参考范围	单位	检验项目	结果	参考范围	单位
1 电导率	8.1	3.0～39.0	mS/cm	17 小圆上皮	4.0	0.0～4.1	/μl
2 颜色	黄色	黄		18 黏液丝	2	0～7	/μl
3 浑浊度	清晰	清		19 管型	1.2	0.0～2.3	/μl
4 尿酸碱度	6.0	5.4～8.4		20 病理管型	0.3	0.0～0.5	/μl
5 尿比重	1.019	1.003～1.030		21 结晶	0	0～0.3	/μl
6 葡萄糖	－	阴性		22 细菌	154 ↑	0～111	/μl
7 尿蛋白	3+	阴性		23 类酵母细胞	未见	0～1	/μl
8 尿隐血	1+	阴性		24 红细胞形态信息	未提示		
9 尿白细胞酯酶	－	阴性					
10 尿亚硝酸盐	－	阴性					
11 尿酮体	－	阴性					
12 尿胆红素	－	阴性					
13 尿胆原	－	阴性					
14 红细胞	11	0～13	/μl				
15 白细胞	13 ↑	0～9	/μl				
16 上皮细胞	13 ↑	0～6	/μl				

申请医生	检验者	审核者
采样时间	接收时间	报告时间

※此结果仅对所做样本负责。[WEB]※

图 7-8　尿液检验结果

· 案例分析 · 患者老年男性，急性起病，劳累后出现双足水肿，休息后水肿无缓解，渐累及双下肢，患者有泡沫尿，根据患者年龄、主诉、症状及初步的实验室检查怀疑肾病综合征。肾病综合征诊断标准为：① 尿蛋白大于 3.5 g/d；② 血浆白蛋白低于 30 g/L；③ 水肿；④ 高脂血症。其中①②两项为诊断所必需。依据肾病综合征的诊断标准，患者需要进一步检验 24 h 尿蛋白、血浆白蛋白、血脂、血白蛋白电泳等相关指标。

患者血清生化、尿蛋白定量检测结果见图 7-9、图 7-10，其中 24 h 尿蛋白定量 6.48 g、血清白蛋白 13 g/L、总胆固醇 9.16 mmol/L，符合肾病综合征的诊断标准中的四项，因此临床结合实验室数据，诊断"肾病综合征"明确。

苏州大学附属第二医院检验报告单

住院 NO.

姓 名		性 别		年 龄		样本类型 血清			
住院号		病区		床号		备注			

检验项目	结果		参考范围	单位	检验项目	结果		参考范围	单位
1 总胆红素	2.6	↓	3.5～20.5	μmol/L	21 葡萄糖	4.53		3.89～6.11	mmol/L
2 直接胆红素	1.2		0.0～6.8	μmol/L	22 总胆固醇	9.16	↑	0.00～5.69	mmol/L
3 间接胆红素	1.4		0.0～15.0	μmol/L	23 甘油三酯	1.47		0.30～1.70	mmol/L
4 总蛋白	31.2	↓	60.0～83.0	g/L	24 高密度脂蛋白	1.12		0.90～2.20	mmol/L
5 白蛋白	13.0	↓	35.0～50.0	g/L	25 低密度脂蛋白	7.36	↑	0.20～3.10	mmol/L
6 球蛋白	18.2	↓	25.0～35.0	g/L	26 极低密度脂蛋白	0.68		0.00～0.78	mmol/L
7 白球比例	0.71	↓	1.00～2.50		27 钙	1.73	↓	2.00～2.70	mmol/L
8 丙氨酸氨基转移酶	52	↑	4～43	U/L	28 镁	0.74		0.70～1.20	mmol/L
9 天门冬氨酸氨基转移酶	51	↑	7～38	U/L	29 磷	1.16		0.81～1.55	mmol/L
10 碱性磷酸酶	102		45～135	U/L	30 钾	3.97		3.50～5.50	mmol/L
11 γ-谷氨酰转移酶	71	↑	11～50	U/L	31 钠	144.0		135.0～145.0	mmol/L
12 肌酸激酶	80		38～174	U/L	32 氯	102.5		98.0～108.0	mmol/L
13 α-羟丁酸脱氢酶	149		72～182	U/L	33 总二氧化碳	27.8		22.0～29.0	mmol/L
14 乳酸脱氢酶	198		109～245	U/L	34 淀粉酶	29		25～104	U/L
15 胆碱酯酶	10297		5000～12000	U/L	35 腺苷脱氨酶	12		0～25	U/L
16 前白蛋白	0.05	↓	0.20～0.40	g/L	36 脂肪酶	14		<60	U/L
17 C反应蛋白	5.5		0.0～10.0	mg/L	37 总胆汁酸	0.58		0.00～9.67	μmol/L
18 尿素	5.1		2.8～7.1	mmol/L					
19 肌酐	67		59～104	μmol/L					
20 尿酸	361		89～420	μmol/L					

申请医生	检验者	审核者
采样时间	接收时间	报告时间

※此结果仅对所做样本负责。[WEB]※

图7-9　血清生化检测结果

苏州大学附属第二医院检验报告单

住院 NO.

姓 名		性 别		年 龄		样本类型 尿液	
住院号		病区		床号		备注 已复检	

检验项目	结果		参考范围	单位
1 尿微量白蛋白	4580.0	↑	<20.0	mg/L
2 肌酐	7255		6200～13300	μmol/L
3 尿微量白蛋白肌酐比	5581.2	↑	0～15.9	mg/g
4 尿蛋白	6543	↑	0～120	mg/L
5 24小时尿量	990			ml
6 24小时尿微量白蛋白	4534.20	↑	<30.0	mg/24h尿
7 24小时尿蛋白	6.48	↑	0.00～0.15	g/24h尿
8 24小时尿肌酐	7.18		5.3～22.1	mmol/24h尿

申请医生	检验者	审核者
采样时间	接收时间	报告时间

※此结果仅对所做样本负责。[WEB]※

图7-10　尿蛋白定量检测结果

诊断明确后,还需要确定病因,诊断原发性肾病需要排除继发性肾病和遗传性疾病,主要应排除以下几种疾病:

(1)系统性红斑狼疮肾炎:好发于育龄期女性,典型表现为颜面部蝶形红斑、光过敏、关节痛等表现,有多系统多器官受损表现,多种自身抗体指标节疼痛,可行自身抗体初筛排查。患者男性,且自身抗体阴性故排除。肾穿病理是否有"满堂亮"等特征性表现也是重要鉴别诊断依据。

(2)过敏性紫癜肾炎:好发于青少年,可伴关节痛、腹痛及黑便,多在皮疹出现后1~4周出现血尿和(或)蛋白尿。患者老年男性,无关节痛,腹痛及黑便表现,无皮疹,故此病基本可排除。

(3)乙肝病毒相关性肾炎:患者既往无乙肝病史,行乙肝抗体测定,肾穿刺病理中发现乙肝病毒抗原则支持此病。

(4)遗传性肾病:如奥尔波特综合征(Alport综合征)等,患者无阳性家族史,可排除。

(5)糖尿病肾病:好发于中老年,肾病综合征常见于病程10年以上的糖尿病患者。早期可发现尿微量蛋白排出增加,以后逐渐发展成大量蛋白尿甚至肾病综合征的表现。糖尿病病史及特征性眼部改变有助于鉴别诊断。患者虽是老年男性,尿微量白蛋白增加,但血糖正常,且无糖尿病病史,故排除。

(6)肾淀粉样变性:好发于中老年,肾淀粉样变性是全身多器官受累的一部分。原发性淀粉样变性主要累及心、肾、消化道(包括舌)、皮肤和神经;继发性淀粉样变性常继发于慢性化脓性感染、结核、恶性肿瘤等疾病,主要累及肾脏、肝和脾等器官。肾受累时体积增大,常出现肾病综合征症状。肾淀粉样变性常需要肾活检确诊。

(7)骨髓瘤性肾病:好发于中老年,男性多见,患者可有多发性骨髓瘤的特征性临床表现,如骨痛、血清球蛋白增高、蛋白电泳M带及尿本周蛋白阳性,骨髓象显示浆细胞异常增生(占有核细胞的15%以上),并伴有质的改变。多发性骨髓瘤累及肾小球时可出现肾病综合征。该患者无骨痛、血清球蛋白未见增高、蛋白电泳无M带,故排除骨髓瘤性肾病。

最后,患者行肾穿刺活检,病理提示微小病变。

·案例小结·肾病综合征患者,水肿,24 h尿蛋白定量大于3.5 g/d,血浆白蛋白低于30 g/L,高血脂,肾穿刺活检病理提示微小病变,根据患者年龄、主诉、症状及实验室检查明确诊断肾病综合征(微小病变性肾病)。

(李晓晨)

第三篇

其他排泄物、分泌物和体腔液检验

第八章 粪便检验

粪便(feces)是食物在体内被消化吸收营养成分后剩余的产物。粪便主要成分有：① 未被消化的食物残渣，如淀粉颗粒、肉类纤维、植物细胞、纤维等。② 已经被消化但未被吸收的食糜。③ 消化道分泌物，如酶、胆色素、黏液和无机盐等。④ 食物分解产物，如靛基质、粪臭素等。⑤ 肠道脱落的上皮细胞。⑥ 细菌等。粪便检验包括理学、化学和显微镜检验。粪便检验对下消化道炎症、出血鉴别、寄生虫感染、肿瘤筛查、胃肠道吸收与消化功能和黄疸的鉴别都有重要价值。

第一节 粪便标本采集

一、粪便标本采集方法

粪便标本的采集直接影响检验结果的准确性，粪便标本的采集方法因检测目的的不同而有所差别。

（一）采集容器

应使用一次性无吸水性、无渗漏、有盖、无污染物的干净容器，容器大小应适宜(图8-1)；细菌培养标本容器应无菌；容器标记要明显。

（二）一般检验

（1）留取指头大小约5g新鲜粪便即可，放入干燥、清洁、无吸水性的有盖容器内送检。

（2）粪便标本应选择其中脓血黏液等病理成分检验，外观无异常的粪便必须从表面、深处、粪端等多处取材。采集标本后，应在1h内完成检验，否则可因pH和消化酶等影响而使粪便中细胞成分破坏分解。

（3）粪便隐血试验前应告知患者于收集标本前3天起禁食动物性食物并禁服铁剂及维生素C等干扰检测的药物（如用免疫法则无须如此）。连续检验3天，并选取外表和内层粪便。收集标本后须立即送检，以免因长时间放置使隐血反应的敏感度降低。

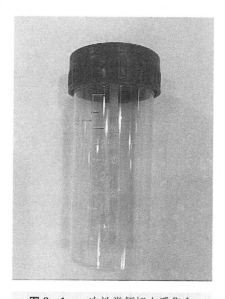

图8-1 一次性粪便标本采集盒

（三）寄生虫检验

1. 检查蛲虫　需要用透明薄膜拭子或棉拭子，在清晨排便前于肛门皱襞处拭取粪便，并立即送检。

2. 检查阿米巴滋养体　从粪便脓血和稀软部分取材，立即送检；运送及检查时均需保温，保持滋养体活力以利于检出。

3. 检查血吸虫　毛蚴孵化需要留取的新鲜粪便不少于30g，必要时取全份标本送检；如查寄生虫虫体及做虫卵计数时，应采集24h粪便。

4. 检查原虫和某些蠕虫　有周期性排卵现象，未查到寄生虫和虫卵时，应连续送检3天，以免漏检。

（四）微生物检验

粪便微生物检验用的标本应全部无菌操作收集，并收集于灭菌封口的容器如无菌杯内，勿混入消毒剂及其他化学药品，并须立即显微镜检验或接种。

（五）其他检验

1. 脂肪定量试验　先定量给予脂肪膳食，每天50~150g，连续6天，从第3天起开始收集72h内的粪便，将收集的标本混合称量，从中取出60g左右送检。如用简易法，可在正常膳食情况下收集24h标本，混合后称量，从中取出60g粪便送检。

2. 粪胆原定量试验　应连续收集3天粪便，每天混匀称重，取约20g送检。

二、检验后粪便标本处理

1. 盛器为纸类物质　检验完毕后应用火焚毁。

2. 盛器为瓷器、玻璃等器皿　使用后先浸入消毒液(如 0.5% 过氧乙酸、5% 甲酚皂液等)浸泡消毒 12~24 h 后再处理或送医疗垃圾站统一处理,并要做好记录。

三、粪便检验质量控制

1. 标本要求　粪便检验标本采集及送检正确与否,直接影响检验结果的准确性。应根据检验目的选择最有价值的标本,如选择含脓血、黏液或色泽异常的标本送检。采集寄生虫和虫卵检验的标本,送检量应尽量多,避免因标本量不足而漏检。寄生虫卵检验应尽量用浓集检验法。便盆或坐便盆中的粪便常混有尿液、消毒剂及污水等,可破坏粪便的有形成分;灌肠或服油类泻剂的粪便常因过稀且混有油滴等,影响检验结果,不适宜做检验标本。

2. 送检时间　肠内原虫滋养体,应立即检验,冬天应保温送检;一般常规检验不应超过 1 h 送检,寄生虫和虫卵检验不宜超过 24 h。

3. 患者准备　检测前应告知患者停用影响检验结果的药物和食物。

第二节　粪便理学检验

一、颜色

健康成人粪便因含粪胆素而呈黄褐色;婴儿粪便因含未转变成胆红素的胆绿素而呈黄绿色或金黄色糊状。

检验中可根据观察所见报告,如黄色、褐色、灰白色、绿色、红色、黑色(柏油色)等。灰白色粪便见于服钡餐后、服硅酸铝后、阻塞性黄疸、胆汁性减少或缺乏;绿色粪便见于食用含叶绿素的蔬菜后及含胆绿素时;红色粪便见于下消化道出血如直肠癌、肛裂、痔疮出血或食用西红柿、西瓜等;柏油色粪便见于上消化道出血等;酱色粪便见于阿米巴痢疾,或食用大量咖啡、巧克力等。

二、性状

健康成人的粪便为成形便,条带状。病理情况下其性状发生变化,其性状、硬度常与进食的食物种类有关。

1. 棒状或球形硬便　见于便秘、进食矿物油等。

2. 白色黏液稀便　见于肠壁受刺激或感染时,如肠炎、痢疾和急性血吸虫病等。

3. 黏液脓性血便　多见于细菌性痢疾。

4. 酱色黏液便　多见于阿米巴痢疾。

5. 鲜血便　见于结肠癌、直肠息肉、肛裂及痔疮等。

6. 糊状稀汁样便　可见于急性肠胃炎,大量时见于假膜性小肠结肠炎及隐孢子虫感染等。

7. 米泔样便　见于霍乱、副霍乱等。

8. 扁平袋状便　可因直肠或肛门狭窄所致。

三、寄生虫虫体

蛔虫、蛲虫、绦虫等虫体较大,肉眼即可分辨。钩虫虫体需要将粪便冲洗过筛后方可看到。服用驱虫剂后排便时应检验有无虫体,驱虫后应仔细查找有无虫头。

第三节　粪便化学检验

粪便的化学检验有隐血试验、粪便胆色素测定和粪便脂肪测定等,其中隐血试验具有重要的临床应用价值。

一、粪便隐血试验

上消化道有少量出血时(每日出血量<5 mL),红细胞被消化而分解破坏,肉眼或显微镜检验不能发现,故称隐血。粪便隐血试验(fecal occult blood test, FOBT)常用化学法或免疫学法测定粪便中血红蛋白,也可联合测定粪便中转铁蛋白。

【原理】

1. 化学法　　血红蛋白中的亚铁血红素有类似过氧化物酶的活性,能催化色原性反应底物脱氢而呈色。化学法虽有多种色原性反应底物,常用的有邻联甲苯胺法、愈创木脂法等。

2. 免疫学法　　方法较多,如免疫单向扩散法、对流免疫电泳、ELISA、免疫斑点法、胶乳免疫化学凝聚法、放射免疫扩散法、反向间接血凝法等。目前,国内外多采用单克隆抗体免疫胶体金法。胶体金与羊抗人血红蛋白单克隆抗体和鼠 IgG 吸附在纤维膜上,形成有标记抗体的胶体金物质,再在试带上端特定处包被羊抗人血红蛋白多抗和羊抗鼠 IgG 抗体。检测时,将试带浸入粪便悬液中进行层析。如果粪便中含有血红蛋白,形成胶体金标记抗人血红蛋白单抗-血红蛋白-羊抗人血红蛋白多抗复合物,在试带上显现一条紫红色线(阳性),同时还形成胶体金标记鼠 IgG-羊抗鼠 IgG 复合物,形成另一条紫红色线(阴性对照)(图 8-2)。

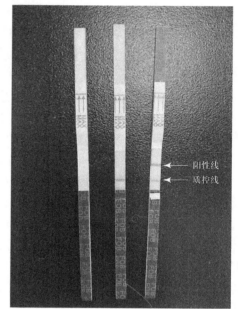

↤ 阳性线
↤ 质控线

图 8-2
彩图

图 8-2　胶体金试纸条

【试剂】

1. 邻联甲苯胺法　　10 g/L 邻联甲苯胺冰醋酸溶液、3%过氧化氢溶液。

2. 胶体金法　　胶体金试剂盒。

【器材】竹签、小试管、滤纸等。

【操作步骤】

1. 化学法　　洁净竹签取少许粪便于玻片上,加入显色剂溶液 2~3 滴,再加 1 mmol/L 3%过氧化氢溶液 2~3 滴,混匀后立即观察结果。

2. 免疫学法　　取洁净小试管 1 支加入 0.5 mL 蒸馏水,加入粪便 50~100 mg 调成混悬液,将试带反应端浸入混悬液中,5 min 内观察试带上有无颜色变化。

【方法评价】

1. 化学法　　各种粪便隐血试验均有其自身优点和不足。目前,国内外尚无统一公认的标准化方法。传统使用的化学法已经被目前的免疫法所替代,使检测更加便捷。

(1)灵敏度:与试剂类型、粪便血红蛋白浓度、过氧化物酶浓度及显色物质有关。

1)邻联甲苯胺法:血红蛋白检出灵敏度可达 0.2~1.0 mg/L,消化道有 1~5 mL 出血就可检出,但易出现假阳性。

2)愈创木脂法:低灵敏度,血红蛋白检出灵敏度为 6~10 mg/L,此时消化道出血可达 20 mL。食物、药物影响因素少,假阳性低,故如低灵敏度试验阳性时,可确定为隐血阳性。

3)试带法:目前采用四甲基联苯胺法或愈创木脂法检测隐血,虽较为方便,但未能从根本上解决隐血试验方法学中存在的问题,如食物或药物干扰等。

(2)干扰因素

1)标本因素:① 假阴性,灵敏度因粪便标本陈旧而降低,血液在肠道停留过久,血红蛋白被细菌降解,血红素消失;② 假阳性,粪便隐血来源于非消化道出血,如齿龈出血、鼻出血、月经血等。

2)食物因素:假阳性见于食用含动物血的食物(如鱼、肉、肝脏);含叶绿素的新鲜蔬菜和水果,如韭菜、黄瓜、萝卜、苹果、柑橘等。

3)药物因素:① 假阳性,使用铁剂、铋剂,引起胃肠道出血药物如阿司匹林、皮质固醇、非类固醇抗炎药、引起肠炎药物、秋水仙碱、萝芙木碱中药;② 假阴性,服大量维生素 C 或其他具有还原作用的药物。

4）其他因素：① 假阳性,放置粪便标本的容器受含还原剂的物质污染等;② 假阴性,试剂保存不当而失效,粪便取材部位不同、标本反应时间不足等。

2. **免疫学法** 以免疫胶体金法为例。胶体金性质稳定,并能呈色;胶体金与单克隆抗体结合稳定性好,可定性和半定量测定,判断结果准确;灵敏度高,检测便捷、特异等。

（1）灵敏度和特异性

1）灵敏度：美国癌症学会（American Cancer Society, ACS）认为,免疫法在特异性和灵敏度上等于或好于愈创木脂法,不受食物因素影响,无须禁食。血红蛋白达到 200 mg/L 或 0.03 mg/g 粪便时就可呈阳性结果。

2）特异性：免疫学法不受动物血红蛋白和辣根过氧化酶等干扰。也不受新鲜蔬菜、铁剂、维生素 C 的干扰。

（2）干扰因素：① 假阳性,健康人或某些患者服用刺激胃肠道药物后可造成假阳性。② 假阴性,见于消化道大量出血,粪便血红蛋白浓度过高,即抗原过剩时,此为后带现象。试剂保存不当而失效,或直接使用低温保存（15℃以下）的标本试验,亦可出现假阴性结果。

3. **其他方法**

（1）转铁蛋白（transferrin, Tf）法：灵敏度达 2 mg/L。单独或联合检测粪便隐血可作为消化道出血的有效标志。当胃肠道出血时,粪便中可出现大量的 Tf。Tf 抗菌能力强,稳定性高于血红蛋白。Tf 与粪便混悬液在 37℃ 孵育 4 h 后,抗原活性无明显变化,而血红蛋白已丧失大部分抗原活性。Tf 兼有证实出血的特异性和对抗细菌分解的稳定性,是检测消化道出血的良好指标。联合检测 Tf 和血红蛋白,假阴性率会降低,有助于筛检早期大肠癌。

（2）血红蛋白荧光测定：采用卟啉荧光血红蛋白定量试验（hemo-quant test, HQT）,以热草酸为试剂,使血红素为原卟啉进行荧光检测,除可测定粪便中未降解的血红蛋白外,还可测定血红素衍化物卟啉,克服了化学法和免疫学法受血红蛋白降解而影响检测结果的缺点,对上、下消化道出血有同样的灵敏度（2 mg/g 粪便）,但仍受外源性血红素、卟啉类物质干扰,且方法较复杂。

（3）放射性核素铬（^{51}Cr）法：用 ^{51}Cr 标记红细胞,可测定出血量,灵敏度高于化学法,检测隐血特异,不受外源性动物血红蛋白等影响,故无须限制饮食。因价格贵和放射因素,限制了广泛应用,不适宜对人群筛检。

【质量控制】

1. **检测前** 如用化学法隐血试验,患者必须在试验前 3 天停止服用引起消化道出血的药物、禁食动物血、肉、鱼、肝脏和大量含过氧化物酶的蔬菜。因出血在粪便中分布不均匀,故应在粪便各部位取标本混匀后,1 h 内检验完毕。不宜采集直肠指检标本和便池中标本做粪便隐血试验。

2. **检测中**

（1）规范操作：按试剂盒说明书操作,做阴性和阳性质量控制对照试验,每天对标准质控品进行质量控制。检测失控时必须重新进行试验,若仍失控,需要更换质控品或试纸带重新进行质量控制,及时查找失控原因并做好记录。

（2）避免试剂失效：判断过氧化氢试剂有效性,可将过氧化氢滴于血片上,产生泡沫或滴加重铬酸钾硫酸液显褐色为有效,否则必须重新配置。

（3）免疫单克隆抗体法：避免后带现象引起的假阴性,对明显柏油样标本而检测结果阴性的标本,应适当稀释标本后再检验。免疫胶体金法如果试剂条过期应弃用,未出现质量控制线也说明试带失效。

3. **检测后** 应及时与临床沟通,尤其是有些重要的检验报告,核实检验结果与疾病的符合率,如有不符,应分析检验前和检验中可能存在的影响检验结果准确性的因素。

【参考区间】阴性。

【临床意义】粪便隐血试验主要用于消化道出血、消化道肿瘤的筛检和鉴别。

1. **隐血试验阳性** 见于消化道出血。药物致胃黏膜损伤（如服用阿司匹林、吲哚美辛、糖皮质激素等药物）、肠结核、克罗恩病、胃病（胃溃疡、各种胃炎）、溃疡性结肠炎、结肠息肉、钩虫病、消化道恶性肿瘤等。

2. **消化性溃疡与肿瘤出血的鉴别** 隐血试验对消化道溃疡的阳性诊断率为 40%～70%,呈间断性阳性;治疗后,当粪便外观正常时,隐血试验阳性仍可持续 5～7 天,如出血完全停止,隐血试验即可转阴。消化道恶性肿瘤阳性率早期为 20%,晚期可达 95%,且呈持续性阳性。

3. **消化道肿瘤（胃癌、大肠癌）筛查** 早期检查仍缺乏较好的手段,但临床研究证明,消化道肿瘤患者隐血试验阳性率平均为 87%,所以粪便隐血检验具有十分重要的意义。美国临床生物化学学会(National Academy of Clinical Biochemistry, NACB)关于粪便隐血试验临床应用循证评价时,建议对 50 岁以上人群,进行 1 年 1 次或 2 年 1 次愈创木脂法粪便隐血试验筛检,因为粪便隐血试验简便、价廉、对患者无危害,且有 3 项大规模随机对照试验(循证证据水平 Ⅰ~Ⅱ级)显示其可降低 15%~33%结直肠癌的死亡率。

二、粪便脂肪检验

粪便脂肪检验可作为了解消化功能和胃肠道吸收功能的参考指标。粪便脂肪检验方法有显微镜检验法、称量法和滴定法等,或者测定患者血清中的胡萝卜素、维生素 A,间接了解脂肪的吸收情况。粪便脂肪主要来自食物,少部分来自胃肠道分泌、细胞脱落和细菌代谢。粪便脂肪包括结合脂肪、游离脂肪酸和中性脂肪。病理情况下,因脂肪消化吸收能力减退时,粪便总脂肪量大量增加,若 24 h 粪便总脂肪量超过 6 g,称脂肪泻(steatorrhea)。粪便脂肪增加可见于:① 胰腺疾病,如慢性胰腺炎、胰腺癌、胰腺纤维囊性变等。② 肝胆疾病,如胆汁淤积性黄疸、胆汁分泌不足、病毒性肝炎、肝硬化等。③ 小肠病变,如乳糜泻、惠普尔病(Whipple 病)、蛋白性肠病等。④ 其他,如胃、十二指肠瘘,消化性溃疡等。

三、粪便胆色素检验

健康人胆汁中的胆红素在回肠末端和结肠被细菌分解为粪胆原(尿胆原),其部分被肠道重吸收进入血液参与肠肝循环外,大部分在结肠被氧化为粪胆素,并随粪便排出体外,粪胆素使粪便呈棕黄色。粪便胆色素检验包括胆红素、粪胆原、粪胆素检验。粪胆色素的检验多用于黄疸类别的鉴别。

1. 粪胆素 粪便由于粪胆素的存在而呈棕黄色,胆总管结石、肿瘤时,如完全梗阻,粪便中因无胆色素而呈白陶土色,粪胆素定性阴性;溶血性黄疸时,粪便中的粪胆素增高。

2. 粪胆原 大部分在结肠内被氧化为粪胆素而被排出体外,故正常粪便粪胆原检验呈阳性反应。粪胆原测定有助于黄疸的鉴别诊断:溶血性黄疸时,由于大量胆红素排入肠道被细菌还原而粪胆原明显增高;阻塞性黄疸时,由于排入肠道的胆汁减少而粪胆原明显减少;肝细胞性黄疸时,粪胆原则可正常或减少,视肝内梗阻情况而定。

第四节 粪便显微镜检验

粪便显微镜检验主要是检查粪便中有无病理成分,如各种细胞增多、寄生虫卵、异常细菌、真菌、原虫等。

【原理】 将粪便和生理盐水混合制成涂片,显微镜下观察其有形成分。

【试剂】 生理盐水。

【器材】 干净竹签、洁净载玻片、盖玻片、显微镜等。

【操作步骤】

1. 涂片制备 取干净载玻片 1 张,滴加生理盐水 1~2 滴,选择粪便含血液或黏液部分,或挑取不同部位的粪便,涂成薄片,厚度以透过涂片看清纸上字迹为宜,加盖玻片。

2. 显微镜观察 先用低倍镜对全片进行观察有无寄生虫卵、原虫、食物残渣、异物等,再用高倍镜观察红细胞、白细胞、吞噬细胞等。对于稀便或米泔水样便,取标本制成悬滴状,再使用显微镜检验。如怀疑脂肪泻,粪便经苏丹Ⅲ直接染色后显微镜检验,脂肪呈较大的橘红色或红色的球状颗粒。

3. 结果报告 一般以文字形式描述。如未发现异常成分,则报告无异常发现;发现异常成分则计数 10 个视野中最低数至最高数(/HP);若发现寄生虫,则应报告查见××寄生虫。

【质量控制】

1. 检验前 检验人员需要做好技能培训,正确掌握粪便病理成分的形态学特点和鉴别方法,加强质量意识,重视粪便检验工作。要使用新鲜生理盐水,避免试剂中杂菌生长。

2. 检验中 制成涂片后加盖玻片,涂片的厚薄保证均匀,应以能透视纸上字迹为宜,视野应清晰,必要时涂片应染色。显微镜观察时应按"城垛"式观察顺序,先用低倍镜观察全片,然后用高倍镜观察 10 个以上视野,以防漏检。每份标本最少做3张涂片。

3．检测后　　　必要时可将涂片经瑞特染色后再进行显微镜检验；粪便检验细菌可经革兰氏染色后用油镜观察，确认仍需要通过细菌培养后进行鉴定方可确定；怀疑蓝氏贾第鞭毛虫感染的患者，应连续检验3次以上。

【参考区间】无红细胞，不见或偶见白细胞，无寄生虫卵，可见少量食物残渣。

【临床意义】

1．细胞

（1）白细胞（脓细胞）：正常粪便无或偶见白细胞。病理情况下，白细胞数量与炎症轻重及部位有关。粪便中常见中性粒细胞，形态完整者与血液中的粒细胞无差别。病理情况下，中性粒细胞呈灰白色、胞体肿胀、坏死、破碎、结构不完整、胞质内充满细小的颗粒、核不清楚的中性粒细胞，即脓细胞，常成堆出现。肠炎时，白细胞增多不明显，一般小于15个/HP，分散存在；细菌性痢疾、溃疡性结肠炎时，可见大量白细胞或成堆出现的脓细胞，以及吞噬异物的小吞噬细胞；肠易激综合征、肠道寄生虫病（尤其是钩虫病及阿米巴痢疾）时，粪便经涂片、染色，可见较多的嗜酸性粒细胞，可伴有夏科-莱登结晶。

（2）红细胞：粪便中红细胞呈草绿色、略有折光性的圆盘状，有时可因粪便pH影响，而呈皱缩状。正常粪便无红细胞。上消化道出血时，由于胃液的消化作用，红细胞已被破坏，粪便中也难见到红细胞；下消化道炎症或出血时可出现数量不等的红细胞，如痢疾、溃疡性结肠炎、结肠癌、直肠息肉、痔疮、急性血吸虫病等。消化道疾病时由于炎症损伤出血，白细胞、红细胞同时存在，细菌性痢疾时红细胞多分散存在且形态正常，数量少于白细胞；阿米巴痢疾者红细胞多粘连成堆并有残碎现象，数量多于白细胞。

（3）大吞噬细胞（巨噬细胞）：大吞噬细胞来自血循环中的单核细胞。胞体大，直径一般20 μm以上，可为中性粒细胞体积3倍或以上，呈圆形、卵圆形或不规则形，胞核1~2个，大小不等，常偏于一侧，内外质界限不清；常含有吞噬的颗粒、细胞碎屑或较大的异物；可散在分布或成群出现，细胞多有不同程度退化变性现象；有时形态与溶组织内阿米巴滋养相似，应特别注意鉴别。正常粪便无大吞噬细胞。粪便中出现巨噬细胞，见于急性细菌性痢疾、急性出血性肠炎，偶见于溃疡性肠炎。

（4）上皮细胞：粪便中上皮细胞为肠黏膜上皮细胞。除直肠段被覆复层鳞状上皮外，整个小肠、大肠黏膜上皮细胞均为柱状上皮；呈卵圆形或短柱状，两端钝圆，细胞较厚，结构模糊，夹杂于白细胞之间。正常粪便很少见到柱状上皮细胞。柱状上皮细胞增多，见于结肠炎症、假膜性小肠结肠炎。

2．食物残渣和结晶

（1）食物残渣：在正常粪便中，食物残渣均系已充分消化后的无定形细小颗粒。常见未经充分消化的食物残渣有以下几种：① 脂肪，粪便中脂肪用苏丹Ⅲ染色后可分为中性脂肪酸、游离脂肪酸和结合脂肪酸3种。② 淀粉颗粒（starch granule），外形为圆形、椭圆形或多角形颗粒，大小不等，在盐水涂片中一般可见同心圆形的折光条纹，无色，具有一定折光性，滴加碘液后呈蓝黑色，部分水解为糊精者则呈棕红色。③ 肌纤维，为淡黄色条状、片状、有纤细的横纹，如加入伊红可染成红色。④ 植物细胞及植物纤维：呈螺旋小管或蜂窝状，可见形态繁多的植物细胞：圆形、长圆形、多角形。

正常情况下，食物经充分消化粪便中极少见食物残渣，当消化道发生病变时，消化功能减退，缺乏脂肪酶或胃蛋白酶，造成消化不良和吸收障碍，因而使脂肪水解不全，出现肌纤维、植物细胞及植物纤维等食物残渣增多。常见于各种原因引起的脂肪泻、腹泻、慢性胰腺炎、肠蠕动亢进等。

（2）结晶：粪便内可见多种少量结晶，如磷酸盐、草酸钙、碳酸钙结晶，一般无临床意义。但如出现夏科-莱登结晶、血红素结晶，则是消化道出血的依据，主要见于胃肠道出血、阿米巴痢疾、钩虫病及过敏性肠炎。

3．病原

（1）寄生虫卵和原虫：粪便检验是诊断肠道寄生虫感染最直接和最可靠的方法。粪便涂片中可见到蛔虫卵、鞭虫卵、钩虫卵、蛲虫卵、血吸虫卵、肺吸虫卵、肝吸虫卵、姜片虫卵等。检测时要注意虫卵的大小、色泽、形状、卵壳厚薄及内部结构等多方面特点，认真观察后予以鉴别。

寄生虫卵检验方法有直接涂片法、厚涂片透明法、加藤法、浓集法（自然沉淀、离心沉淀法、甲醛乙酸乙酯沉淀法）、浮聚法等。可根据不同虫卵特点选择不同方法，其中甲醛-乙酸乙酯沉淀法和厚涂片透明法（加藤法）为WHO推荐的方法。

（2）肠道原虫

1）溶组织内阿米巴（*Entamoeba histolytica*）：取新鲜粪便的脓血黏液部分进行粪便显微镜检验可见到滋养体，并可找到包囊。

2）蓝氏贾第鞭毛虫（*Giardia lamblia*）：滋养体的形态如纵切的半个去核的梨，前端钝圆，后端尖细，背面隆起而腹面凹陷，两侧对称形似勺形，腹部前半部有吸盘，借此可吸附于肠黏膜上。

3）隐孢子虫（*Cryptosporidium parvum*）：除粪便常规检验外，常用改良抗酸染色法、金胺-酚-改良抗酸染色法等方法来提高阳性检出率。

4）人芽囊原虫（*Blastocystis hominis*）：为无色或淡黄色，圆形或卵圆形，大小不一，胞内含一巨大透明体，其周边绕以狭窄的胞质，质内含有少数折光小体。人芽囊原虫与白细胞及原虫包囊形态十分相似，这时可借助破坏试验来进行鉴别，即用水代替生理盐水迅速做显微镜检验，人芽囊原虫遇水被破坏而消失，白细胞与原虫则因不易破坏而仍可看见。

（3）细菌：健康人粪便中可见较多正常菌群，其菌量和菌谱处于相对稳定状态，保持着细菌与宿主间的生态平衡。但在某些病理情况下，如长期应用抗生素或免疫抑制剂，其菌量和菌谱发生改变造成菌群失调，即粪便中革兰氏阳性球菌与革兰氏阴性杆菌比例大于 1：10，正常菌群减少甚至消失，而葡萄球菌或真菌等明显增多，临床上称为肠道菌群失调症。某些情况下粪便中仍可检验到一些病原微生物，但不能仅用粪便涂片检查，而需要通过细菌培养等检验方法。

1）正常菌群：以大肠埃希菌、厌氧杆菌、肠球菌等为主，约占 80%；产气杆菌、变形杆菌、铜绿假单胞菌等为过路菌，不超过 10%。婴儿粪便中主要为双歧杆菌、拟杆菌、葡萄球菌和肠杆菌等。

2）霍乱弧菌：检查霍乱弧菌的标本主要以患者的粪便为主，其次为呕吐物。可用悬滴法检查和涂片染色检查。

3）幽门螺杆菌（*Helicobacter pylori*，Hp）：是引起慢性胃炎的病原体。检查 Hp 除金标准——$^{13}C_2$ 尿素呼气试验和血清抗 Hp 抗体检验外，也采用酶免法检验粪便 Hp 抗原，或 PCR 扩增法检测粪便 Hp 的基因。

（4）真菌：分为单细胞（酵母菌）和多细胞（丝状菌或霉菌）两类。正常粪便中极少见。粪便中真菌可见普通酵母菌、假丝酵母菌。假丝酵母菌以白色假丝酵母菌最为多见，在排除标本污染前提下，常见于长期使用广谱抗生素、激素、免疫抑制剂和放、化疗之后及各种慢性消耗性疾病的患者粪便。

（5）病毒：引起胃肠道炎的病毒有轮状病毒、腺病毒。轮状病毒根据其蛋白抗原不同分为 A、B、C 三组：A 组最常见，主要引起婴幼儿腹泻；B 组可引起成人腹泻；C 组则引起散发性腹泻。

第五节　粪便分析工作站

粪便分析工作站（feces analysis work station）包括标本浓缩收集管、自动加样装置、流动计数池、显微镜、免疫学检测、计算机控制台，可自动吸样、染色、混匀、重悬浮，具有传动装置，通过形态学技术观察判断粪便有形成分做出定量计数，通过免疫学检测技术进行定性判断。

粪便分析工作站能检出肠道寄生虫卵、幼虫、原虫、血细胞、食物残渣、结晶、真菌等 20 多个参数结果，并能在屏幕上显示出数据和图像，图像清晰，可定量报告。标志清楚，已完成的检测结果、已打印的记录或已存储的图片，均可在相应的位置出现不同的标记。粪便分析工作站安全环保，分析全过程都在封闭管道系统中进行；操作简易而快捷，可有效减轻检验工作者的劳动强度；可提高虫卵检出阳性率，经用甲醛固定保持寄生虫卵、原虫、幼虫、细胞形态和结构，用乙酸乙酯加速粪便物质破坏释放出寄生虫卵、幼虫，经过滤与离心处理后，可提高虫卵和其他病理成分的检出率；视野清晰，自动染色有利于识别病理成分，且可采集图像，可供诊断、教学和科研用。

粪便成分复杂，含有大量食物残渣及肠道黏液，尿液有形成分不易通过筛孔和容易被破坏，对细胞等病理成分的检出率比显微镜直接镜检法要低，使用起来有一定的局限性，在临床工作中应根据不同要求选择合理的检验方法。

（周春红）

第九章 阴道分泌物检验

阴道分泌物(vaginal discharge)俗称"白带"(leucorrhea),是女性生殖系统分泌的液体,主要来自子宫颈腺体、前庭大腺、子宫内膜及阴道黏膜的分泌物。常用于女性生殖系统炎症、肿瘤的诊断及雌激素水平的判断。

一、阴道分泌物标本采集

阴道分泌物标本由妇科医生采集。标本的取材部位随着检验目的不同而不同。为避免影响检验结果,标本采集前 24 h 禁止性交、盆浴、阴道检查、阴道灌洗及局部用药等。取材所用消毒的刮板、吸管或棉拭子必须清洁干燥,不能粘有任何化学物质或润滑剂。一般采用生理盐水浸湿的棉拭子自阴道、阴道穹后部或子宫颈管口等处取材,立即送检,制备成生理盐水涂片直接观察阴道分泌物,或制备成薄涂片,经固定、染色后,进行肿瘤细胞或病原微生物检验。

二、阴道分泌物一般性状检验

阴道分泌物的一般检验主要包括外观及酸碱度。

【原理】通过理学方法对新鲜阴道分泌物进行检验,观察其颜色与性状,检测其 pH。

【操作步骤】肉眼仔细观察阴道分泌物的颜色和性状,颜色以无色、红色、黄色或黄绿色等表示,并报告;性状以透明黏性、脓性、血性、水样、奶油状或豆腐渣样等表示,用 pH 试纸检测阴道分泌物的酸碱度,记录其 pH。

【参考区间】无色稀稠状;pH 4.0~4.5。

【临床意义】

1. 外观　　正常时无气味,呈白色稀糊状,量多少不定,与雌激素水平高低及生殖器官充血情况有关。近排卵期量多,清澈透明、稀薄似鸡蛋清,排卵期 2~3 天后量减少并变为浑浊黏稠,行经前量又增加。妊娠期阴道分泌物量较多,绝经后分泌减少。各种阴道分泌物外观见图 9-1。异常的阴道分泌物外观如下:

(1)大量无色透明黏性阴道分泌物:常见于应用雌激素药物后及卵巢颗粒细胞瘤。

(2)脓性阴道分泌物:黄色或黄绿色,有臭味,多为阴道毛滴虫或化脓性细菌感染引起;泡沫状脓性阴道分泌物,常见于滴虫性阴道炎;其他脓性阴道分泌物见于慢性宫颈炎、老年性阴道炎、幼儿阴道炎、子宫内膜炎、宫腔积脓、阴道异物等。

(3)豆腐渣样阴道分泌物:豆腐渣样或凝乳状小碎块,常见于真菌性阴道炎。患者常伴有外阴瘙痒。

(4)血性阴道分泌物:阴道分泌物内混有血液,血量多少不定,有特殊臭味。中老年女性如有这类阴道分泌物应警惕恶性肿瘤的可能,如宫颈癌、宫体癌等。有时某些宫颈息肉、子宫黏膜下肌瘤、老年性阴道炎、重度慢性宫颈炎和宫内节育器引起的副作用也可出现血性阴道分泌物。

(5)黄色水样阴道分泌物:可由病变组织发生变性或坏死所致,常见于子宫黏膜下肌瘤、宫颈癌、宫体癌、输卵管癌等。

(6)灰白色奶油样阴道分泌物:黏稠度低,稀薄均匀,见于阴道加德纳菌感染。

2. 酸碱度　　生理状态下,由于阴道的组织解剖学和生理学特点,女性生殖系统对外界病原微生物的侵袭有较强的防御能力。青春期后,由于雌激素的影响,阴道上皮由单层变为复层。上皮细胞除内底层外,均含有多少不等的糖原,同时受卵巢功能的影响,呈周期变化及脱落。脱落后的细胞被破坏释放出糖原,经阴道乳酸杆菌作用,将糖原转化为乳酸,使阴道内 pH 保持在 4.0~4.5。在此环境中只有阴道乳酸杆菌能够生存,其他杂菌的生长繁殖则被抑制,这种作用称为阴道的自净作用,使健康妇女的阴道本身具备了自然的防御功能。自然防御功能若遭到破坏,病原菌则会侵入,导致阴道炎症等病变发生。幼女及绝经后妇女,因缺乏雌激素作用,阴道鳞状上皮菲薄,细胞内糖原减少或缺乏,阴道内也无阴道乳酸杆菌生存,阴道内 pH 高达 7.0 左右,此时阴道抵抗力低,较易受病原微生物的侵袭。

正常阴道分泌物呈酸性,pH 增高,见于各种阴道炎及幼女和绝经后的妇女。

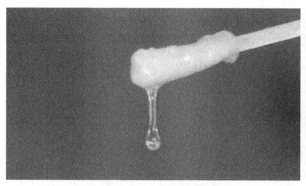

A.正常阴道分泌物为白色稀糊状

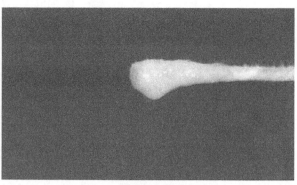

B.脓性阴道分泌物

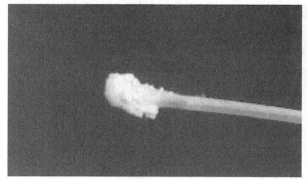

C.豆腐渣样阴道分泌物

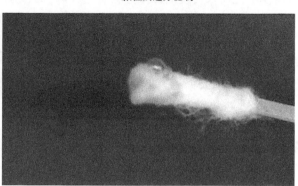

D.血性阴道分泌物

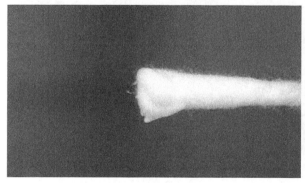

E.奶油样阴道分泌物

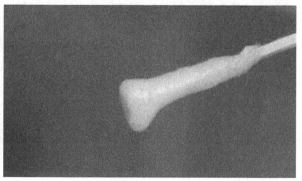

F.黄色水样阴道分泌物

图9-1 各种外观的阴道分泌物

图9-1
彩图

三、阴道清洁度检验

【原理】 应用显微镜对阴道分泌物湿片进行检验,观察其清洁度和有无阴道毛滴虫、真菌。

【试剂】 生理盐水。

【器材】 干净竹签、洁净载玻片、盖玻片、显微镜等。

【操作步骤】

1. 制备涂片 取阴道分泌物适量,滴加1滴生理盐水,制备涂片,加盖玻片。

2. 阴道清洁度检验 低倍镜观察整个涂片的细胞等有形成分的分布情况,再用高倍镜观察涂片中杆菌、球菌、上皮细胞、白细胞(或脓细胞)的数量,进行阴道清洁度的判断。阴道清洁度分Ⅰ、Ⅱ、Ⅲ、Ⅳ4级。常用于阴道炎,也可用于卵巢功能的检验。阴道洁净度判断标准见表9-1。

【参考区间】 清洁度Ⅰ~Ⅱ度。

【临床意义】 当清洁度为Ⅲ~Ⅳ度时,常可同时发现病原微生物,提示存在感染引起的阴道炎。阴道清洁度与病原体侵袭等因素有关,也与卵巢功能及雌激素水平有关。当阴道炎症或子宫颈炎症时,病原菌或寄生虫

表 9-1 阴道清洁度判断标准

清洁度	杆菌	球菌	上皮细胞	白细胞或脓细胞	临床意义
Ⅰ	多	—	满视野	0~5/HP	正常
Ⅱ	中	少	1/2 视野	5~15/HP	正常
Ⅲ	少	多	少量	15~30/HP	提示有炎症
Ⅳ	—	大量	—	>30/HP	常为严重炎症

消耗了上皮细胞的糖原,阻碍了阴道乳酸杆菌的酵解作用,阴道 pH 上升,阴道乳酸杆菌逐渐减少或消失,导致病原菌大量繁殖,使清洁度差。单纯清洁度不佳而未发现病原微生物者,为非特异性阴道炎。育龄期妇女阴道清洁度与女性激素的周期变化特点有关。雌激素增高时,阴道上皮增生,糖原增多,阴道乳酸杆菌随之繁殖,pH 下降则杂菌消失,阴道趋于清洁,如排卵前期。当雌激素降低时,阴道上皮增生较差,阴道乳酸杆菌减少,易感染杂菌,导致阴道不清洁,如行经前及绝经后。

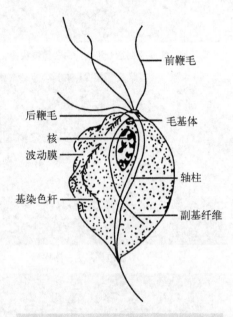

图 9-2 阴道毛滴虫(模式图)

四、阴道分泌物病原生物学检验

1. 阴道毛滴虫(*Trichomonas vaginalis*,TV) 为寄生于阴道的致病性原虫,呈梨形,无色透明,大小为白细胞的 2~3 倍,顶端有 4 根前鞭毛,生长的最适 pH 为 5.5~6.0,适宜温度为 25~42℃(图 9-2~图 9-4)。虫体以上皮细胞糖原为营养物质,可直接分裂繁殖,并能通过性接触或污染物品交叉传播,可引起滴虫性阴道炎。常用的检验方法一般为湿片直接显微镜检验,亦可对涂片进行染色法检验,以及用免疫法检验或体外培养等。

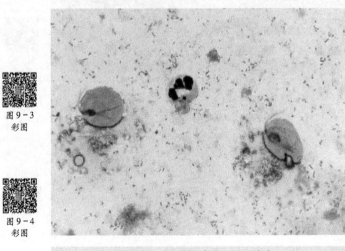

图 9-3 彩图

图 9-4 彩图

图 9-3 阴道毛滴虫(刘氏染色)

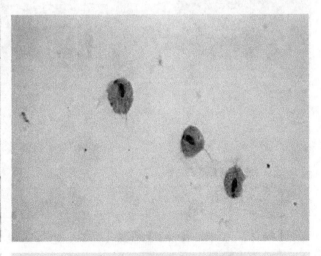

图 9-4 阴道毛滴虫(瑞特染色)

2. 真菌 阴道真菌有时在阴道中存在而无害,但在阴道抵抗力降低时容易发病。真菌性阴道炎以找到真菌为诊断依据。阴道真菌多为白色假丝酵母菌(白色念珠菌),偶见阴道纤毛菌、放线菌等,使人类致病者 85% 为白色假丝酵母菌。

(1)湿片检验:同阴道毛滴虫检验。本法简便易行,是目前临床上最常用的方法。必要时于涂片上加 1 滴 2.5 mol/L KOH 溶液,混匀并加盖玻片,低倍镜下可见到白色假丝酵母菌的卵圆形孢子和假菌丝,再用高倍镜确认。高倍镜下查见单个或成群呈卵圆形、无色透明的孢子,常为芽生或多个连成链状、分枝状,即可报告"查到真菌"(图9-5)。取阴道分泌物涂片并进行革兰氏染色后油镜观察,可见到卵圆形革兰氏阳性孢子或与出芽细胞相连接的假菌丝,呈链状及分枝状。

（2）浓集法检验:取标本于清洁干燥试管内,加2.5 mol/L NaOH溶液约1 mL,混匀后置37℃水浴中3~5 min,取出低速离心5 min,取沉淀物做涂片显微镜检验,可提高阳性检出率。

（3）培养法:本法阳性检出率高,可分离出感染的菌株,但操作复杂、费时,临床应用较少。将分泌物接种于真菌培养基(如沙保弱培养基)进行分离培养,根据培养特征、形态及菌落涂片镜下见到的假菌丝和芽生孢子进行诊断。

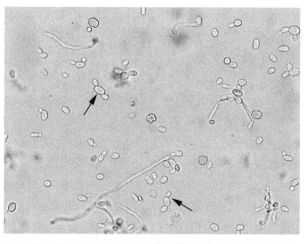

图9-5
彩图

图9-5　阴道真菌

3. 阴道加德纳菌(*Gardnerella vaginalis*, GV)为革兰氏染色阴性或染色不定(有时革兰氏染色阳性)的小杆菌,正常时阴道内不见或少许,和某些厌氧菌共同引起的细菌性阴道炎属性传播疾病之一,也可以非性行为方式传播。除引起细菌性阴道炎外,尚可引起早产、产褥热、新生儿败血症、绒毛膜羊膜炎、产后败血症和脓毒血症等。感染加德纳菌的细菌性阴道炎的实验室诊断依据为:

（1）线索细胞(clue cell):由阴道鳞状上皮细胞黏附大量加德纳菌及其他短小杆菌后形成。生理盐水涂片高倍镜下可见该细胞边缘呈锯齿状,细胞已有溶解,核模糊不清,其上覆盖有大量加德纳菌及厌氧菌,使其表面毛糙,出现斑点和大量的细小颗粒(图9-6)。在阴道分泌物中见到线索细胞是诊断感染加德纳菌的细菌性阴道炎的重要指标之一。

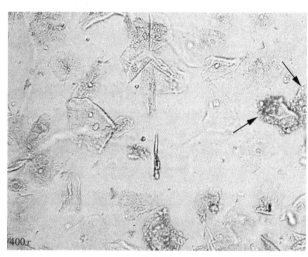
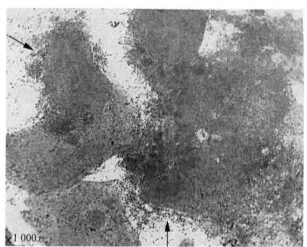

图9-6
彩图

A. 湿片 　　　　　　　　　　　　　　　B. 革兰氏染色

图9-6　阴道线索细胞

（2）酸碱度:pH>4.5。

（3）胺试验:阳性,即分泌物加2.5 mol/L KOH溶液时出现鱼腥气味。

（4）乳酸杆菌:无乳酸杆菌(革兰氏阳性杆菌),或少于5个/油镜视野。加德纳菌和厌氧菌增加。

细菌性阴道病(bacterial vaginosis, BV)是由于阴道菌群失调、阴道乳酸杆菌减少而导致其他病原如阴道加德纳菌、各种厌氧菌、弯曲弧菌等的大量繁殖,细菌性阴道病实际上是以加德纳菌为主的一种混合感染。细菌性阴道病是生育期妇女最常见的阴道感染性疾病,易复发,未经及时治疗可导致不良妊娠、盆腔炎、泌尿系统感染的发生率明显升高。细菌性阴道病可用细菌阴道病快速检测试剂盒进行检测。主要检测项目为过氧化氢、白细胞酯酶、唾液酸酶、脯氨酸氨基肽酶和 N-乙酰-β-D 氨基葡萄糖苷酶等。

4. **淋病奈瑟球菌**(*Neisseria gonorrhoeae*)　　简称淋球菌(革兰氏阴性双球菌)。淋病是目前世界上发病率较高的性传播疾病之一,是淋球菌在泌尿生殖道黏膜引起的特殊炎症。国内统计淋病约占门诊性传播疾病的40%。人类是淋球菌唯一的宿主。某些社会因素造成淋病在人群中的广泛传染及流行,至今难以控制。临床上淋病多数表现为急性期症状,少数为慢性过程。60%以上的女性子宫颈淋病可不出现症状或症状很轻微,是主要的传染源。女性淋球菌感染主要可引起宫颈炎、尿道炎等。目前,淋球菌的检验方法主要有涂片法、培养法、直接免疫荧光法及淋球菌快速诊断法等。

(1) 涂片法:将子宫颈表面的脓液拭去,用棉拭子插入子宫颈管1 cm深处停留10~30 s,旋转一周取出,拭子以滚动方式均匀涂片,不应重复性涂片,以免细菌从细胞中溢出。涂片经革兰氏染色后油镜检查,寻找形似肾或咖啡豆状,凹面相对,存在于中性粒细胞胞质内,或散在于白细胞之外的革兰氏阴性双球菌。由于女性以慢性患者多见,分泌物中淋球菌较少,故本法在女性患者阳性检出率仅为50%~60%,以子宫颈管内分泌物涂片的阳性检出率最高。以分泌物直接涂片染色检查,简便、快速,阳性结果结合不洁性生活史及症状,即可做出初步诊断。病情较轻者,涂片中淋球菌较少,形态不典型,又位于细胞之外时,则往往难以下结论。尤其是女性阴道分泌物,因杂菌多,其特异性与敏感性均较差,同时,涂片过厚或染色过程中脱色不足或过度,亦常影响结果判断,故WHO不推荐用革兰氏染色检查女性患者,而推荐用亚甲蓝染色。对于涂片检查呈阴性的可疑患者,可做淋球菌培养。

(2) 培养法:对于涂片检查阴性而可疑的患者,淋球菌培养是诊断淋病的重要手段。目前,国内常用的培养基是巧克力琼脂或琼脂。培养基中含有抗生素,可选择性地抑制其他细菌。本法对女性患者阳性检出率为80%~90%。为了确诊淋球菌感染,培养鉴定仍是当前WHO推荐的唯一方法。

(3) 直接荧光抗体染色法:将淋球菌抗血清用荧光素标记,当遇到待测标本中的淋球菌时,抗体与抗原发生反应,在荧光显微镜下可见到发苹果绿色荧光的双球菌。本法只需要抗原、抗体两种因子参加反应,所以方法简便、快速,且对死菌也可呈现阳性。近年来,采用单克隆抗体技术生产的淋球菌抗血清,可与受检者子宫颈分泌物中的淋球菌结合,采用直接免疫荧光技术,在30 min内即可得出结果,但特异性欠佳,且要求特殊设备。

(4) 其他:近年来制备了多种检测淋球菌的基因探针,如淋球菌DNA探针和菌毛探针等,也建立了各种特异性高、敏感性强、简便快速的非放射性标记的检测系统,成为淋球菌及其抗药性检验的重要方法。此外,PCR也可对淋球菌过少、杂菌过多的标本进行诊断。

5. **衣原体**　　沙眼衣原体感染目前已成为最流行的性传播疾病之一。由于感染后无特异症状,该病易流行,女性可致急性阴道炎、宫颈炎、子宫内膜炎、输卵管炎和卵巢炎,男性患者可并发附睾炎、前列腺炎等。由于衣原体必须在宿主细胞内寄生,可在细胞质内形成包涵体,故取材最好是黏膜表层的柱状细胞。目前,临床上对沙眼衣原体的检验,标本主要来自泌尿生殖道拭子或刮片,少数取前列腺液、精液、关节液或输卵管、直肠活检物,方法常用单层细胞分离培养和酶免疫或直接荧光抗体染色法,而血清学和细胞学检验法的敏感性较差。

6. **病毒**　　主要有单纯疱疹病毒、人巨细胞病毒、人乳头瘤病毒。

7. **梅毒螺旋体**　　是梅毒的病原体。对于一期和二期梅毒患者受损的皮肤黏膜和肿大的淋巴结,取其渗出液或穿刺液涂片,在暗视野显微镜下检查,如查见纤细螺旋状,长6~16 μm,有8~14个螺旋,运动缓慢且有规律,并围绕轴旋转,前后移行,或全身弯曲如蛇行,或伸缩移动者,即可报告阳性。如果取材不当,或已经药物治疗,也可呈阴性结果。涂片也可用丰塔纳(Fontana)镀银染色法染色检查,涂片背景为淡棕色,如找到有特征性形态、呈棕黑色的螺旋体,即可做出阳性报告。

五、阴道分泌物检验质量控制

阴道分泌物检验是女性泌尿生殖系统疾病诊断常做的检查。主要为各种阴道炎、性传播疾病等的诊断提供重要依据。因此,应把好标本的采集送检关,严格控制质量,保证结果的准确性。

1. **熟练掌握标本中的各种成分的辨认**　　具备扎实的形态学知识和识别能力,熟练掌握湿涂片中出现的正常和异常成分的形态及数量变化的意义,如红细胞、成堆的白细胞、真菌和阴道毛滴虫等在高倍视野的形态变化特征,以高倍视野报告结果,报告应力求准确可靠。

2. **注意治疗用药物的影响**　取阴道分泌物时应停外用药 2~3 天,以提高阳性检出率。

3. **统一操作**　所用玻璃器材应干净。涂片做到取材统一或定量,检查及时,观察标准一致,掌握好方法学的各个环节,注意复查。报告方式要力求一致,严格控制各种影响因素。

4. **染色保存**　因阴道分泌物检验工作量较大,湿涂片检查标本不易保存,易污染,送检不方便等,可将阴道分泌物涂片进行瑞特-吉姆萨染色或亚甲蓝染色处理。此法既可用于检查阴道毛滴虫、真菌、淋球菌、不典型增生细胞、肿瘤细胞及线索细胞,判定清洁度,还可将涂片较长时间存放,便于复查监督而进行质量控制,建立室内质量控制制度,也可在较大范围开展室间质量评价,以提高阴道疾病实验诊断的整体水平。

（褚静英）

第十章 精液检验

精液(seminal fluid)由精浆(seminal plasma)和精子(spermatozoon)组成。精子是男性的生殖细胞,产生于睾丸生精小管。生精细胞在腺垂体促性腺激素的作用下,经精原细胞、初级精母细胞、次级精母细胞及精子细胞几个阶段的分化演变,最后发育为成熟的精子,此过程约需70天。生成的精子进入附睾,在附睾中成熟,并储存于附睾尾部。精浆由精囊液、前列腺液及睾丸、附睾、输精管、尿道旁腺、尿道球腺分泌的少量液体混合而成。精浆是输送精子的必需介质,并为精子提供能量和营养物质。射精时,精子随精浆一起经输精管、射精管和尿道排出体外。精液中水分占95%以上,有形成分约占5%。有形成分除精子外,尚有1%的其他细胞,如未成熟的生精细胞、生殖管道脱落的上皮细胞和少量白细胞。在病理情况下,精液内这些细胞的含量可达30%以上。此外,精液内还含有十分复杂的化学成分,主要有免疫球蛋白、白蛋白、纤维蛋白原、α_2-巨球蛋白等精浆蛋白,酸性磷酸酶、乳酸脱氢酶X、溶菌酶等酶类,以及锌、镁、钙、铜、铁等微量元素和激素等。精液检验包括精子数量、活力、形态和功能,以及精浆的生物化学、免疫学、微生物学等。

检验精液的主要目的:① 评价男性生育功能,为不育症的诊断和疗效观察提供依据;② 辅助男性生殖系统疾病的诊断;③ 输精管结扎术后的疗效观察;④ 计划生育和科研;⑤ 为人工授精和精子库筛选优质精子;⑥ 法医学鉴定。

一、精液标本采集

精液标本采集可用手淫法、取精器法或其他方法。将一次射出的全部精液直接排入洁净、广口、干燥的容器内(不能用乳胶避孕套)。标本采集时应注意:① 采集标本前应禁欲(包括遗精或手淫)2~7天,如果需要多次采集标本,每次禁欲时间尽可能一致;② 采集精液前应排净尿液;③ 禁止用性交中断的方法采集精液;④ 精液收集后应记录时间,并在半小时内送检;⑤ 冬季应于25~37℃条件下保温送检;⑥ 因精子数量变化范围较大,不能仅凭一次分析结果做出判断,一般应间隔1~2周进行复查,反复2~3次后综合判断结果。

二、精液一般性状检验

【原理】 采用理学方法对精液进行检验,观察外观,测定精液量、液化时间、黏稠度、酸碱度等。

【器材】 5 mL巴斯德滴管、刻度试管、玻璃棒、精密pH试纸、计时器、37℃温箱等。

【操作步骤】

1. 观察外观 肉眼观察刚排出的精液,记录颜色与透明度。

2. 液化时间 将全部新鲜精液置于37℃温箱,每5~10 min观察一次,记录精液由胶冻状转变为自由流动状态所需的时间,即为液化时间。

3. 黏稠度 精液黏稠度检验应在精液完全液化后进行,观察已液化的精液黏稠度。

(1) 玻棒法:将玻棒插入精液标本,提棒时拉起黏丝,观察有无拉丝、拉丝的长度。

(2) 滴管法:用巴斯德滴管吸入液化精液,然后让精液靠重力滴落,观察拉丝长度。

4. 酸碱度 应在射精后1 h内,用pH试纸测定精液pH。

5. 精液量 留取精液后用称重法测定全部精液的量。

【参考区间】 精液一般检验参考区间见表10-1。

表10-1 精液一般性状检验参考区间

项 目	参 考 区 间
外观	灰(乳)白色、半透明
液化时间	<60 min

续　表

项　　目	参　考　区　间
黏稠度	黏丝长度不超过 2 cm
pH	≥7.2
精液量	≥1.5 mL

【质量控制】

1. 采集精液标本前　　必须禁性生活 2~7 天;忌烟酒及服用影响生精功能的药物。一般仅做 1 次精液检验大多不能得出正确的结论,应做 2~3 次,每次检验间隔 1~2 周。

2. 采集精液前　　应清洗双手及阴茎头,用手淫法将精液收集于清洁干燥的广口瓶内。不宜使用乳胶避孕套采集,因其可能会影响精子活力。

3. 采集精液标本　　宜在清静而无干扰的环境中进行。

4. 射出的精液　　应保存在 25~37℃ 的环境中,一次射出的精液应全部收集,若在冬季应存放于内衣口袋内保温,夏季避免暴晒,尽快送至医院相应的科室,争取在 1 h 内检验。

5. 标本瓶　　应贴好标签,化验单上标明姓名、年龄、日期、采精具体时间。

【临床意义】

1. 外观　　正常男性刚射出的精液一般为微浑浊的灰白色,自行液化后为半透明的乳白色,久未射精者的精液可略显浅黄色。伴有大量红细胞时呈红色或酱油色为血精,见于精囊腺炎症、结核、肿瘤或结石;黄色脓性精液,见于前列腺炎或精囊炎。

2. 量　　一次排精量的多少与排精间隔时间有关。间隔时间越长,排精量越多,若 7 天未排精,其量仍少于 1.5 mL,视为精液减少,可见于标本收集不当或雄激素分泌减少、副性腺分泌功能不良等;如果留取精液标本时没有精液射出,称为无精液症(aspermia),可见于不射精或逆行射精,也可见于生殖系统特异性感染、非特异性感染。精浆是精子活动的介质,并可中和阴道的酸性分泌物,以免影响精子活力。精液量减少(精浆不足)不利于精子通过阴道进入子宫和输卵管,影响受精。一次排精量过多可见于附属腺功能亢进(如超过 6 mL),因精子被稀释,也不利于生育。

3. 液化时间　　正常情况下刚离体的精液由于精囊腺分泌的凝固蛋白作用而呈稠厚的胶冻状,然后在前列腺分泌的蛋白分解酶作用下逐渐液化。室温下正常精液在排出后 30 min 内自行液化,若超过 60 min 仍未液化,则称为精液迟缓液化症。前列腺炎时,由于蛋白酶或纤溶酶缺乏,导致液化时间延长甚至不液化,抑制精子活动力,从而影响生育能力。

4. 黏稠度　　精液黏稠度测定对精浆性质提供了一个客观的数据。黏稠度增加的精液影响精子活力,致使精子穿透障碍。

5. 酸碱度　　弱碱性的精液射入阴道后可中和阴道分泌物中的有机酸,利于精子游动与卵子结合而致孕。精液放置时间过长,pH 下降。如 pH<7 并伴少精子症,可能是由于输精管、精囊腺或附睾发育不全所致,也不利于精子活动。pH>8 时,可能伴有急性附属腺炎症或附睾炎。

三、精液显微镜检验

当精液液化后,取 1 滴混匀的精液置于载玻片上,再加盖 1 块盖玻片,静置 1 min 后在低倍镜下观察有无精子,是活动精子还是不活动精子。若未见精子,应将标本 3 000 r/min 离心 15 min 后取沉淀物重复检查,如仍无精子可不做镜下检查,报告"无精子"。除精子外,精液中还混有多种细胞成分,如细菌、上皮细胞、红细胞、白细胞和不成熟生精细胞等,都应如实描述。

(一) 精子活动率、活动力和存活率

精子活动率(sperm activity rate)指在显微镜下直接观察活动精子所占精子总数的百分率。精子活动力(sperm motility)指精子前向运动的能力,是直接反映精子质量的一项指标。精子存活率(sperm viability)是活精子所占比例。

【原理】　显微镜下观察液化后精子的活动、染色情况。

【试剂】　5 g/L 伊红 Y 染液：5 g 伊红 Y 溶解于 0.15 mmol/L 磷酸盐缓冲液（pH7.4）1 000 mL 中。

【器材】　显微镜、小试管、玻片、盖玻片等。

【操作步骤】

1. 精子活动率　　取液化均匀的精液 1 滴于载玻片上，加盖玻片放置片刻，在高倍镜下观察至少计数 200 个，每份样本重复计数 2 次，观察两者的差异，如差异可接受，以均值报告结果，计数有尾部活动精子的比例即为精子的活动率。

2. 精子活动力　　方法同精子活动率，在高倍镜下观察 5~10 个视野，计数 200 个精子并进行活动力分级，以百分率表示。WHO 建议，将精子活动力分为四级：a 级，快速前向运动（rapidly progressive）精子（≥25 μm/s）；b 级，慢速前向运动（slowly progressive）精子（5~25 μm/s）；c 级，非前向运动（non-progressive）精子（<5 μm/s）；d 级，不动（immotile）精子。

3. 精子存活率　　小试管中加液化均匀的精液 1 滴，加等量伊红 Y 染液混匀，放置片刻，再滴片，加盖玻片观察。根据精子着色情况判断精子是否存活，在高倍镜下观察计数 200 个精子中不着色的精子的比例即为精子的存活率。一般精子死亡后，细胞膜的完整性受损，失去屏障功能，易于着色。

【质量控制】

（1）排精后尽快（30 min 内）送检，标本应注意保温（37℃），时间过长或温度过低，可使精子活动率和活动力降低。

（2）检验应在排精后 1 h 内完成，标本完全液化后才能检验。

（3）尽快检验，防止精液干涸。宜在保温镜台上进行检验。

【参考区间】　精子活动率、活动力和存活率参考区间见表 10 - 2。

表 10 - 2　精子活动率、活动力和存活率参考区间

参　　　数	参　考　区　间
精子活动率	≥40%
精子活动力	总活力（前向运动+非前向运动）≥40%，前向运动≥32%
精子存活率	≥58%

【临床意义】　精子活动率降低是导致男性不育的重要因素。引起精子活动率下降的因素有：① 精索静脉曲张。② 生殖系统感染，如淋病、梅毒等。③ 物理因素，如高温环境（热水浴）、放射线因素等。④ 化学因素，如某些药物（抗代谢药、抗疟药、雌激素）、乙醇等。⑤ 免疫因素，如存在抗精子抗体等。精子存活率降低是导致不育的重要原因之一。存活率低于 50%，即可诊断为死精子症，可能与附属性腺炎症和附睾炎有关。精子活动力低下，难以抵达输卵管或无力与卵子结合而不能完成受精过程。若连续检验，精子总活力不足 40%，可能为男性不育原因之一。精子活动力低下常见于：① 精索静脉曲张，静脉血回流不畅，睾丸组织缺氧等。② 生殖系统非特异性感染及使用某些药物（抗代谢药、抗疟药、雌激素、氧化氮芥等）。

（二）精子计数

精子计数指单位容积内精子数量，亦称为精子浓度（sperm concentration）。精子浓度乘以精液量即为精子总数，表示一次全部射出精液量的精子总数目。

【原理】　用精子稀释液将精子稀释，混匀后充入计数池，显微镜下计数一定范围内的精子数，再换算成单位体积内的精子数。

【试剂】　精子稀释液：碳酸氢钠 5 g，40% 甲醛 1 mL，加蒸馏水至 100 mL。

【器材】　显微镜、小试管、改良牛鲍血细胞计数板等。

【操作步骤】

1. 加液　　用吸量管吸取 0.38 mL 精子稀释液于小试管内。

2. 取精液　　用微量吸管准确吸取混匀的液化精液 20 μL，擦净管外余液。

3. 稀释 将微量吸管插入小试管稀释液的底部,轻轻将精液打出,并吸取上清液清洗微量吸管 2~3 次,混匀。

4. 充液 擦净计数板、盖玻片,并将盖玻片放于计数板上,取 1 小滴精子悬液充入计数池内。静置 1~2 min。

5. 计数 以精子头部为准,高倍镜下计数中央大方格内四角及中央 5 个中方格内的精子数(N)。

6. 计算 公式为

$$精子数 = N \times 5 \times 10 \times 20 \times 10^3 = N \times 10^6 / mL$$

$$精子总数 = 精子数 \times 精液量(mL)$$

【质量控制】

(1) 精液标本的采集、保温、送检等质量控制同精液标本采集。

(2) 精液标本必须完全液化,吸取精液前必须充分混匀标本。吸取精液量必须准确。

(3) 如常规检验未发现精子,应将精液标本离心后取沉淀物再涂片检查,若仍无精子,才能报告"无精子"。

(4) 同 1 份标本应重复 2 次稀释和计数,以减少计数误差。太少的精子用于计数,将会得出不可信的结果,对诊断和治疗产生影响。

(5) 出现 1 次异常结果应间隔 1 周后复查,反复检验 2 次以上方能得出正确结果。

【方法评价】

1. 血细胞计数板计数 血细胞计数板用于精液计数时存在明显的不足,如标本需要做适当倍数的稀释,以及只能用于精子数量的观察,不能同时进行精子活动率、精子运动参数等检验。

2. Makler 精子计数板计数 它的特点是简便、快速,精液不需要稀释,一次加样不但可计数精子浓度,还可分析精子活力。此外,如果在相差显微镜或暗视野显微镜下配以显微照相,还可以拍摄下精子的运动轨迹,并可从照片上分析精子的运动速度和运动方式。

3. 计算机辅助精子分析系统(CASA) 是利用图像和计算机视屏技术来进行精子计数,确定和跟踪个体精子的活动及计算精子活动的一系列"运动学"参数的设备。利用 CASA 计数精子简单、快速,但易受精液中细胞成分和非精子颗粒物质的影响。

【参考区间】 精子浓度 $\geq 15 \times 10^6 / mL$,精子总数 $\geq 39 \times 10^6 /$ 次排精。

【临床意义】 连续 3 次精子计数均 $<15 \times 10^6 / mL$ 时,为少精子症(oligospermatism),生育力降低。但在临床实践中,亦可见精子计数 $<15 \times 10^6 / mL$ 仍能生育者。连续 3 次精液离心后沉淀物中仍未见精子时,为无精子症(azoospermia)。健康人的精子计数变异较大,因此,估计一个男性的生育能力应将精子计数与精液其他结果综合判断。精子计数降低,可见于:① 精索静脉曲张;② 有害金属或放射性损害;③ 先天性或后天性睾丸疾病;④ 输精管、精囊腺缺陷;⑤ 50 岁以上的老年人。

(三)精子形态

正常精子外形似蝌蚪状,由头部、体部和尾部三部分构成。头部正面呈卵圆形,侧面呈扁平梨形,轮廓规则,顶体帽覆盖头部表面的 1/3 以上。头长 4.0~5.5 μm,宽 2.5~3.0 μm,长宽比为(1.5~1.75):1。体部轮廓直而规则,与头纵轴成一直线,长 5~7 μm,宽 1 μm。尾部细长,外观规则而不卷曲,一般长 50~60 μm(图 10 - 1)。正常生理性变异的精子可有大头、小头、尖头及圆头等。精子巴氏染色后,头部顶体区染淡蓝色,顶体后区域染深蓝色,中段染淡红色,尾部染蓝色或淡红色,胞质小滴染绿色。

异常精子形态见图 10 - 2,常见:① 头部异常,包括大头、小头、圆头、锥形头、梨形头、无定形头、空泡样头、双头或以上异常的联合体;② 体部异常,包括体部肿胀,不规则、弯曲的中段,异常薄的中段;③ 尾部异常,包括短尾、多尾、双尾、发夹状尾、断尾、卷尾、尾部伴有末端微滴或以上任何类型异常的联合体;④ 头尾折角异常、无顶体等;⑤ 过量残留胞质异常。

每种精子缺陷的平均数目称为畸形精子指数,是预测精子在体内、外功能有价值的指标,其中头部畸形最重要。当形态学异常的精子有多种缺陷同时存在时,此时只需要记录 1 种,应先记录头部缺陷,其次为尾部缺陷。

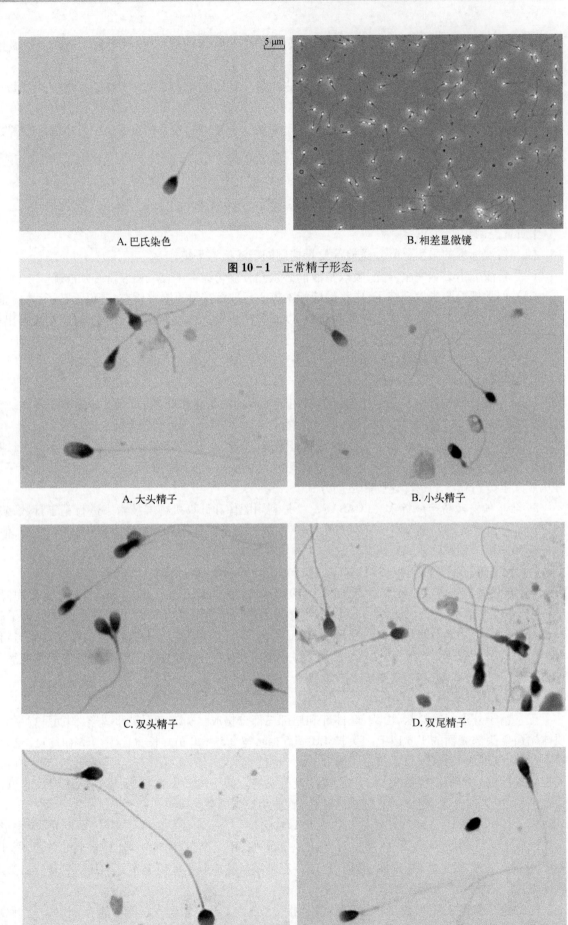

A. 巴氏染色   B. 相差显微镜

图 10-1 正常精子形态

A. 大头精子   B. 小头精子

C. 双头精子   D. 双尾精子

E. 圆头精子   F. 体部异常精子

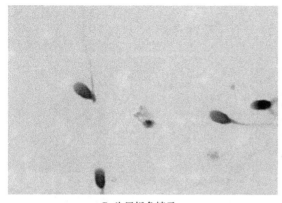
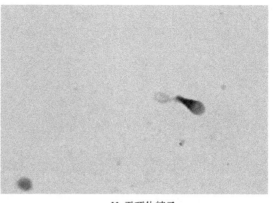

G. 头尾折角精子　　　　　　　　　　　　H. 无顶体精子

图 10 - 2　异常精子形态(巴氏染色)

图 10 - 2
彩图

【原理】 经巴氏染色后,油镜下计数至少 200 个精子,观察正常和异常精子数及其所占百分率。

【试剂】 改良巴氏染液、95%乙醇、缓冲液、香柏油。

【器材】 显微镜、玻片等。

【操作步骤】

1. 涂片　取液化精液 1 滴于玻片上,涂片,自然干燥。

2. 固定　95%乙醇固定至少 15 min 后,巴氏染色。

3. 显微镜检验　显微镜油镜下计数 200 个精子,观察正常和异常精子数及其各自所占百分率。

【方法评价】

1. 涂片　染色检查不需要特殊设备,目前临床上多用此法进行精子形态观察。但操作步骤较多,固定后染色精子头部可有缩小。

2. 湿片法　是精子计数后,采用高倍镜或相差显微镜直接检验精子形态,操作简便,要求检验人员经验丰富,识别误差较大,不推荐使用。

【质量控制】

(1) 精子数$>10 \times 10^6$/mL,可直接涂片检查;如果精子数$<10 \times 10^6$/mL,则可将精液 2 000 r/min 离心 15 min 后,沉淀物涂片检查。

(2) 涂片厚薄应适宜,以免影响着色、透明效果。

(3) 注意有无未成熟的生精细胞,如有,应计数 200 个生精细胞(包括精子),计算未成熟生精细胞百分率。

(4) 应注意观察有无红细胞、白细胞、上皮细胞、肿瘤细胞等其他异常细胞。

【参考区间】 正常形态精子应≥4%。

【临床意义】 畸形精子增加见于感染、外伤、高温、放射线、乙醇中毒、药物、工业废物、环境污染、激素失调或遗传因素导致的睾丸异常和精索静脉曲张。

(四) 生精细胞形态

生精细胞(spermatogenic cell)即未成熟的男性生殖细胞,胞体较大,不具有尾部,指各阶段发育不全的生殖细胞,包括精原细胞、初级精母细胞、次级精母细胞和精子细胞。

1. 正常生精细胞

(1) 精原细胞:胞体呈圆形,直径为 12 μm;胞核居中,直径为 6~7 μm,染色质呈疏松网状,在胞核边缘可见深染的 1~2 个核微体(核仁),可见形态多样的早期分裂象。

(2) 初级精母细胞:由精原细胞分裂产生,形态多样。一般胞体较大,浅染,胞核直径为 8~9 μm,大多呈球形,染深蓝色,偶见分裂象。

(3) 次级精母细胞:由初级精母细胞分裂而来。胞体较初级精母细胞小,直径为 8~9 μm,胞核直径为 7 μm,染色质呈细网状,着色较浅,有时见双核,分布在胞质的两侧,形似蜻蜓头上的两眼。

（4）精子细胞：胞体和胞核均较次级精母细胞更小。胞核直径 4~5 μm，呈球形或精子头的雏形，偏位，着色较深，有时可见 2~4 个核（图 10-3）。

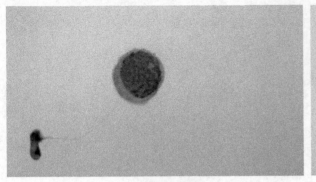

A. 初级精母细胞

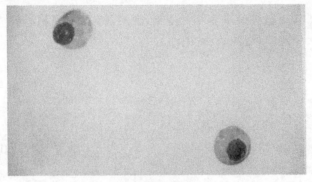

B. 次级精母细胞

图 10-3
彩图

C. 精子细胞

图 10-3 生精细胞

2. 异常生精细胞　　可见于病理情况下精液中各级生精细胞出现形态异常，尤其是精母细胞在减数分裂过程中，可发生多种多样的形态变化，如巨型变、多核、空泡核等。

3. 临床意义　　在临床上，根据生精细胞的类型可进一步衡量睾丸生精功能，分析睾丸病因，为无精子症、少精子症的病因分析提供科学依据。同时，动态观察精液生精细胞的变化，可以作为男性不育症疗效观察和判断预后的指标之一。当睾丸生精小管的生精功能受到药物或其他因素影响时，精液中可出现较多的未成熟生殖细胞。正常精液中未成熟生精细胞<1%。

（五）其他细胞成分

精液中除精子、生精细胞外，有时可见上皮细胞和外周血细胞，如红细胞、白细胞等。

1. 上皮细胞　　在正常生育男性精液中偶见呈柱状或立方形、圆形及多边形的前列腺上皮细胞；圆形或卵圆形嗜碱性胞质含色素颗粒的精囊细胞；呈多边形的尿道移行上皮细胞；前尿道脱落的柱状或鳞状上皮细胞。前列腺增生患者可见到较多增大的前列腺上皮细胞。

2. 外周血细胞　　正常精液中有极少量的红细胞（偶见）和白细胞（<5/HP），精液中红、白细胞数增高，可见于生殖道炎症、结核、恶性肿瘤。正常精液中白细胞<$1×10^9$/L（正甲苯胺蓝过氧化酶染色）。精液中白细胞如增多，见于白细胞精液症，表明生殖系统存在感染。

四、精液化学检验

检测精浆及精子的某些酶和化学成分，可以了解睾丸及附属性腺的分泌功能、代谢状态和病理改变，对男性不育的诊断、治疗及病因分析有着重要的临床意义。

（一）精浆果糖测定

精浆中富含果糖，由精囊腺将血糖转化分泌而来，是精子能量的主要来源，其含量高低直接影响精子的活力。先天性精囊腺缺失和逆行射精,果糖测定为阴性;精囊腺炎和雄激素分泌不足时,果糖含量降低;无精子症和射精量少,若精浆中无果糖可能为精囊阻塞;有果糖,则可能为射精管阻塞。雄激素的水平影响精囊腺果糖的分泌,因此,精浆果糖含量不仅反映精囊腺的分泌功能,还间接反映睾丸的内分泌功能。

(二)精浆中性α-葡糖苷酶测定

中性α-葡糖苷酶主要由附睾分泌,是附睾的特异性酶和标记酶,其活性与精子浓度、精子活力呈正相关,受雄激素水平的影响。精浆中性α-葡糖苷酶活性在一定程度上可反映附睾的功能状态。对某些与附睾有关的不育症具有肯定性诊断价值,如阻塞性无精子症时,α-葡糖苷酶活性下降,对鉴别输精管阻塞病变所致与睾丸生精障碍所致的无精子症具有一定意义。

(三)精浆乳酸脱氢酶同工酶X测定

精液中存在乳酸脱氢酶(lactate dehydrogenase,LDH)的6种同工酶。乳酸脱氢酶同工酶X(LDH-X)存在于精浆中。它是精子能量代谢所必需的酶,与精子的生成和代谢有密切关系。LDH-X的电泳位置在LDH3~LDH4,其活性测定多采用聚丙烯酰胺凝胶电泳、酶联染色及光度计扫描法,求得其相对百分率。

LDH-X对于睾丸组织与精子细胞具有组织特异性,它随睾丸组织的萎缩而减少或消失;精子发生缺陷时则无LDH-X形成。少精或无精者可致LDH-X活性降低,但精液常规检验正常的不育患者,也可因LDH-X活性下降而引起不育。

(四)精浆酸性磷酸酶测定

酸性磷酸酶(acid phosphatase,ACP)广泛存在于机体组织体液中,以前列腺中最丰富。精浆中的ACP来源于前列腺,含量高于其他任何体液,因此是法医鉴定精液最敏感的方法。ACP活性高低可反映前列腺的功能。

前列腺炎时,精浆ACP活性降低可使精子活动减弱,受精率下降;前列腺增生和前列腺癌时,精浆ACP活性增高。

(五)精子顶体酶活性测定

顶体酶(acrosomal enzyme)是蛋白水解酶,通常以无活性酶原的形式存在于精子顶体内,当精子头部进入卵透明带时,才被激活。其作用类似胰蛋白酶,能水解卵细胞的透明带,使精子与卵子融合,还可促进生殖道中的激肽释放,从而增强精子的活力。精子顶体酶活性与精子浓度及精子顶体完整率呈正相关。

顶体酶活性降低,可导致不育。对男性不育症患者顶体酶活性的测定,可以估计精子活力及其受精能力。

(六)其他化学检验

1. 精浆游离左旋肉毒碱测定　　肉毒碱分布于体内多种组织,以附睾中的肉毒碱浓度最高。由于附睾本身并不合成肉毒碱,故通过检测附睾肉毒碱的水平,可以确切地了解附睾的吸收和分泌功能。近年来的研究认为,肉毒碱与精子在附睾中的成熟密切相关,肉毒碱参与脂肪酸氧化过程,它可以转运长链脂肪乙酰辅酶A进入线粒体内膜进行β-氧化,作为脂肪酸代谢的重要辅助因子,为精子在附睾内成熟提供必要的能量来源。精浆中肉毒碱含量下降,表示附睾功能发生障碍。

2. 精浆锌测定　　精液中的锌主要以蛋白结合的形式存在,可保护精子膜,延缓精子胞膜的脂质氧化以维持细胞膜结构的稳定性与通透性,维持精子活力。精浆中的锌可抑制精子顶体酶的活性。当精子进入子宫颈黏液后,锌浓度降低,导致顶体酶被激活,从而使精子顺利穿过透明带与卵子结合。精液中锌的缺乏可影响垂体分泌促性腺激素,使性腺功能减退,睾丸萎缩,精子数目减少,死精子增多。严重缺锌时,可使精子处于停顿状态,从而造成不育。青春期缺锌,则影响男性生殖器官和第二性征的发育。精浆锌测定可作为评价男性生育功能和诊治不育症的指标之一。

五、精液免疫学检验

不育的原因十分复杂,免疫学因素和某些患者的不育有密切关系。尤其是血清和生殖道局部的抗精子抗体(antisperm antibody,AsAb)是引起免疫性不育的主要原因。可以进行抗精子抗体测定、精浆免疫球蛋白测定等。

六、精液其他检验

1. **精子凝集** 指活动精子黏附在一起发生凝集,如相连头-头、中段-中段、尾-尾或头-尾相连,而非精子与细胞碎片的凝集。精子凝集阳性,提示可能存在免疫性不育。

2. **精子低渗膨胀试验(hypoosmotic swelling test for sperm)** 指精子在低渗溶液中,水分子通过精子膜进入精子以达到渗透压平衡,使精子体积增大而出现尾部不同程度的膨胀现象。用相差显微镜或普通高倍镜观察,计数100~200个精子中出现各种膨胀精子尾部的比例。本试验简便、快速,与其他精子功能试验有很好的相关性,为临床上较为理想的精子功能测定方法。精子低渗膨胀试验可作为体外精子膜功能及完整性的评估指标,预测精子潜在的受精能力。有研究表明,不育症患者的精子尾部膨胀率明显降低。

七、精液检验仪器分析

(一)计算机辅助精子分析及临床应用

传统的精液分析对精子运动能力的判断缺少严格的量化指标,且不同检验人员分析时带有很大的主观性,导致结果有时相差甚大。随着计算机技术的普及和图像处理技术在医学领域中的广泛运用,将现代计算机技术和先进的图像处理技术完美结合,产生了计算机辅助精子分析系统(CASA系统)。通过摄像机或录像与显微镜相接,确定和跟踪单个精子细胞的活动,计算机相应的操作软件根据设定的精子大小和灰度、精子运动的移位及精子运动的有关参数,对采集到的图像进行动态分析处理、打印结果。CASA系统可以定量分析精子总数、活动力、活动率,又可分析精子运动速度和运动轨迹特征,因此在分析精子运动能力方面优势明显。

1. **CASA系统主要参数**

(1)曲线速度(VCL):也称轨迹速度,即精子头部沿其实际行走曲线的运动速度。

(2)平均路径速度(VAP):精子头沿其空间平均轨迹的运动速度,这种平均轨迹是计算机将精子运动的实际轨迹平均后计算出来的,可因不同型号的仪器而有所改变。

(3)直线运动速度(VSL):也称前向运动速度,即精子头部直线移动距离的速度。

(4)直线性(LIN):也称线性度,为精子运动曲线轨迹的直线性,即VSL/VCL。

(5)精子头侧摆幅度(ALH):精子头实际运动轨迹对平均路径的侧摆幅度,用侧摆的最大值或平均值表示。不同型号的CASA系统由于计算方法不一致,相互之间不可直接比较。

(6)前向性(STR):也称直线性,计算公式为VSL/VAP,亦即精子运动平均路径的直线性。

(7)摆动性(WOB):精子头沿其实际运动轨迹的空间平均路径摆动的尺度,计算公式为VAP/VCL。

(8)鞭打频率(BCF):也称摆动频率(鞭打次数/s),即精子头部跨越其平均路径的频率。

(9)平均移动角度(MAD):精子头部沿其运动轨迹瞬间转折角度的时间平均绝对值。

2. **结果报告** 计算分析结束后可根据需要打印出"精液分析检测报告"(图10-4)和"精子动态特征分布图",同时也可将分析结果存盘保存。

CASA系统识别精子是根据人为设定的大小和灰度来判断的,准确性受精液中细胞成分和非细胞颗粒的影响。计算精子活动率时,精子只有发生了一定的位移,CASA系统才认为是活动精子,而原地摆动的精子则为不活动精子,测出的值常低于实际结果。CASA系统测定的是单个精子的运动参数,缺乏对精子群体的了解。CASA系统对测量精子浓度有一定局限性,所以,目前WHO仍推荐使用显微镜直接检测精子浓度和精子的活动率。尽管目前CASA系统的设置还缺乏统一的国际标准,不同厂商和型号的CASA系统分析结果缺乏可比性,但精液分析的自动化是今后发展的趋势,CASA系统在分析精子的运动功能指标方面具有显著优势。随着CASA系统本身和软件系统的不断改进,系统设置的标准化不断完善,其应用前景将是广阔的,并将逐步替代人工精液检验手段。

(二)精子质量分析仪

精子质量分析仪(sperm quality analyzer, SQA),检测原理:当光束通过液化的精液时,精液中精子的运动会引起光密度的变化,通过测定密度的变化,判断精子质量的好坏。光密度变化包括光密度频率变化和振幅变化。频率、振幅变化越大,则精子质量越好;反之,则精子质量越差。SQA检测参数及意义见表10-3。

病历信息

姓名：×××　　病历号：×××　室温(℃)：35　送检时间：×年×月×日×时×分
年龄：32　采精方式：手淫　禁欲天数：5　分析时间：×年×月×日×时×分

精液理化特征

精液量(mL)：1.8　稀释比例：1：1　液化时间(分)：60
液化状态：不完全液化　精液颜色：乳白精液　气味：腥
酸碱度(pH)：7.4　黏稠度正常

动态参数分析报告Ⅰ

精子分类	被检精子个数	精子密度(百万/mL)	精子总数(百万)	百分率(%)
合　计	174	38.34	76.67	100.00
a级精子	26	5.73	11.46	14.94
b级精子	25	5.51	11.02	14.37
c级精子	15	3.30	6.61	8.62
d级精子	108	23.80	47.59	62.07
a+b级精子	51	11.24	22.47	29.31
a+b+c级精子	66	14.54	29.08	37.93

动态参数分析报告Ⅱ

曲线速度(VCL)(μm/s)：	38.49	平均移动角度(MAD)(°)：	49.66	直线性(LIN)：	64.50%
直线速度(VSL)(μm/s)：	26.11	侧摆幅度(ALH)(μm)：	3.84	摆动性(WOB)：	73.56%
平均路径速度(VAP)(μm/s)：	28.55	鞭打频率(BCF)(Hz)：	5.31	前向性(STR)：	86.43%

重要参数判断Ⅲ

当前参数	实际数值	是否正常	判定标准
排精量	2.00 mL	正常	>1.5 mL
酸碱度	7.4	正常	>7.2
精子活动率	37.93%	不正常	a级+b级+c级>40%
精子活力		不正常	a级+b级≥32%为正常
精子密度	$38.34×10^6/mL$	正常	$≥15×10^6/mL$
正常形态精子率	50.00%	正常	≥4%

图10-4 某医院精液分析检测报告

表10-3 SQA检测参数及意义

参　数	意　　义
功能性精子浓度(FCS)	同时具有正常形态及快速前向运动的精子
活动精子浓度(MSC)	快速前向运动的精子数量
精子活动指数(SMI)	在1 s内，毛细管载样池中的精子运动所产生的在光源路径上的偏移振幅与数目，以反映浓度与平均前向运动速度相乘的精液参数
总功能精子浓度(TFSC)	精液中功能性精子的总数，以FCS与精液量的乘积来表示
总活动精子浓度(TMSC)	精液中活动精子的总数，以MSC与精液量的乘积来表示

八、精液检验质量控制

精液检验是男科学的重要内容，是判断男性生育能力的重要依据，但目前所用的精液检验指标和方法尚缺乏一套完整、系统、全面、规范的精液标准化实验室检查方法，对精液检验质量的评价缺少客观指标。精液检验的质量控制应从以下几个方面进行。

1. **规范进行标本处理**　收到标本后,应立即放入37℃水浴中保温,观察精液的液化时间和黏稠度。

2. **避免交叉污染**　用于吸取标本的吸管和测量精液量的刻度试管,应一人一管,避免吸管、试管等的交叉污染,如将活动良好的精子带入无精子或精子活动力差的标本中,将干扰检验结果。

3. **用标准化检测方法**　精液检验的项目较多,方法的标准化是结果准确的可靠保证。尽可能保证在同一实验室或同一地区,检验的项目、方法和结果判断一致。积极创造条件实行室内质量控制和室间质量控制,提高检验结果的准确性。

(1)室内质量控制:虽然精液分析时由于分析物中含有活的精子,选择标准对照物较为困难和缺乏可供参考的权威性方法,但各实验室应根据自身的特点,进行选择性质量控制。例如,取数份检验过的精液标本混合,分成若干等份后4℃冷藏保存,每周测定一次精子数量。对精子形态学的室内质量控制,可制备一系列的精液涂片,染色后每隔一段时间,由同一人或其他人员对涂片重复观察计数。对于确定精子活力指标的精密度,应由不同检验人员独立检测同一份新鲜或混合的精液,以判断和比较结果的可靠程度。目前,临床采用的人工精液分析方法,由于受到多种因素的影响,很难准确、客观地检测各项参数,尤其是精子的活力分析,很大程度上有赖于检验者的经验和主观判断,误差较大。应更新设备,选择精子分析仪对精子进行客观分析。

(2)室间质量控制:参考室内质量控制办法,定期有组织地发放经甲醛固定的混合精液标本计数精子的数量;发放染色后的精液涂片,观察精子形态的室间精密度等。

4. **注意安全防护**　由于精液标本的特殊性,试验操作者应做好安全防护,防止被精液污染所造成的意外伤害。用过的精液标本应用火烧毁,也可将其浸入5%甲酚皂溶液中24 h或0.1%过氧乙酸12 h后倒掉。

(褚静英　陈　瑶)

第十一章 前列腺液检验

前列腺是男性生殖系统附属腺中最大的实质性器官,两侧输精管及尿道均从其中通过。由前列腺分泌的前列腺液(prostatic fluid)是精液的重要组成部分,约占精液的30%。其主要成分有多种无机离子(如钠、钾、钙、镁、锌等)、免疫物质(如前列腺特异抗原是前列腺癌诊断较为敏感和特异的肿瘤标志物之一)、酶(如纤溶酶、酸性磷酸酶、乳酸脱氢酶、碱性磷酸酶)等,此外前列腺液中还含有多种有形成分如卵磷脂小体、淀粉样颗粒、少量上皮细胞和白细胞等。前列腺液的主要功能有:① 促使精液液化。前列腺液中含有蛋白水解酶和纤溶酶,可使精液从凝固状态转变为液体状态。② 维持精液的 pH。③ 参与精子能量代谢。④ 抑制细菌生长等。

前列腺液检验主要用于前列腺炎、结石、结核、前列腺癌等疾病的辅助诊断和疗效观察,也可用于性传播疾病检验。

一、前列腺液标本采集与处理

前列腺液标本由临床医生进行前列腺按摩术采集。前列腺按摩时,常同时触及精囊而将精囊液挤出,故正常前列腺液严格地讲应为前列腺精囊液。量少时可直接滴在载玻片上,量多时弃去第1滴后收集在洁净干燥的小试管内,立即送实验室并及时进行检验。如用于细菌培养,须无菌操作,用无菌容器收集标本。一次取材失败或检验结果阴性,而临床指征明确者,可隔3~5天再取材检验。疑为前列腺结核、脓肿或肿瘤的患者应慎重进行前列腺按摩。

二、前列腺液一般性状检验

1. 量　　健康成年男性经前列腺按摩一次可采集数滴至 2 mL 前列腺液。前列腺慢性充血、过度兴奋时前列腺液增多。前列腺炎时前列腺液减少,多次按摩采集不到前列腺液,提示前列腺液分泌严重不足,常见于前列腺炎和某些性功能低下者。

2. 外观　　正常前列腺液为较稀薄、不透明而有光泽的乳白色液体。轻度前列腺炎时外观常无明显改变;较为严重的化脓性前列腺炎或精囊炎时前列腺液可变黏稠、黄色浑浊,外观呈脓性或脓血性,有时含絮状物或黏液丝。前列腺液外观呈红色提示有出血现象,见于前列腺炎、精囊炎、前列腺结核、结石和恶性肿瘤等,也可因按摩时用力过重引起。

3. 酸碱度　　正常前列腺液呈弱酸性,pH 6.3~6.5。50 岁以上者或混入精囊液较多时,pH 可增高。

三、前列腺液显微镜检验

1. 直接涂片检查　　通常采用未染色直接涂片法。取样后立即将样本涂布于载玻片上,加盖片后在高倍镜下观察 10 个视野内的卵磷脂小体、白细胞、红细胞、上皮细胞和精子等有形成分的种类与形态(图 11-1,图 11-2),根据其数量的多少和分布情况,按尿液沉渣显微镜检验方法报告结果。

(1)卵磷脂小体:为磷脂酰胆碱成分,故又称磷脂酰胆碱小体。呈圆形或卵圆形,大小不等,多大于血小板,小于红细胞,折光性强。正常前列腺液涂片中数量较多,分

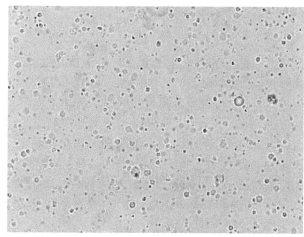

图 11-1　正常前列腺液中满视野卵磷脂小体

布均匀,布满视野。前列腺炎时卵磷脂小体数量常减少,分布不均,有成簇分布现象,严重者卵磷脂小体可消失。

(2)红细胞:正常前列腺液中可见红细胞<5/HP。前列腺炎、结核、结石和恶性肿瘤时可见红细胞增多;按摩时用力过重,也可导致出血而使红细胞增多。

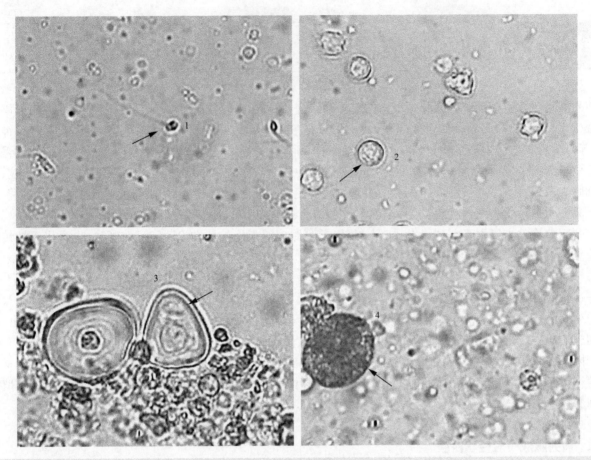

图 11-2 前列腺液中其他成分形态
1. 精子;2. 白细胞;3. 淀粉样小体;4. 前列腺颗粒细胞

(3)白细胞:正常前列腺液中白细胞<10/HP。前列腺炎时白细胞增多并成簇,是慢性前列腺炎的特征之一。如白细胞>10~15/HP,即可诊断为前列腺炎。

(4)前列腺颗粒细胞:胞体较大,多为白细胞的3~5倍,含卵磷脂颗粒较多,可能是吞噬了卵磷脂颗粒的巨噬细胞。正常前列腺液中此种细胞不超过1/HP,老年人的前列腺液中可见此种细胞增多。前列腺炎时可增加10倍并伴有脓细胞大量出现。

(5)淀粉样小体:体积较大,圆形或卵圆形,约为白细胞的10倍,呈微黄色或褐色的同心圆线纹层状结构,似洋葱头样,其中心常含碳酸钙沉积物,形成一核状颗粒。可与胆固醇结合形成结石。健康人前列腺液中可存在淀粉样小体,并随年龄增长而增多,一般无临床意义。

(6)其他:按摩过重时因精囊受挤压,可出现精子和精细胞。滴虫性前列腺炎患者,可检出阴道毛滴虫。有时可偶见碳酸钙胆固醇结晶或磷酸精胺结晶等。

2. 涂片染色检查 当直接显微镜检验发现巨大、畸形细胞或怀疑有肿瘤时应做染色检查。将前列腺液制成均匀的薄涂片,根据检验目的做不同的染色检查。用瑞特、H-E或巴氏染色的标本细胞结构清晰易辨,适用于检验炎症变性的细胞和癌细胞,有助于前列腺炎和恶性肿瘤的诊断及鉴别诊断。前列腺液直接涂片革兰氏染色,油镜下观察可见相应致病菌,最常见葡萄球菌,其次是链球菌和革兰氏阴性杆菌(常为大肠埃希菌),也可见到革兰氏阴性球菌(淋球菌可能性最大)。前列腺液中的致病性分枝杆菌只有结核杆菌一种。将前列腺液进行抗酸染色检验有助于慢性前列腺炎与结核的鉴别诊断。由于涂片检查细菌阳性检出率低,且不易确定细菌种属,必要时可做培养检验。

四、前列腺液化学检验和免疫学检验

前列腺液的化学成分有蛋白质、酶、胆固醇、卵磷脂、电解质、微量元素等,其中纤溶酶、柠檬酸、酸性磷酸酶、

锌等成分对精液液化、精子活动、代谢起到非常重要的作用,前列腺特异抗原(prostate specific antigen, PSA)为前列腺的肿瘤标志物。前列腺的生化指标检验可作为前列腺疾病的诊断、疗效观察和预后判断的参考指标。

1. 锌测定　　前列腺液中含锌量比体内其他组织多,锌与前列腺的抗菌能力有关,锌还参与稳定精子膜的作用。测定方法主要有原子吸收光谱法和化学比色法等。前列腺炎和前列腺癌时锌含量可降低;前列腺增生时,锌含量可增多。锌的含量可作为鉴别前列腺增生和前列腺癌的参考指标。

2. 免疫球蛋白和精浆蛋白测定　　前列腺上皮组织内及分泌物中含有 IgA 和 IgG,正常前列腺液中 IgA、IgG 及 IgM 很少。前列腺炎时前列腺液中 IgA 和 IgG 可增多,慢性前列腺炎时前列腺液中 IgA、IgG 及 IgM 明显增多。精浆蛋白是前列腺癌灵敏特异的肿瘤标志物,对早期诊断前列腺癌有较大价值,检测方法主要为放射免疫分析法。

3. 表皮生长因子测定　　前列腺液中表皮生长因子测定常采用双抗体放射免疫法,增多可见于前列腺增生。前列腺液中表皮生长因子对前列腺疾病的诊断和评价具有独特的价值。

4. 其他　　可检验前列腺液中 PR92 抗原、酸性磷酸酶等。还将采用分子生物学检验方法用于前列腺疾病的诊断,灵敏、特异、快速且可以实行自动化。

五、前列腺液检验质量控制

前列腺液检验应注意整个过程的质量控制,包括检验前质量控制、检验中质量控制及检验后质量控制。检验前质量控制主要为临床医生应熟练掌握标本采集技术。被检者应检验前 3 天内禁止性活动,采集标本第 1 滴应弃去,做微生物培养时标本应无菌操作并用无菌容器收集标本。采集标本后应立即送检及时检验。检验中质量控制主要包括检验人员应具备责任心、耐心,细致规范操作,掌握标本中各类有形成分形态特点,制片厚薄适宜,保证染色效果。镜下观察 10 个高倍视野,规范报告方式,镜下如见较大、形态异常的细胞应进行染色检查。检验后的质量控制应包括与临床的沟通、结果报告单审核等。

（陈　瑶）

第十二章 脑脊液检验

脑脊液(cerebrospinal fluid, CSF)主要由侧脑室和第三、第四脑室的脉络丛上皮主动分泌和超滤作用形成，是一种细胞外液。正常成人每天脑脊液产生量平均为 500 mL。脑脊液产生和重吸收保持动态平衡，正常成人脑脊液总量为 120~180 mL，约占体内体液总量的 1.5%，新生儿为 10~60 mL。脑脊液的循环途径始于侧脑室，经室间孔至第三脑室，从第三脑室经中脑导水管至第四脑室，再经第四脑室的中央孔与两侧孔进入蛛网膜下腔池。脑室或室间孔的任何一个环节被阻塞将导致阻塞性脑积水。随着脑脊液流经部位不同，其生物化学组成也有所变化。因此，在判断受检脑脊液中化学成分是否正常时，应考虑脑脊液采集的部位是脑室、脑池还是腰椎。

脑脊液虽是由血液通过脉络丛后形成的，并非直接流通，而是通过血脑屏障(blood brain barrier)选择性过滤。血脑屏障对血浆中各种物质的通透具有选择性，最易通过的是钠、氯、镁和二氧化碳；白蛋白、葡萄糖、尿素、钙、氨基酸、尿酸、肌酐、乳酸、丙酮等次之；而大分子物质如纤维蛋白原、胆红素、胆固醇、补体、抗体、毒物和某些药物则极难或不能通过。

脑脊液对神经系统有重要的生理作用，主要功能包括：① 保护作用，即保护脑和脊髓，免受外力震荡损伤。② 调节作用，即调节颅内压，使颅内压恒定。③ 营养作用，即参与神经组织的物质代谢，供给脑、脊髓营养物质，并运走代谢产物。④ 维持 pH，即可以调节神经系统碱储存量。⑤ 参与调节，即转运生物胺、神经肽等物质，参与神经内分泌调节。

一、脑脊液标本采集和适应证

脑脊液一般由临床医生进行穿刺采集，常采用腰椎穿刺，必要时可从小脑延髓池或侧脑室穿刺获得。将脑脊液分别收集于 3 个无菌试管中，每管 1~2 mL，第 1 管做化学或免疫学检验，第 2 管做病原微生物学检验，第 3 管做一般性状和显微镜检验。如怀疑脑部有恶性肿瘤，可再留管做脱落细胞检验。标本采集后应立即送检验，一般不能超过 1 h，放置时间过久将影响检验结果，可导致细胞破坏或沉淀、细胞离体后迅速变形，糖迅速分解导致糖含量降低、细菌自溶或死亡等影响结果。采集的脑脊液应尽量避免凝固和混入血液。若穿刺损伤血管导致血液混入，在进行细胞计数时应校正，并注明。脑脊液内可能含有各种病原生物，应按潜在生物危害物质处理。标本的采集、运送、检验及处理等过程要符合实验室生物安全原则，注意个人生物安全防护。

中枢神经系统任何部位发生器质性病变时，如感染、炎症、肿瘤、外伤、水肿和阻塞等可引起脑脊液主要化学成分改变。通过对脑脊液一般性状、显微镜、化学成分、微生物学和免疫学检验，对上述疾病的诊断、治疗和预后判断具有重要价值。

脑脊液检验的适应证有：① 有脑膜刺激症状者；② 原因不明的剧烈头痛、昏迷、抽搐或瘫痪；③ 疑颅内出血、中枢神经梅毒、脑膜白血病；④ 中枢神经系统疾病需要系统观察或椎管内给药等。

二、脑脊液一般性状检验

【原理】 肉眼观察脑脊液的颜色、透明度、凝固性及比重。

【器材】 小试管、试管、折射仪等。

【操作步骤】

1. 观察颜色 肉眼观察脑脊液标本的颜色变化，如实描述报告，如无色、乳白色、红色、黄色、棕色、黑色或绿色等。

2. 观察透明度 在黑色背景或自然光线下肉眼观察脑脊液标本的透明度变化，填写报告时用"清晰透明""微浑浊""浑浊"等描述。

3. 观察凝块或薄膜 收集脑脊液于试管内，轻轻倾斜试管，肉眼仔细观察有无凝块或薄膜，填写报告可用"无凝块""有凝块""有薄膜""胶冻状"等描述。

4. 测比重 ① 左手握折射仪橡胶套，右手调节目镜；② 打开进光板，用软布擦拭折射棱镜；③ 用蒸馏水调节明暗分界线于零位,擦净蒸馏水,换待测脑脊液,在专用的刻度标尺上,明暗场交界处数值则为脑脊液比重。

【质量控制】

(1)当脑脊液颜色透明度变化不明显时,应在灯光下以白色或黑色背景下观察。

(2)怀疑是结核性脑膜炎时,标本应在2~4℃环境中静置12~24 h,再仔细观察有无薄膜形成,然后才能发报告。

【参考区间】

颜色:无色。

透明度:清晰透明。

凝固性:无凝块,放置24 h后无薄膜形成。

比重:腰椎穿刺为1.006~1.008,脑室穿刺为1.002~1.004,小脑延髓池穿刺为1.004~1.008。

【临床意义】

1. 颜色 正常脑脊液无色,异常颜色可见以下情况。

(1)红色:脑脊液中混有血液时,因红细胞量的多少和出血时间的不同,可使标本呈红色、红褐色、淡红色等。常由穿刺损伤出血(新鲜出血)或脑及蛛网膜下腔出血(陈旧性出血)引起,两者应鉴别(表12-1)。

表12-1 穿刺损伤出血和脑及蛛网膜下腔出血的鉴别

检验内容	穿刺损伤出血	脑及蛛网膜下腔出血
外观	前后3管红色逐渐变淡	前后3管红色均匀一致
离心观察上清液的颜色	无色透明	呈淡红或黄色
上清液隐血试验	阴性	阳性
红细胞形态	无变化	呈锯齿状或皱缩
白细胞数	不增加	继发性或反应性增加

(2)黄色:脑脊液呈淡黄色称为脑脊液黄变症。主要见于:① 脑及蛛网膜下腔陈旧性出血;② 蛛网膜下腔梗阻,此时由于脑脊液长期滞留,当蛋白质增多时,颜色变黄,其黄色程度与蛋白质含量成正比;③ 各种原因引起的黄疸,当血清游离的胆红素明显升高,脑脊液胆红素浓度超过8.5 μmol/L时,脑脊液即可被黄染;④ 穿刺1 h内未及时检测。由于红细胞破坏,血红蛋白降解常呈淡黄色。

(3)乳白色:多由脑脊液中白细胞增加所致,常见于化脓性细菌所引起的化脓性脑膜炎。

(4)绿色:多因脓性分泌物增多,主要见于铜绿假单胞菌性脑膜炎。

(5)褐色或黑色:常见于脑膜黑色素瘤。

脑脊液的不同颜色见图12-1。

2. 透明度 正常脑脊液清晰透明。当脑脊液中白细胞总数增多如超过$0.3×10^9/L$时,脑脊液会出现微浑浊或浑浊。当中枢神经系统炎症时,细胞、细菌、真菌或蛋白质含量增加可引起浑浊,浑浊程度则因疾病种类及轻重不同而异。化脓性脑膜炎时,脑脊液内细胞数、蛋白质含量明显增加,可呈脓性乳白浑浊;结核性脑膜炎时,脑脊液内细胞中度增多,可呈毛玻璃样微浑浊;病毒性脑炎、神经梅毒等疾病时的脑脊液可呈透明外观。穿刺损伤出血,脑脊液中有红细胞,可引起微浑浊。

3. 凝固性 正常脑脊液于试管内无凝块或沉淀物,静置12~24 h不形成薄膜。当蛋白含量(包括纤维蛋白原)超过10 g/L时,可出现薄膜或凝块。化脓性脑膜炎患者的脑脊液在抽出后1~2 h形成明显的凝块或沉淀。结核性脑膜炎患者的脑脊液静置12~24 h后,可见表面有纤细的网膜形成,取此膜涂片检查结核杆菌,阳性检出率较高。脊髓灰质炎及神经梅毒可出现小絮状凝块而不形成薄膜。蛛网膜下腔梗阻时,其远端部位的脑脊液蛋白质含量明显增高,常呈黄色胶冻状。如脑脊液同时存在胶样凝固、黄变症和蛋白细胞分离现象(即蛋白质明显增多而细胞数仅轻度增加或接近正常)3个特征,称为弗鲁安综合征(Froin综合征),是蛛网膜下腔梗阻脑脊液的特征。

4. 比重 增高可见于脑脊液中细胞数量增加和蛋白质含量增高的疾病,常见于中枢神经系统感染等。比重降低可见于脑脊液分泌增多。

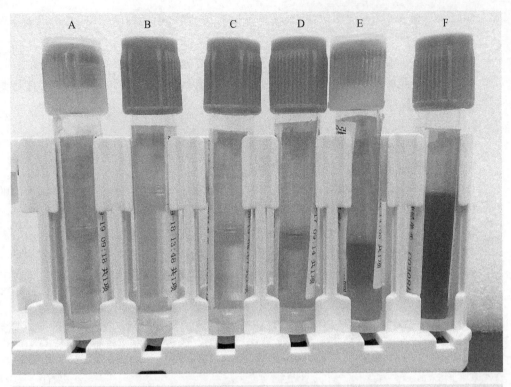

图 12-1
彩图

图 12-1　脑脊液不同颜色
A. 无色　B. 淡黄色　C. 黄色　D. 淡红色　E. 红色　F. 深红色

三、脑脊液化学检验

（一）蛋白质检验

生理状况下,脑脊液中 80% 以上的蛋白质来源于血浆,其余是由神经系统合成的脑脊液特有的。脑脊液的蛋白质总量仅为血浆蛋白总量的 1% 以下,主要是白蛋白。脑脊液中蛋白质含量增多对神经系统疾病诊断有重要意义。

1. 蛋白质定性检验

【原理】脑脊液中的蛋白质与苯酚结合,形成不溶性蛋白盐而出现白色浑浊或沉淀,即潘氏试验(Pandy 试验)阳性。

【试剂】饱和苯酚溶液(即饱和石炭酸溶液):取石炭酸 10 mL(有结晶时先放入 56℃ 水浴箱中加热助溶),加蒸馏水至 100 mL,充分混匀,置入 37℃ 温箱中数小时,见底部有石炭酸析出,取上层饱和石炭酸溶液于棕色瓶中避光保存。

【器材】试管、滴管等。

【操作步骤】取 2 mL 饱和石炭酸溶液于试管中。滴加脑脊液标本 1~2 滴,混匀。黑色背景下立即肉眼观察结果。脑脊液潘氏试验结果判断见表 12-2。

表 12-2　脑脊液潘氏试验结果判断

反应现象	结果
清澈透明	-
稍呈白雾状,需要在黑色背景下才能见到	±
白色云雾状	1+
白色浑浊或白色薄云状沉淀	2+
白色絮状沉淀或白色浓云块状	3+
立即形成白色凝块	4+

【方法评价】 本法所需标本量少,操作简便,试剂易得,灵敏度较高,结果观察较为明确,临床上广泛应用。但过于敏感,一部分健康人亦偶尔呈弱阳性反应。

【质量控制】

（1）当室温在10℃以下,应将试剂保存在37℃恒温水箱中,否则可呈假阳性。

（2）脑脊液中红细胞过多,应离心沉淀取上清液检验。

（3）酚不纯可引起假阳性。

（4）实验中使用的试管和滴管必须洁净,否则易出现假阳性。

【参考区间】 阴性或弱阳性,以白蛋白为主。

【临床意义】 正常脑脊液以白蛋白为主,球蛋白微量(不超过 0.06 g/L),无纤维蛋白原。血脑屏障破坏、脑脊液吸收受阻、机械性梗阻或鞘内免疫球蛋白合成增加均可使脑脊液蛋白升高。

（1）脑脊液蛋白增加

1）神经系统炎症:化脓性脑膜炎显著增加,定性多在 3+以上;结核性脑膜炎中度增加,定性多在+~3+;病毒性脑炎可正常或轻度增加,定性可在±~+。白蛋白先增高后球蛋白和纤维蛋白增高,另外,脑脊液总蛋白定量测定可用于鉴别化脓性和非化脓性脑膜炎,若脑脊液总蛋白大于 1 g/L,通常可诊断为细菌、真菌或结核性脑膜炎。

2）神经根病变:如急性感染性多发性神经炎、梗阻性脑积水等,多数病例脑脊液蛋白增高,而细胞正常或接近正常,呈蛋白细胞分离现象。

3）颅内和蛛网膜下腔出血:血性脑脊液可使蛋白质含量增高。

4）颅内占位性病变及蛛网膜下腔梗阻:如脊髓肿瘤、脑肿瘤、脑脓肿、颅内血肿及脊柱外伤、结核病变、蛛网膜粘连等引起脑脊液循环受阻。

5）脱髓鞘疾病:如多发性硬化症,鞘内免疫球蛋白合成增加。

6）早产儿:早产儿脑脊液蛋白质可增高。

7）白蛋白比值增高:神经系统疾病均可在不同程度上引起白蛋白比值增大。

脑脊液白蛋白是判断血脑屏障是否受损的一种较好的指示性蛋白。在无血液污染的脑脊液中,白蛋白通过血脑屏障来源于血浆。血脑屏障通透性增加,脑脊液中白蛋白含量增加,故白蛋白比值即脑脊液白蛋白(mg/L)与血清白蛋白(g/L)比值可判断血脑屏障的损伤程度。正常比值<9,9~14 为轻度损伤,15~30 为中度损伤,31~100 为严重损伤。

（2）脑脊液蛋白降低:可因大量脑脊液漏出和鞘内压力增加使脑脊液重吸收增加。

2. 蛋白质定量测定 应用蛋白质沉淀(磺基水杨酸)法、染料结合法和免疫学等检测脑脊液中的蛋白含量。临床上多采用全自动生化分析仪检测。

（二）葡萄糖定量测定

正常情况下,脑脊液中葡萄糖含量约为血浆葡萄糖浓度的3/5。脑脊液葡萄糖含量易受多种因素的影响:如血葡萄糖浓度、血脑屏障的通透性及脑脊液中葡萄糖酵解程度等。较理想的脑脊液糖测定应在禁食4 h 后做腰椎穿刺。标本采集后,最好在 30 min 内进行测定,放置时间过久结果会降低。若暂时不能测定,可加入适量氟化钠,放冰箱保存,以抑制细菌或细胞利用葡萄糖,具体内容见临床生化检测。

【原理】 一般用葡萄糖氧化酶法或己糖激酶法检测脑脊液中葡萄糖含量。

【参考区间】 成人:腰椎穿刺液 2.5~4.4 mmol/L;小脑延髓池穿刺液 2.8~4.2 mmol/L;脑室穿刺液 3.0~4.4 mmol/L。

【临床意义】

1. 葡萄糖降低 见于以下几种情况。

1）中枢神经系统细菌或真菌感染:由于细菌、真菌或破坏的细胞释放出葡萄糖分解酶使葡萄糖被消耗,葡萄糖含量降低。例如,急性化脓性脑膜炎,脑脊液中葡萄糖含量降低出现早且降低明显,甚至为零;结核性或真菌性脑膜炎,脑脊液中葡萄糖含量降低多发生于中、晚期,葡萄糖含量越低,预后越差;但病毒性脑炎时,脑脊液中葡萄糖多无明显变化。将脑脊液/血葡萄糖值<0.4 为临界值,可鉴别细菌性与非细菌性脑膜炎,还可作为判

断神经系统感染性疾病预后的指标,比值越低,疾病越严重,预后越差。

2）脑寄生虫病:如脑囊虫病、血吸虫病、肺吸虫病、弓形虫病等均可使葡萄糖含量降低。

3）颅内肿瘤:尤其是恶性肿瘤。因脑膜肿瘤可阻止葡萄糖通过血脑屏障,癌细胞可分解葡萄糖,故脑脊液葡萄糖含量下降。

4）蛛网膜下腔出血:由于细胞坏死或红细胞破坏,释放出大量糖酵解的酶类,进一步催化糖酵解,故脑脊液葡萄糖含量下降。

5）其他各种原因引起低血糖等。

2. 葡萄糖升高　主要反映了血糖增高,见于糖尿病、早产儿或新生儿、丘脑损害、饱餐或静脉输入葡萄糖等。

（三）氯化物定量测定

脑脊液中氯化物含量受血氯浓度、血 pH、血脑屏障通透性及脑脊液中蛋白质含量等多种因素影响。正常情况下,脑脊液中氯化物(主要是氯化钠)含量高于血中氯化物,比血液中氯化物含量高 20% 左右。这是由于脑脊液内蛋白质含量较低,为了维持脑脊液和血浆渗透压之间的平衡,故脑脊液氯化物含量高于血浆,即为唐南平衡(Donnan 平衡)。当中枢神经系统发生病变时,脑脊液中氯化物浓度可发生改变,故检测脑脊液中氯化物含量可有助于中枢神经系统疾病的诊断。

【原理】脑脊液氯化物定量测定方法与血清氯化物测定方法相同,目前推荐方法主要有硝酸汞滴定法、电量分析法、离子选择性电极法和硫氰酸汞比色法。临床上多用离子选择性电极法,测定变异系数小,准确度和精密度良好。

【参考区间】成人:120~130 mmol/L;儿童:111~123 mmol/L。

【临床意义】

1. 氯化物降低

（1）细菌或真菌感染:常见于化脓性脑膜炎、结核性脑膜炎及真菌性脑膜炎。尤其结核性脑膜炎时,脑脊液中氯化物降低尤为明显,比葡萄糖降低出现得还要早,故对结核性脑膜炎与化脓性脑膜炎鉴别有一定价值。脑脊液氯化物降低主要是由于细菌或真菌等分解葡萄糖成乳酸,使脑脊液 pH 降低,通常在酸性时脑脊液氯化物含量降低。各种原因引起脑膜渗透性改变,脑脊液蛋白含量增高时,由于胶体渗透压升高,为维持脑脊液渗透压的平衡,氯离子代偿性流向血液,故脑脊液中氯化物含量降低。病毒性脑膜炎和脊髓灰质炎、脑脓肿、神经梅毒时,脑脊液中氯化物正常。

（2）低血氯症:各种原因如体内氯化物的异常丢失、摄入氯化物过少等引起血氯降低时,脑脊液中氯化物可随之降低。

2. 氯化物升高　主要见于高氯血症、呼吸性碱中毒等。病毒性脑膜炎时脑脊液中氯化物可正常或稍升高。

四、脑脊液显微镜检验

【原理】通过显微镜计数脑脊液中的细胞总数、白细胞总数,并进行白细胞分类计数。

【试剂】白细胞稀释液、生理盐水或红细胞稀释液、冰醋酸、瑞特染液或瑞特-吉姆萨染液。

【器材】试管、玻棒、2 mL 刻度吸管、一次性微量吸管、改良牛鲍血细胞计数板、显微镜等。

【操作步骤】

1. 细胞总数计数

（1）显微镜计数法

1）直接计数:适用于清晰透明或微浑浊脑脊液。用微量吸管吸取已混匀的脑脊液标本少许,直接充入 2 个细胞计数池内,静置 2~3 min。低倍镜下计数 2 个计数池内的四角和中央大格共 10 个大方格的细胞数,换算得到每升脑脊液的细胞总数(红细胞和白细胞)。

2）稀释计数:适用于浑浊或血性的脑脊液。用生理盐水或红细胞稀释液稀释脑脊液,混匀后直接充入 1 个细胞计数池内,静置 2~3 min,低倍镜下计数 1 个计数池内四角及中央大方格共 5 个大方格内的细胞数。换算得到每升脑脊液的细胞总数(注意结果应乘以稀释倍数)。

（2）仪器计数法：体液细胞分析仪或血细胞分析仪(体液模式)可以自动计数细胞。

2. 白细胞计数

（1）显微镜计数法：根据脑脊液中白细胞多少不同分为直接计数法和稀释计数法。

1）直接计数法：适用于非血性清晰透明或微浑浊脑脊液。用吸管吸取冰醋酸后吹出，使管壁附着少量冰醋酸，然后用同一吸管取脑脊液标本，数分钟后红细胞完全溶解。直接充入 2 个细胞计数池内。静置 2~3 min。低倍镜下计数 2 个计数池内的四角和中央大格共 10 个大方格的白细胞数。换算得到每升脑脊液的白细胞总数。

2）稀释计数浑浊：适用于浑浊脑脊液。根据标本内白细胞多少用白细胞稀释液进行一定倍数稀释，放置数分钟破坏红细胞。用微量吸管吸取混匀稀释的脑脊液充入 1 个计数池，静置 2~3 min，低倍镜下计数 1 个计数池内四角及中央大方格共 5 个大方格内的白细胞数，换算得到每升脑脊液的白细胞总数(注意结果应乘以稀释倍数)。

（2）仪器计数法：体液细胞分析仪或血细胞分析仪(体液模式)可以自动计数白细胞。

3. 白细胞分类计数

（1）显微镜分类法

1）直接分群计数法：白细胞计数后，转换为高倍镜后，根据细胞形态和细胞核形态进行分群，计数 100 个白细胞。报告单(个)核细胞(淋巴细胞、单核细胞、内皮细胞)和多(个)核细胞(粒细胞)百分率。

2）涂片染色分类计数法：推荐使用。收集浓缩脑脊液中的细胞，制成均匀薄片，干燥。用瑞特或瑞特-吉姆萨染色，用油镜观察细胞形态进行分类(图12-2)。报告方式与血液白细胞分类计数相同。

（2）仪器分类法：体液细胞分析仪或血细胞分析仪(体液模式)可以用于白细胞分类计数，但要做好复检。

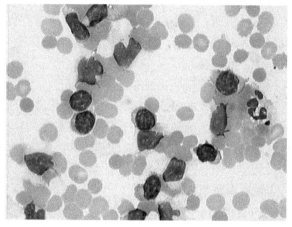

图12-2
彩图

图 12-2　脑脊液的红细胞、白细胞(1 000×)

【方法评价】

1. 直接计数法　　方法简单，适用于清晰透明或微浑浊脑脊液。细胞过多、浑浊或血性脑脊液，应进行稀释计数。

2. 直接分群计数法　　若白细胞总数不足 100 个，则直接写出单个核细胞和多个核细胞的具体数字。若白细胞总数在 30 个以下，可不做直接计数或用染色分类计数。直接分群计数法简便、快速，但对细胞分类相对不够仔细，也不可能发现异常细胞。且用高倍镜观察细胞形态，细胞放大倍数小，初学者难于掌握。尤其是陈旧性标本，细胞形态改变大，高倍镜分类困难，误差较大。

3. 染色分类计数法　　对标本中细胞分类结果准确可靠，可以发现异常细胞如肿瘤细胞，被推荐采用。收集浓缩脑脊液标本中细胞的方法有 4 种：① 离心沉淀法；② 细胞室沉淀法(沉淀室法)；③ 玻片离心沉淀法(玻片离心法)；④ 微孔滤膜筛滤法。此外，还有纤维蛋白网细胞捕获等方法收集细胞。

【质量控制】

（1）标本采集后应及时送检，及时计数，在 1 h 内进行分类计数，如放置太久，细胞破坏变形或自凝成块，导致计数和分类结果不准。若标本陈旧，细胞变形，白细胞直接分类法误差较大，应采用染色分类计数法进行分类。涂片固定时间不能太长，更不能高温固定，以免细胞皱缩，使分类计数发生困难。

（2）因穿刺损伤血管引起血性脑脊液，白细胞计数必须校正。其校正办法是通过外周血红细胞及白细胞数和脑脊液中红细胞数计算出从血液中带入脑脊液中白细胞数，此法较为准确。公式如下：

$$WBC_{(校正)} = WBC_{(未校正)} - \frac{RBC(脑脊液) \times WBC(血液)}{RBC(血液)}$$

（3）细胞计数应注意新型隐球菌与淋巴细胞、红细胞的区别。

（4）白细胞染色分类计数采用离心法收集细胞，离心速度不能太高，否则细胞形态受影响，有条件的单位可用玻片离心法、细胞沉淀室法等收集细胞，油镜下发现不能分类的异常细胞应详细描述并用巴氏或 H-E 染色。

【参考区间】

红细胞：无。

白细胞：成人$(0\sim8)\times10^6/L$，儿童$(0\sim15)\times10^6/L$。

有核细胞分类：多为淋巴细胞及单核细胞（7:3）。

偶可见内皮细胞（包括软脑膜细胞、蛛网膜细胞、室管膜细胞及脉络膜细胞）等。

【临床意义】中枢神经系统病变的脑脊液，细胞数可增多，其增多的程度及细胞种类与病变的性质有关：

（1）中枢神经系统感染性疾病：细菌感染时，尤其是化脓性脑膜炎时，细胞显著增加（超过$200\times10^6/L$），以中性粒细胞为主。结核性脑膜炎、真菌性脑膜炎时，细胞可中度增加$(31\sim200)\times10^6/L$，常早期以中性粒细胞为主，后期以淋巴细胞为主，结核性脑膜炎的脑脊液中有时也可同时存在粒细胞、淋巴细胞及浆细胞。病毒性脑膜炎时细胞数轻度增加，以淋巴细胞为主。

（2）脑寄生虫病：不仅脑脊液细胞数可升高，并可见嗜酸性粒细胞增多，浆细胞也可升高。如将脑脊液离心后取沉淀物显微镜检验可发现血吸虫卵、阿米巴原虫、弓形虫、旋毛虫的幼虫等，甚至可以找到细粒棘球绦虫的头节或头钩。

（3）脑室或蛛网膜下腔出血：脑脊液内可见大量红细胞和白细胞，以中性粒细胞为主。

（4）中枢神经系统肿瘤：脑脊液细胞数可正常或稍高，以淋巴细胞为主，可以发现肿瘤细胞。在脑脊液找到白血病细胞可确诊为脑膜白血病，找到肿瘤细胞是诊断中枢神经系统肿瘤的佐证。脑脊液中常见的肿瘤细胞有原发性和转移性肿瘤细胞、白血病细胞和淋巴瘤细胞等。

五、脑脊液病原学检验

1. 涂片细菌检验　　脑脊液标本离心后，取沉淀物涂片、干燥固定可做革兰氏染色，油镜下检查。如找到细菌，按其染色性质及形态报告。如怀疑为流行性脑脊髓膜炎，应着重找脑膜炎双球菌；如怀疑为结核性脑膜炎，可将脑脊液标本放置 24 h，取其液面薄膜涂片、固定后抗酸染色，油镜下找抗酸杆菌。用吖啶橙荧光染料染色代替革兰氏染色，可提高细菌检出率，用罗丹明 B 荧光染色可提高结核杆菌检出率。对脑脊液标本进行细菌培养仍是诊断中枢神经系统细菌感染的一个重要手段。

2. 真菌检验　　取脑脊液标本离心，如用沉淀物涂片检查新型隐球菌，可加印度墨汁（或优质绘图墨汁）染色，先在低倍镜下观察，如发现黑色背景中有圆形透光小点，中间有一细胞大小圆形物质，即转高倍镜仔细检查其结构。新型隐球菌有明显的荚膜，周围有较宽阔的折光，并有出芽的球形孢子，直径 $5\sim20$ μm，菌体内有一个较大的或多个较小的反光颗粒（图 12-3）。利用乳胶凝集试验检测脑脊液中隐球菌的多糖抗原可以用于隐球菌性脑膜炎的诊断。

3. 寄生虫检验　　将脑脊液标本离心，其沉淀物全部倾倒在玻片上，低倍镜下检查可发现血吸虫卵、肺吸虫卵、弓形虫、阿米巴滋养体等。

图 12-3　新型隐球菌（墨汁染色，400×）

六、脑脊液其他检验

随着生物化学、免疫学检验技术尤其是分子生物学技术的发展，脑脊液检验开拓了许多新的研究领域，为临床提供更多的诊断指标，为中枢神经系统疾病的诊断、鉴别诊断治疗及预后观察提供了丰富的信息。

（一）蛋白分子谱检验

1. **蛋白电泳**　　利用各种蛋白质在电场作用下迁移率不同的原理进行测定,以区分蛋白质不同组分。由于蛋白质含量较低,电泳前一般需要进行浓缩处理。如果采用高效毛细管电泳法,则标本不需要浓缩。常用乙酸纤维薄膜电泳法、琼脂糖凝胶电泳法。正常脑脊液与血清中蛋白电泳的区别:① 脑脊液中有前白蛋白,而血清中没有;② 脑脊液中 β-球蛋白较多;③ 脑脊液中 γ-球蛋白仅相当于血清的一半。

电泳分析可较灵敏地发现蛋白质各组分的变化:① 前白蛋白增加见于帕金森病、脑积水;② 白蛋白增加,见于脑血管病变、椎管内梗阻;③ 球蛋白增加见于脑膜炎、脑肿瘤,γ-球蛋白增高常见于多发性硬化症、亚急性硬化性全脑症、脑胶质瘤等。多发性硬化症患者脑脊液电泳中有 2~5 条异常的 γ-球蛋白区带,称为免疫球蛋白组分区带或寡克隆区带。这在外周血中一般见不到,它是神经系统内合成免疫球蛋白的标志,对多发性硬化症的诊断有重要价值,此带也见于吉兰-巴雷综合征、结核性脑膜炎及神经性梅毒。

2. **免疫球蛋白测定**　　正常脑脊液中免疫球蛋白含量极少。脑脊液中免疫球蛋白增加主要是由于血脑屏障通透性增加,血中免疫球蛋白进入脑脊液中或中枢神经系统感染时激活免疫细胞而产生。免疫球蛋白测定主要有免疫散射比浊法、免疫扩散法和免疫电泳法等。免疫散射比浊法具有敏感、精确和快速等特点。

3. **髓鞘碱性蛋白测定**　　髓鞘碱性蛋白(myelin basic protein, MBP)是组成中枢神经系统髓鞘的主要蛋白质,占髓鞘蛋白总量的 30%,在髓鞘形成、脑分化发育及神经的快速传导中起着重要作用。MBP 测定方法常采用放射免疫法(RIA)和 ELISA。RIA 有放射性污染,操作复杂;ELISA 特异性、灵敏度均较高。

MBP 是神经组织独有的蛋白质,是脑实质损伤的特异性标志,特别是用于诊断有无髓鞘脱失的生化指标。在多发性硬化症的急性期,由于神经组织细胞破坏,血脑屏障通透性改变,脑脊液中 MBP 增加,缓解后两周大多数可恢复正常,因此 MBP 可作为观察多发性硬化症患者疾病活动的指标。另外,外伤及脑血管意外等也可见MBP 增高。

4. **其他蛋白测定**　　C 反应蛋白、纤连蛋白在细菌和非细菌脑膜炎鉴别诊断中有价值。tau 蛋白、β-淀粉样蛋白、β-淀粉样蛋白前体和神经元丝蛋白可作为诊断老年人大脑萎缩性痴呆的标志物。脑脊液和血中 S-100 蛋白增高是中枢神经系统损伤特异和灵敏的指标。

（二）酶类检验

正常脑脊液中含有多种酶,但其活性较血清低。在神经系统疾病时,脑组织受损破坏、细胞内酶逸出、血脑屏障通透性增加使血清酶向脑脊液转移或与肿瘤有关的酶逸出等原因均可使脑脊液中酶活性增加。脑脊液酶的检测与血清酶测定方法相同,常用连续监测法。具体可见临床生化检测。

1. **肌酸激酶测定**　　肌酸激酶(creatine kinase, CK)以骨骼肌含量最丰富,其次为心肌和脑组织。它有 3 种同工酶,即脑型 CK(CK-BB)、心肌型 CK(CK-MB)和肌型 CK(CK-MM)。

正常脑脊液中 CK 尚不及血浆的 1/50,主要是 CK-BB。测定脑脊液中 CK 有助于了解脑组织的破坏程度和血脑屏障通透性。CK 的测定方法有比色法、酶偶联法(速率法)、荧光法和化学发光法等,其中酶偶联法快速、敏感,为国际临床化学联合会推荐方法。神经系统感染性疾病时活性 CK 增高,以化脓性脑膜炎增高最为明显,结核性脑膜炎次之,病毒性脑膜炎轻度增高,它是鉴别细菌性、病毒性脑膜炎的一个良好指标。脑血管疾病如蛛网膜下腔出血时 CK 活性也增高。

2. **乳酸脱氢酶测定**　　乳酸脱氢酶(lactate dehydrogenase, LDH)是糖酵解中的一个重要酶,广泛分布于全身各组织。LDH 有 5 种同工酶:LDH1、LDH2、LDH3、LDH4、LDH5,凡有脑组织坏死时,脑脊液中 LDH 活性增加。正常脑脊液中 LDH 活性相当于血清的 1/10。

神经系统细菌感染性疾病时,LDH 活性增高,其中以肺炎链球菌性脑膜炎升高最明显,但同工酶 LDH1、LDH2 的活性,无论是细菌性感染还是病毒感染都增高。其他脑病如脑血管疾病、脑肿瘤也可见 LDH 活性增高。

3. **神经元特异性烯醇化酶测定**　　神经元特异性烯醇化酶(neuron specific enolase, NSE)是中枢神经特异的蛋白质,是神经母细胞瘤和小细胞肺癌的肿瘤标志物,血清和脑脊液中均含有此酶。当中枢神经系统受损时,脑脊液中 NSE 活性升高,脑脊液中 NSE 测定对急性脑血管病、缺氧性脑损伤、脑外伤、老年期痴呆等多种疾病或脑损伤程度及预后判断具有重要的临床价值。

（三）肿瘤标志物检验

肿瘤标志物（tumor marker，TM）指在肿瘤发生和增殖过程中，由肿瘤细胞合成、释放或者是由宿主对癌类反应的一类物质。中枢神经系统肿瘤标志物有星状细胞蛋白、癌胚抗原（carcinoembryonic antigen，CEA）、β_2-微球蛋白、甲胎蛋白（alpha-fetoprotein，AFP）、铁蛋白、层粘连蛋白和铜蓝蛋白等指标，它们可用于神经系统肿瘤的辅助诊断。

（褚静英 陈 瑶）

第十三章 浆膜腔积液检验

人体的胸膜腔、腹膜腔、心包膜腔等统称浆膜腔。正常情况下浆膜分泌少量液体(小于 50 mL),主要起润滑作用,以减轻两层浆膜相互摩擦,一般采集不到。在病理情况下,浆膜腔内液体的产生和吸收平衡遭到破坏,过多的液体积聚在腔内形成积液,其性质也发生变化,称为浆膜腔积液(serous membrane fluid),此时穿刺可获取病理标本。这些积液随部位不同而分为胸腔积液(pleural effusion)、腹腔积液(ascites,简称腹水)和心包积液(pericardial effusion)等。浆膜腔积液的检验,主要用于渗出液与漏出液、良性与恶性积液的鉴别及病原体的诊断。

一、浆膜腔积液分类及发生机制

按浆膜腔积液性质和病因,一般分为漏出液(transudate)和渗出液(exudate)。

1. 漏出液　　也称滤出液,由各种非炎症性原因引起的积液,形成的原因有如下 4 个方面。

(1)血管内胶体渗透压下降:常见于低蛋白血症、晚期肝硬化、肾病综合征等。血浆白蛋白明显减少,血浆胶体渗透压下降,导致血管与组织间渗透压平衡失调,水分进入组织或潴留在浆膜腔内,当血浆白蛋白 <25 g/L 时就有出现浆膜腔积液的可能。

(2)毛细血管流体静压增高:常见于静脉回流受阻(静脉栓塞、肿瘤压迫)、充血性心力衰竭、晚期肝硬化等,循环血容量增加、上腔静脉或门静脉回流受阻等原因,使毛细血管静脉压升高。

(3)淋巴回流受阻:如丝虫病、肿瘤压迫等所致淋巴回流障碍。

(4)水钠潴留:常见于肾病综合征、充血性心力衰竭和肝硬化等。水钠潴留可使细胞外液增加,而组织间液又是细胞外液组成部分,故组织间液增多,导致浆膜腔积液形成。

2. 渗出液　　凡由各种炎症或其他原因导致血管通透性增加而引起的积液称为渗出液,渗出液多为炎症性积液,其形成的常见原因有 3 方面。

(1)细菌感染:常见于细菌性、结核性胸腹膜炎。感染时由于病原微生物的毒素、缺氧及炎症介质的作用,使血管内皮细胞受损,血管通透性增加,以致白蛋白、球蛋白甚至纤维蛋白原及各种血细胞都能通过血管渗出至血管外和组织间隙及浆膜腔。当血管严重受损时,红细胞也外渗,故炎性渗出液中含有红细胞也是炎症反应的象征。

(2)恶性肿瘤:常见于转移性肺癌、乳腺癌、淋巴瘤及卵巢癌等。主要由于血管活性物质增多,使浆膜毛细血管通透性增加,大量血浆蛋白及红细胞渗出。同时,癌细胞的浸润可引起组织糜烂性出血,故容易形成血性浆膜腔积液。若发生癌性淋巴管阻塞,淋巴回流受阻,可促使积液形成。

(3)其他原因:可见于风湿热、系统性红斑狼疮、外伤、寄生虫和浆膜受到异物(如胆汁、胰液、胃液)刺激等。

二、浆膜腔积液检验目的

1. 用于漏出液和渗出液鉴别　　通过检验对浆膜腔积液,判断是渗出液还是漏出液,同时对常见渗出液进行鉴别。

2. 用于良性与恶性积液的鉴别　　通过检验积液中一些酶、肿瘤标志物及细胞学等项目,为临床提供良性或恶性积液的相关信息。

3. 用于病原体诊断　　通过对积液进行细菌、寄生虫和真菌等检验,对浆膜腔积液进行病因诊断和鉴别诊断。

三、浆膜腔积液标本采集

浆膜腔积液标本由临床医生行胸腔、腹腔或心包腔穿刺术分别采集。采集标本分 4 管留取,每管 1~

2 mL；第 1 管供细菌学检验（如结核杆菌检验留 10 mL），必须置于无菌试管中；第 2 管供化学及免疫学检验（其中化学检验宜用肝素抗凝）；第 3 管供细胞学检验（宜用 EDTA - K_2 抗凝），标本采集后应立即低速离心或于细胞收集器浓集细胞，及时完成细胞检验，如不能及时检验，可加入标本 1/10 量的无水乙醇并置冰箱保存以固定细胞；第 4 管不加任何抗凝剂以观察有无凝固现象。标本采集后，应在 30 min 内立即送检，防止细胞变形、出现凝块或细菌溶解破坏，否则应置冰箱保存，但常规检验不超过标本采集后 4 h。

四、浆膜腔积液一般性状检验

【原理】　通过肉眼方法观察浆膜腔积液的颜色、透明度、凝块，用比重计法测定比重，用 pH 试纸测定酸碱度。

【器材】　试管、比重计等。

【操作步骤】

1. 观察颜色　肉眼观察浆膜腔积液标本的颜色，如实描述报告。

2. 观察透明度　在黑色背景或自然光线下肉眼观察浆膜腔积液标本的透明度，观察时可以轻摇标本，填写报告时用"清晰透明""微浑浊""浑浊"等描述（图 13 - 1）。

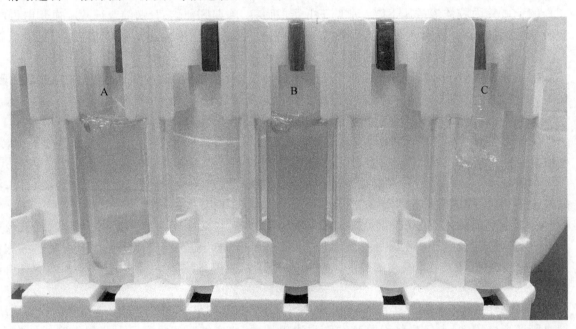

图 13 - 1
彩图

图 13 - 1　浆膜腔积液浑浊度
A. 清晰透明；B. 微浑浊；C. 浑浊

3. 观察凝块　倾斜试管，肉眼仔细观察试管中的浆膜腔积液标本有无凝块。填写报告可用"无凝块""有凝块"等描述。

4. 测定比重

（1）取标本：充分混匀未凝固的浆膜腔积液标本，将浆膜腔积液沿量筒壁缓慢倒入，其量以能将比重计浮起为止，避免产生泡沫，如有泡沫可用吸水纸或滴管吸去。

（2）捻转：将比重计放入装有浆膜腔积液的筒内并加以捻转，使其悬浮在浆膜腔积液中，勿使其接触量筒壁。

（3）静置：待比重计停止旋转。

（4）读数：读取液体凹面相重合的比重计上的刻度并做记录。

5. 测定酸碱度　应按血气分析方法采集标本，隔绝外界空气，及时送检，用 pH 试纸测定。

【参考区间】

颜色：淡黄色。

透明度：清晰透明。

凝固性：不易凝固。

比重：漏出液<1.015,渗出液>1.018。

酸碱度：pH 7.40~7.50。

【质量控制】

（1）送检后应立即测定比重,测定前标本混匀充分。

（2）测定比重后,应立即用清水将比重计冲洗干净,浸泡于饱和酚中,再用清水冲洗,并浸泡于清水中,以免蛋白质凝固在比重计上,影响准确性。

（3）如标本量少也可采用折射仪测定,仅需要数滴。

【临床意义】

1. 外观

（1）颜色：漏出液一般为深浅不同的黄色,渗出液的颜色随病情而改变。

1）红色：多为血性,提示有恶性肿瘤、结核感染、风湿性疾病或穿刺损伤出血。

2）脓样淡黄色或奶酪色：见于化脓性感染,表明有大量细菌和细胞。

3）乳白色：多由胸导管淋巴阻塞所致,见于淋巴瘤、癌肿或创伤阻塞胸导管等。乳糜液含有脂肪滴、卵磷脂、胆固醇及少量纤维蛋白原等。

4）黄绿色：可见于铜绿假单胞菌感染或类风湿病。

5）棕色：见于阿米巴肝脓肿累及胸膜。

6）黑色：见于曲霉菌感染。

（2）浑浊度：渗出液常因含有细胞、细菌而出现不同程度的浑浊,乳糜液因含有大量脂肪也呈浑浊外观。

（3）凝固性：漏出液中因含纤维蛋白原少,一般不易凝固,放置后仅有微量纤维蛋白析出。渗出液因含有纤维蛋白原及大量细胞破坏后释放出的凝血活酶,往往自行凝固或有凝块出现,但当渗出液中含有大量纤维蛋白溶解酶时,可能看不见凝固或凝块。

2. 比重　　高低主要与其所含溶质有关,漏出液因含细胞、蛋白质少,比重一般低于1.015,而渗出液因含有较多的蛋白质及细胞,比重一般高于1.018。

3. 酸碱度　　由于炎症性积液中的细胞产酸增加、细菌产酸增加、浆膜对酸的缓冲作用下降,渗出液 pH 较低。

五、浆膜腔积液化学检验

（一）蛋白质测定

1. 黏蛋白定性试验（李凡他试验）

【原理】 黏蛋白是一种酸性糖蛋白,其等电点 pH 为 3~5,可在酸性溶液中析出,产生白色沉淀。

【试剂】 冰醋酸溶液、蒸馏水。

【器材】 100 mL 量筒、滴管等。

【操作步骤】

视频 13-1
李凡他试验阳性

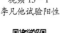

视频 13-2
李凡他试验阴性

（1）加水：加 100 mL 蒸馏水于量筒中。

（2）加酸：加 2~3 滴冰醋酸溶液。

（3）混匀：用玻棒混匀。

（4）加标本：垂直滴加浆膜腔积液 1 滴于量筒中。

（5）观察：立即在黑色背景下观察白色云雾状沉淀的发生及其下降程度。

（6）判断：阳性,出现白色云雾状浑浊并逐渐下降至底部不消失（视频 13-1）；阴性,无云雾状浑浊出现或云雾状浑浊不明显并在下降过程中消失（视频 13-2）。

【方法评价】 黏蛋白定性试验又称李凡他试验（Rivalta test）。本试验是一种简易过筛试验,简便、快速,不需要特殊仪器和设备,临床实验室常用,可粗略区分漏出液和渗出液。血性浆膜腔积液也可导致假阳性,可离心后取上清液进行测定。肝硬化时腹水中球蛋白增高且不溶于水,可呈云雾状浑浊而出现假阳性。在实际工作中单靠本试验来鉴别渗出液或漏出液有时也并不可靠,故应结合其他项目的检验结果全面分析。目前,已趋向直接用各种蛋白定量的方法,取代这种粗略的定性试验。

【质量控制】

(1)血性积液应离心沉淀后,用上清液进行本试验。

(2)加入标本后立即观察结果。

(3)若标本中球蛋白含量过高,如某些肝硬化患者的腹水,呈假阳性反应结果,可进行鉴别试验:将标本滴入未加冰醋酸的蒸馏水中,如有白色云雾状沉淀,此乃球蛋白所致。

(4)在量筒中加入冰醋酸后要与蒸馏水充分混匀,否则会产生假阴性。加入标本后,应立即在黑色背景下仔细观察结果,如浑浊不明显,下沉缓慢,中途消失为阴性。

(5)根据漏出液主要成分制备基础液,在其中加不同量的黏蛋白作为阳性对照。

【参考区间】 阴性。

【临床意义】 黏蛋白是一种酸性糖蛋白,等电点 pH 为 3~5,因此可在稀乙酸中产生白色雾状沉淀。黏蛋白定性试验与蛋白质总量有关:蛋白质含量在 30 g/L 以下时全部为阴性;超过 40 g/L 时全部呈阳性;处于 30~40 g/L 时约80%为阳性。渗出液因含有较多浆膜黏蛋白,呈阳性反应。漏出液呈阴性反应,但当腔内漏出液经长期吸收、蛋白质浓缩亦可呈阳性反应。

2. 蛋白质定量测定　　可采用与血白蛋白质相同的双缩脲法进行蛋白质定量测定,用蛋白电泳对蛋白组分进行分析。蛋白质定量测定的临床意义如下。

(1)用于漏出液与渗出液的鉴别:漏出液中蛋白质含量低于 25 g/L;渗出液中蛋白质含量高于 30 g/L,蛋白电泳时,漏出液白蛋白高,α_2-球蛋白和 γ-球蛋白低于血浆,渗出液蛋白电泳谱与血浆相似,其中大分子蛋白显著高于漏出液。

(2)用于不同原因引起积液的大致判断:炎症性积液(如化脓性、结核性等)蛋白质含量多在 40 g/L 以上;恶性肿瘤蛋白质含量多为 20~40 g/L;淤血性心功能不全,肾病变患者的胸腔积液及腹水中蛋白质浓度最低,为 1~10 g/L;肝硬化的腹水中蛋白质含量多为 5~20 g/L。

(二)葡萄糖定量测定

测定方法与血清葡萄糖定量方法相同。葡萄糖定量测定的临床意义如下。

(1)漏出液糖含量与血糖值相似,渗出液因受细菌或炎症细胞的糖酵解作用,导致糖含量降低,尤见于化脓性积液,通常低于 1.1 mmol/L,其次见于结核性积液,一般在 3.0 mmol/L 左右。癌性积液中葡萄糖含量比血清有所降低,若明显降低则提示肿瘤广泛浸润,预后不良。

(2)胸腔积液葡萄糖低于 3.33 mmol/L 或胸腔积液与血清葡萄糖比值小于 0.5 时,见于类风湿积液,结核病、非化脓性细菌感染、狼疮性肾炎、食管破裂性积液或恶性积液等。

(3)结核性腹水,腹水中糖与血糖比值为 0.25~0.93,而肝硬化腹水中糖与血糖比值为 1.00~3.68,借此可以鉴别诊断。

六、浆膜腔积液显微镜检验

【原理】 通过显微镜观察细胞总数、有核细胞总数、有核细胞分类计数及其他病原体等。

【器材】 试管、玻棒、2 mL 吸管、一次性微量吸管、改良牛鲍血细胞计数板、显微镜等。

【操作步骤】

1. 有核细胞计数

(1)显微镜计数法:浆膜腔积液有核细胞计数方法与脑脊液白细胞计数方法相同,计数时应将所有有核细胞(包括间皮细胞)计入总数。

(2)仪器计数法:体液细胞分析仪或血细胞分析仪(体液模式)可以自动计数白细胞。

2. 有核细胞分类计数

(1)直接分类法:有核细胞计数后,转换为高倍镜,根据细胞形态和细胞核形态,分类计数 100 个细胞[包括单个核细胞(淋巴细胞、单核细胞及间皮细胞)和多个核细胞(粒细胞)]。报告单个核细胞和多个核细胞(粒细胞)百分率。

(2)染色分类法:穿刺液在抽出后立即低速离心,取沉淀物涂片,干燥。用瑞特或瑞特-吉姆萨染色。用油镜观察细胞形态进行分类。报告方式与血液白细胞分类计数相同。

(3)仪器分类法:体液细胞分析仪或血细胞分析仪(体液模式)可以用于白细胞分类计数。

【方法评价】

(1)直接分类法:简便、快速,但用高倍镜观察细胞放大倍数小,初学者难以把握细胞形态。尤其是陈旧性标本,细胞形态改变大,高倍镜分类困难,误差较大。另外,直接分类法对细胞分类相对困难,也不能发现异常细胞。

(2)染色分类法:对标本中细胞分类较细、结果准确可靠,可以发现异常细胞如肿瘤细胞,推荐使用。

(3)离心涂片法:由于离心常影响细胞形态,影响分类,目前推荐将玻片离心沉淀法和细胞室沉淀法用于细胞收集,但所用时间较长,操作相对复杂。

(4)仪器法(体液模式):操作简单,适用于批量检测,重复性好,近年来在各级医院得到广泛应用,但存在一定的漏诊率。

【质量控制】

(1)标本采集后应在30 min内立即送检,以防止细胞变形、出现凝块或细菌溶解破坏。

(2)有核细胞计数应包括间皮细胞计数。

(3)有核细胞分类计数推荐采用涂片染色分类法分类计数。

(4)染色分类计数过程中,若发现间皮细胞和不能分类的异常细胞应另外描述,怀疑肿瘤细胞可用 H-E 染色、巴氏染色。

【参考区间】

漏出液中有核细胞<$100×10^6$/L;渗出液有核细胞>$500×10^6$/L。

有核细胞分类计数:漏出液中以淋巴细胞为主,可见间皮细胞;急性炎症引起的渗出液以中性粒细胞为主,慢性炎症或恶性积液引起的渗出液以淋巴细胞为主。

【临床意义】

1. 有核细胞计数 少量红细胞鉴别积液是漏出液还是渗出液临床意义不大,红细胞增多最常见的原因是恶性肿瘤,其他还可见于创伤、肺栓塞、心脏手术后损伤综合征及结核病、穿刺损伤等。有核细胞计数对渗出液和漏出液鉴别有参考价值。漏出液中有核细胞常在 $100×10^6$/L 以下,渗出液中有核细胞常在 $500×10^6$/L 以上,但二者并无绝对界限。结核性与癌性积液中有核细胞常超过 $200×10^6$/L,而化脓性积液中有核细胞超过 $1\,000×10^6$/L。

2. 有核细胞分类计数 漏出液中以淋巴细胞及间皮细胞为主。渗出液中则细胞种类较多,根据病因、病情不同而变化。

(1)白细胞:① 中性粒细胞增多常见于化脓性渗出液(细胞总数常超过 $1.0×10^9$/L)、结核性浆膜腔炎早期的渗出液;② 淋巴细胞增多提示慢性炎症,可见于结核感染、梅毒感染、病毒感染、肿瘤或结缔组织病所致的渗出液,少数淋巴细胞也可出现于漏出液中;③ 嗜酸性粒细胞增多常见于变态反应和寄生虫病所致的渗出液以及结核性渗出液的吸收期,也可见于多次穿刺、人工气胸、手术后积液、系统性红斑狼疮等。

(2)间皮细胞及组织细胞:增多提示浆膜受损或受刺激,浆膜上皮脱落旺盛,多见于淤血、恶性肿瘤等。间皮细胞经瑞特染色后,直径为 15~30 μm,呈圆形、椭圆形或不规则形。核居中或偏位,多为一个核,也可见两个或多个核者,均为紫色,核仁较大,1~3 个。胞质丰富,多呈淡蓝或淡紫色,有时有空泡,在渗出液中可退变,使形态不规则(图 13-2)。幼稚型间皮细胞,染色后较粗糙致密,但核仁不易见到,应注意与癌细胞区别(具体见浆膜腔积液脱落细胞学检验)。组织细胞又称巨噬细胞,较白细胞略大,直径一般不超过 16 μm。细胞染色较淡,核呈肾形或不规则形,偏位,核致密,胞质多呈泡沫状。

(3)浆细胞:少量浆细胞临床意义不大,若在胸腔积液中见有较多的浆细胞,可能是增殖型骨髓瘤。

(4)红斑狼疮细胞:偶见于红斑狼疮患者浆膜液中。

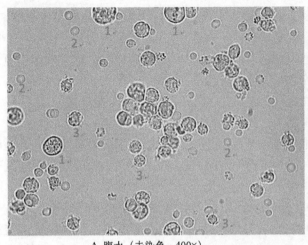

A.腹水（未染色，400×）

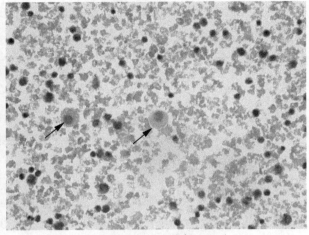

B.腹水（H-E染色，400×）

图 13-2
彩图

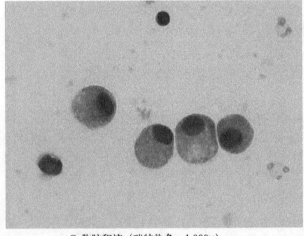

C.胸腔积液（瑞特染色，1 000×）

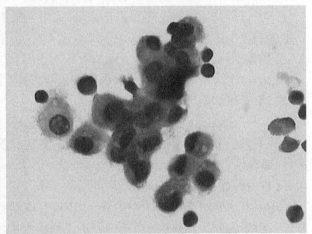

D.胸腔积液（瑞特染色，1 000×）

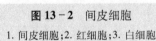

图 13-2　间皮细胞
1.间皮细胞;2.红细胞;3.白细胞

（5）红细胞：增加常见于恶性肿瘤（最常见）、创伤（包括标本采集穿刺伤）、肺栓塞等。

（6）癌细胞：浆膜腔积液中如见有较多形态不规则,细胞体积较大,大小不等,核大并可见核仁及胞质染色深,单个或成堆出现的细胞,应注意观察是否为癌细胞。浆膜腔原发性恶性间皮瘤较少见。积液中出现的癌细胞98%以上都是转移而来,如腺癌、鳞癌、恶性淋巴瘤等。胸腔积液中多来自原发性周围型肺癌,其次是乳腺癌,腹水中以胃癌、大肠癌、卵巢癌及肝癌多见。心包积液中主要见于中央型肺癌。肿瘤组织在未穿破器官浆膜表层时,积液中不一定能找到癌细胞。只有当肿瘤穿破器官的间皮,直接暴露于浆膜腔时,积液中才会出现大量癌细胞。而这些肿瘤的组织类型,大多是以腺癌为主。因此,浆膜腔癌性积液中以腺癌细胞为多见,约占80%以上,少数为鳞癌和未分化癌（图 13-3）。

浆膜腔积液找到肿瘤细胞,对胸、腹腔继发性肿瘤的诊断有重要价值。

七、浆膜腔积液病原学检验

1. 涂片细菌检验　　如怀疑为渗出液,应将标本离心后取沉淀物涂片,做革兰氏染色找细菌,如怀疑为结核性积液,应做抗酸染色找抗酸杆菌。另外,还可以进一步进行细菌培养（除需氧菌和厌氧菌培养外,还应根据需要作结核菌培养）、药敏试验甚至进行动物接种。

2. 真菌检验　　浆膜腔积液可在显微镜下找到菌丝或芽孢提示真菌感染,必要时进一步做真菌培养。

3. 寄生虫检验　　丝虫感染的浆膜腔积液离心沉淀后可查到微丝蚴;棘球蚴头节和小钩可见包虫病胸腔积液;阿米巴原虫病浆膜腔积液可查到阿米巴滋养体。

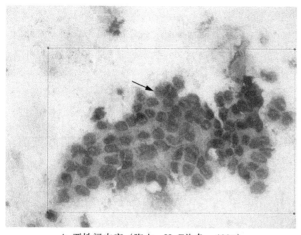
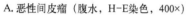

A. 恶性间皮瘤（腹水，H-E染色，400×）

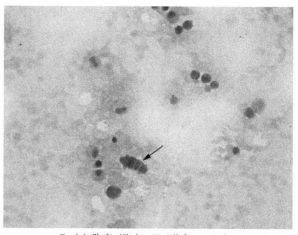

B. 小细胞癌（腹水，H-E染色，400×）

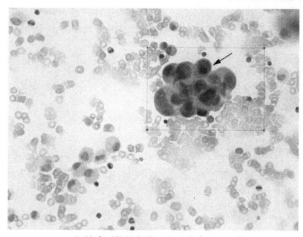

C. 腺癌（胸腔积液，H-E染色，400×）

图13-3　浆膜腔积液中的肿瘤细胞

图13-3
彩图

八、浆膜腔积液其他检验

随着浆膜腔积液检验研究不断深入和水平不断提高，利用生物化学、免疫学、遗传学及分子生物学等技术，开展了许多新的指标检测。从传统的一级常规检验（包括比重、pH、蛋白质定性、蛋白定量、积液/血白蛋白值、细胞计数及分类、细菌学检验等），到二级检验（包括蛋白电泳、C反应蛋白、类风湿因子、纤维蛋白降解产物、纤连蛋白、乳酸脱氢酶、腺苷脱氨酶、淀粉酶等），再到三级检验（包括癌胚抗原、甲胎蛋白、绒毛膜促性腺激素等肿瘤标志物、细胞免疫功能检验及染色体分析等），为漏出液与渗出液性质鉴别，良性与恶性积液的鉴别及评价指标提供更加科学、客观和全面的信息，为临床疾病的诊断和鉴别诊断提供更多的手段。

（一）乳酸脱氢酶

乳酸脱氢酶（LDH）测定方法有比色法和速率法。在漏出液中LDH的活性与血清中的活性相近，当积液LDH活性>200 U/L，且积液LDH/血清LDH>0.6就可判断为渗出液。各种渗出液的鉴别按LDH活性升高比较：化脓性积液（约达正常血清30倍）>癌性积液>结核性积液。

（二）腺苷脱氨酶

腺苷脱氨酶（adenosine deaminase，ADA）是一种核苷酸氨基水解酶，为核酸代谢的重要酶类，以红细胞和T细胞内含量最丰富，尤其与T细胞的数量、增殖和分化有关。ADA对结核性积液诊断及疗效观察有重要价值，结核性积液ADA活性显著增加，活性常大于40 U/L，癌性次之，漏出液最低。

（三）淀粉酶

淀粉酶（amylase，AMY）是一种不均一性的钙依赖金属蛋白酶，主要存在于胰液和唾液中。测定方法有碘淀粉比色法和速率法，其中碘淀粉比色法试剂便宜、操作简便、不需要特殊仪器，但测定误差较大。速率法可以自动分析,分析速度快,精密度高。当积液中 AMY 活性与血清中 AMY 活性的比值大于 1.0 时,为积液中 AMY 活性增高。常见于急性胰腺炎引起的腹水;食管破裂,唾液中的 AMY 流入胸腔,使积液 AMY 增高,对食管破裂早期诊断也很有价值。约 10% 的恶性肿瘤(除外胰腺的原发或继发性肿瘤),亦可见积液中 AMY 活性增高。

（四）溶菌酶

溶菌酶(lysozyme,LZM)主要存在于单核细胞、吞噬细胞、中性粒细胞及类上皮细胞溶酶体内,淋巴细胞和肿瘤细胞内无溶菌酶。感染性积液溶菌酶含量增高,恶性积液溶菌酶与血清比值小于 1.0,结核性积液溶菌酶与血清的比值大于 1.0,故检测积液溶菌酶有助于鉴别良性、恶性积液。

（五）碱性磷酸酶

碱性磷酸酶(alkaline phosphatase,ALP)是一种磷酸单酯酶,广泛存在于人体组织和体液中。大多数小肠扭转穿孔患者腹水 ALP 活性增高,约为血清的 2 倍,发病 2~3 h 即增高,并随病情进展而增高。浆膜表面癌的癌细胞可释放 ALP,故胸腔积液 ALP 与血清 ALP 的比值大于 1.0,而其他癌性胸腔积液 ALP 与血清 ALP 的比值小于 1.0。

（六）纤连蛋白

纤连蛋白(fibronectin,FN)是一种高分子糖蛋白,存在于体液、结缔组织及细胞表面,它是维持机体完整性和防御功能的重要物质,主要由成纤维细胞和血管上皮细胞产生。恶性腹水明显高于非恶性腹水,故腹水 FN 测定对恶性和非恶性腹水的鉴别有重要价值。

（七）γ-干扰素

γ-干扰素(γ-interferon,γ-IFN)是由活化 T 细胞和 NK 细胞产生的细胞因子。结核性积液中 γ-IFN 含量升高,其他性质的积液如类风湿性积液中 γ-IFN 含量降低,γ-IFN 对结核性积液的诊断有价值。

（八）肿瘤坏死因子

肿瘤坏死因子(tumor necrosis factor,TNF)是一种能杀死某些肿瘤细胞或使肿瘤组织发生出血坏死的细胞因子,主要由巨噬细胞和活化的 T 细胞产生。TNF 明显增高见于结核性积液,TNF 测定有助于结核性胸(腹)膜炎的鉴别诊断。

（九）肿瘤标志物

1. 癌胚抗原(CEA)　　是一种含多糖的蛋白质复合物,主要存在于消化道上皮组织、胰腺、胆道、肝脏及肺等组织中。当积液中 CEA>20 μg/L,积液 CEA 与血清 CEA 的比值大于 1.0 时,应高度怀疑为恶性积液,对腺癌所致积液诊断价值最高。

2. 糖链抗原　　糖链抗原 125(CA-125)是一种高分子糖蛋白,主要存在于胚胎发育中的体腔上皮细胞中,出生后消失,但在卵巢细胞癌中又重新出现,故又称卵巢癌相关抗原。腹水中 CA-125 升高(>1 000 U/mL)常作为卵巢癌转移的指标。

3. 甲胎蛋白(AFP)　　是原发性肝细胞癌的肿瘤标志物。腹水中 AFP 检测结果与血清 AFP 呈正相关,腹水中 AFP>30 μg/L 时对诊断原发性肝癌有诊断价值。

（十）染色体检验

染色体检验是诊断恶性肿瘤的有效检验方法之一,阳性检出率可达 75% 左右。恶性积液中一般都有一定数量的癌细胞分裂象,因此可根据染色体检验鉴别良性、恶性积液。恶性积液中常见到可供分析的核分裂象,染色体数目变异很大,同时可见到一定数量的染色体形态异常。胸腔积液、腹水染色体分析不仅对良性、恶性肿瘤有鉴别诊断价值,而且对观察治疗效果也一定帮助。

（十一）其他

1. 分子生物学技术　　如核酸探针、PCR 技术应用于浆膜腔积液的病原微生物检验,具有快速、敏感、特异、简便、自动化等优点,特别适用于难以培养和生长缓慢的病原微生物(如结核杆菌)的诊断。

2. 流式细胞技术　　是 20 世纪 70 年代发展起来的一项新技术。流式细胞仪(flow cytometer,FCM)是采用流式细胞技术对悬液细胞或颗粒进行快速分析的自动分析仪器。它通过对流动液体中排列成单列的细胞或颗粒进行分析,测定细胞或颗粒的光散射和荧光情况,以获得其大小、内部结构以及 DNA、RNA、蛋白质抗原等物理及化学特征。FCM 用于浆膜腔积液检验主要集中在：① 积液细胞 DNA 含量分析；② 肿瘤细胞抗原的测定；③ 淋巴细胞免疫表型分析。

九、浆膜腔积液性质鉴别

1. 渗出液与漏出液　一般常规检验的鉴别见表 13 - 1。

表 13 - 1　渗出液与漏出液一般常规检验的鉴别

鉴 别 点	漏 出 液	渗 出 液
病因	非炎症	炎症、肿瘤或理化刺激
外观	淡黄、浆液性	不定，可为黄色、血性、脓样
透明度	透明、偶见微浑浊	多为浑浊
比重	<1.105	>1.018
凝固	不凝	常自凝
pH	>7.4	<6.8
黏蛋白试验	阴性	阳性
总蛋白质定量	<25 g/L	>30 g/L
积液/血清总蛋白	<0.5	≥0.5
葡萄糖	与血糖相近	可变化，常低于血糖(<3.3 mmol/L)
乳酸脱氢酶	<200 U/L	>200 U/L
积液 LDH/血清 LDH	<0.6	>0.6
有核细胞计数	$<100×10^6/L$	$>500×10^6/L$
有核细胞分类	以淋巴细胞及间皮细胞为主	炎症急性期以中性粒细胞为主，慢性期、结核或风湿以淋巴细胞为主
细菌	无细菌发现	可找到病原菌
常见疾病	充血性心力衰竭、肝硬化、肾炎伴低蛋白血症	细菌感染、原发性或转移性肿瘤、急性胰腺炎等

2. 漏出液和渗出液鉴别诊断指标及标准　积液生化检测指标：① 积液 LDH>200 U/L；② 积液 LDH/血清 LDH>0.6；③ 积液蛋白/血白蛋白>0.5；④ (积液 IgG、IgA)/(血浆 IgG、IgA)>0.5。符合以上 4 个指标者为渗出液。

3. 良性与恶性积液的鉴别诊断指标　良性积液与肿瘤引起的积液由于病因不同，在生物化学、免疫学、遗传学及细胞学检验方面有明显的差别。常用的良性和恶性积液的鉴别指标主要有外观、总蛋白炎症、铁蛋白、纤连蛋白、纤维蛋白降解产物、唾液酸、癌胚抗原积液/血浆、腺苷脱氨酶、乳酸脱氢酶、细胞学检验及染色体检验等，具体见表 13 - 2。

表 13 - 2　常用良性与恶性积液的鉴别指标

检 验 项 目	良 性	癌 性
外观	血性少见	血性多见
总蛋白炎症	多>40 g/L	20~40 g/L
铁蛋白	<500 μg/L	>500 μg/L
纤连蛋白	(137.9±65.9)μg/mL	(13.4±6.8)μg/mL
纤维蛋白降解产物	≤1 000 mg/L	≥1 000 mg/L
唾液酸	<340 mg/L	>340 mg/L
癌胚抗原积液/血浆	<1.0	>1.0
腺苷脱氨酶	>40 U/L	<40 U/L

续 表

检 验 项 目	良 性	癌 性
乳酸脱氢酶	<250 U/L,以 LDH2 为主	>250 U/L,以 LDH3、LDH5 为主
细胞学检验	仅为炎性细胞	可找到恶性肿瘤细胞
染色体检验	绝大多数为二倍体细胞	超二倍体及多倍体多见,多为非整倍体并有各种畸变

4. 门静脉高压腹水和无门静脉高压腹水鉴别诊断指标　　血清和腹水白蛋白差值梯度即血清白蛋白与腹水白蛋白差值。采用血清腹水白蛋白梯度(serum ascites albumin gradient,SAAG)区分腹水性质,SAAG ≥ 11 g/L,提示门静脉高压腹水,多为漏出液;SAAG<11 g/L,提示为非门静脉高压腹水,多为渗出液。

（朱雪明）

第十四章 羊 水 检 验

一、羊水来源及代谢

胚胎发育时充满于羊膜腔内的液体称为羊水(amniotic fluid)。妊娠早期,羊水的主要来源是母体血浆的透析物质,亦有少量由胎儿的皮肤透析而来。妊娠4个月起,胎儿尿液可能成为羊水的主要来源。妊娠11周时,胎儿肾脏已有排泄功能,妊娠14周时可见胎儿膀胱已有尿液,妊娠18周时胎儿每24 h尿量为7~17 mL,足月时达43 mL/h。母体、胎儿和羊水间不断进行液体交换,保持着羊水量的动态平衡。

二、羊水成分

羊水中水分占绝大部分,有98%~99%,仅1%~2%为溶质,在妊娠早期由于羊水量较少,可呈无色透明。至妊娠晚期,羊水略显浑浊,乳白色不透明,可见羊水内悬浮有小片状物,包括胎脂、上皮细胞等有形物质。通过肉眼观察新鲜羊水的透明度,可粗略估计胎儿的成熟度。羊水中的成分有以下几种:

1. 有机成分　①葡萄糖;②脂肪;③蛋白质与蛋白质衍生物;④代谢产物;⑤激素,它们来源于胎盘和胎儿,为维持正常妊娠和胎儿的生长发育起着十分重要的作用;⑥酶,有些酶对了解胎儿的发育及诊断胎儿先天性代谢性疾病有一定帮助。

2. 无机成分　由于胎儿尿液进入羊水,羊水逐渐成为低渗液,钠与氯也轻度下降,钾则略有上升。其他微量元素在羊水中的浓度无变化。

3. 羊水中的细胞　羊水中有两类细胞,一类主要来自胎儿表皮脱落的细胞,另一类来自羊膜。妊娠12周前羊水中细胞很少,妊娠32周后,来自羊膜的细胞减少,足月时来自胎儿的无核多角形细胞增多。

三、羊水检验目的

羊水检验目前被认为是一种安全可靠的诊断方法。主要检验目的有:

1. 决定引产时间　对高危妊娠有引产指征时,可了解胎儿成熟度,结合胎盘功能测定,以降低围生期死亡率。

2. 诊断遗传性疾病　曾有过多次原因不明的流产、早产或死胎史,怀疑胎儿有遗传性疾病者;或曾分娩过染色体异常胎儿者;或夫妇一方或双方有染色体异常;或其亲代有代谢缺陷病者,均可在产前进行羊水穿刺检验。

3. 排除遗传异常　35~40岁以上高龄孕妇,排除胎儿染色体异常及必要的胎儿性别诊断。

4. 排除早期病理妊娠　妊娠早期曾患严重病毒感染,或接触过大剂量电离辐射者。

5. 诊断新生儿溶血病　母胎血型不合,判断胎儿的预后。

四、羊水标本采集

羊水穿刺应在严密消毒后进行,一般由妇产科医生穿刺羊膜腔获得。根据不同的检验目的,选择适宜的穿刺时间。通常在妊娠16~20周进行,16周为最早能安全抽到羊水的时期。穿刺前先用超声波测定胎盘位置,以免伤及胎儿及胎盘。为诊断遗传性疾病和胎儿性别,可在妊娠16~20周时抽取羊水;为了解胎儿成熟度,一般在妊娠35周以后抽取羊水。采集羊水量一般为10~30 mL,采集后必须立即送检。

五、羊水一般性状检验

(一)量

在妊娠中期准确地测定羊水量几乎是不可能的。羊水量的测定方法包括直接容量测定法(破膜后直接留取羊水测量)、B型超声诊断法(测定最大羊水暗区垂直深度和羊水指数表示羊水量)和标记法(将已知剂量的对氨马尿酸钠等标志物注入羊膜腔内,根据标志物的稀释度间接得出羊水量)。妊娠8周时,羊水量约5 mL,妊娠

10 周时约 30 mL,妊娠 16 周时约 200 mL,妊娠 28 周时约 1 000 mL,此后逐渐减少。妊娠 36 周时约 900 mL,妊娠 40 周时约 800 mL。过期妊娠时羊水量可减少至 300 mL 以下。

（1）羊水过多：指妊娠晚期羊水量超过 2 000 mL。羊水过多的病因十分复杂,最常见的原因胎儿畸形、双胎、妊娠糖尿病。另外,母胎血型不合、胎盘脐带病变等都可导致羊水过多。

（2）羊水过少：指妊娠足月时羊水量少于 300 mL。常见的原因有先天性肾缺如、肺发育不全、染色体异常、胎膜早破、药物影响等。

（二）颜色及透明度

正常羊水于妊娠早期为清晰透明,呈无色或淡黄色,妊娠后期因上皮细胞、胎脂等的混入可呈轻微乳白色、清晰或浑浊。

1. 黄绿或深绿色 表示羊水中混有胎粪,为胎儿窘迫的现象。

2. 棕红或褐色 表示宫内陈旧出血,多为胎儿已死亡。

3. 深黄色 可能是母胎血型不合引起的胎儿溶血,导致的羊水胆红素过多,也见于过期妊娠等。

4. 浑浊脓性或略带臭味 表示宫腔内已有明显感染。

5. 红色 表示有出血,或胎儿出血或胎盘剥离。

六、羊水显微镜检验

（一）羊水脂肪细胞计数

羊水中的脂肪细胞是胎儿皮脂腺及汗腺脱落的细胞,随胎龄增加而增高。将羊水中脂肪细胞经 1 g/L 尼罗蓝溶液染色后为无核橘黄色细胞,而其他细胞则染成蓝色。计数 200～500 个细胞,计算出染橘黄色细胞的百分率。

妊娠 34 周前胎儿脂肪细胞占比≤1%,妊娠 34～38 周,脂肪细胞占比 1%～10%,妊娠 38～40 周时脂肪细胞占比 10%～15%,40 周龄以后脂肪细胞占比则超过 50%。因此,羊水中脂肪细胞出现率>20% 则认为胎儿皮肤已经成熟;10%～20% 为临界值;<10% 则认为胎儿皮肤不成熟;>50% 表示过期妊娠。

（二）羊水快速贴壁细胞计数

正常羊水细胞需要 4～5 天才能贴壁生长。胎儿畸形如神经管缺陷及脐疝时,羊水细胞只需要 20 h 即可贴壁生长,此种细胞称为快速贴壁细胞(rapid adhering cell, RAC)。RAC 能快速生长是由于神经管缺陷时,暴露于羊水中的细胞为神经组织中的吞噬细胞,这种细胞贴壁生长快、活细胞贴壁率高。通过计算活细胞贴壁率来判断胎儿有无畸形。正常<4%,脐疝畸形的 RAC 为 9%～12%,无脑儿的 RAC 为 100%。

七、胎儿成熟度检验

除了应用超声波测定胎儿头部和影像观察胎儿骨骼以检查胎儿成熟度外,临床常做羊水穿刺检验。对羊水中各种成分进行测定,以了解胎儿的主要器官功能,如肺、肾、肝、皮肤、唾液腺是否发育完善,是决定高危妊娠选择合理分娩时间和处理方针的重要依据。

（一）胎儿肺成熟度检验

胎儿肺成熟度检验,对判定新生儿特发性呼吸窘迫综合征(idiopathic respiratory distress syndrome, IRDS)或称新生儿透明膜病,具有重要意义。IRDS 主要由肺泡表面活性物质相对缺乏所致,多见于早产儿、母亲患糖尿病或剖宫产婴儿,男婴多见。发病率与胎龄有密切关系,是早产儿死亡的主要原因,病死率可达 50%～70%。

1. 羊水泡沫试验(foam stability test) 或称振荡试验,羊水中如存在一些物质可降低水的表面张力,经用力振荡后,在气液界面可形成稳定的泡沫。在乙醇等抗泡沫剂存在的情况下,蛋白质、胆盐、游离脂肪酸和不饱和磷脂等形成的泡沫在几秒内即被迅速破坏消除。而羊水中的肺泡表面活性物质(饱和磷脂)是既亲水又亲脂的两性界面物质,它所形成的泡沫在常温下可保持数小时,故经振荡后可在气液界面出现环绕试管边缘的稳定泡沫层。该试验方法简单,一般采用双管法,第一支试管中羊水与 95% 乙醇的比例为 1∶1;第二支试管比例为 1∶2,用力振荡 20 s,静置 15 min 后观察结果。结果判断如下：① 两管液面均有完整泡沫环,提示胎儿肺成熟；② 若第一管液面有完整的泡沫环,而第二管无泡沫环为临界值；③ 两管均无泡沫环为阴性,提示胎儿肺未成熟。

2. 羊水吸光度测定　　羊水中磷脂类物质的含量与其浊度之间成正比。当波长为 650 nm 时,羊水中磷脂类物质越多,吸光度越大,胎儿的肺成熟度越好。结果判断: $A_{650} \geq 0.075$ 为阳性,表示胎儿肺成熟; $A_{650} \leq 0.050$ 为阴性,表示胎儿肺不成熟。

3. 磷脂酰胆碱/鞘磷脂(phosphatidylcholine/sphingomyelin, PC/S)测定　　磷脂酰胆碱和鞘磷脂是肺泡表面活性物质的主要成分,可维持肺的稳定性,在胎儿出生后能保障生命所必需的气体交换。在妊娠 34 周前,磷脂酰胆碱和鞘磷脂含量接近。妊娠 35 周后,磷脂酰胆碱被迅速合成,37 周达高峰,而鞘磷脂在整个妊娠期无明显变化,采用薄层层析色谱法检测磷脂酰胆碱和鞘磷脂的含量比值变化可作为判断胎儿肺成熟度的参考指标。结果判断:PC/S≥2 表示正常;PC/S<1.49 表示胎儿肺不成熟,易发生 IRDS。

（二）胎儿肾成熟度检验

随着妊娠进展,胎儿肾逐渐成熟,可通过测定羊水中肌酐和葡萄糖的含量来评估胎儿肾成熟度。

1. 肌酐测定　　羊水中肌酐水平的高低,代表胎儿在发育过程中对肌酐清除作用的强弱。随着妊娠的进展,胎儿肾脏功能逐渐成熟,来自母血的肌酐也可通过胎盘循环,经胎儿肾脏排泄于羊水中,故从妊娠中期起,羊水中肌酐逐渐增加。所以本试验主要反映胎儿肾小球的成熟度,也可较可靠地反映胎儿整体的成熟情况。妊娠 34～36 周时肌酐 ≥ 132.4 μmol/L,足月妊娠时肌酐 ≥ 176.8 μmol/L。因此,危险值为肌酐<132.4 μmol/L,安全值为肌酐>176.8 μmol/L,而 132.4～176.7 μmol/L 为临界值。

2. 葡萄糖的测定　　羊水中的葡萄糖主要来自母体血浆,部分来自胎儿尿。妊娠 23 周前,随着羊膜面积扩大,羊水量增加,羊水中葡萄糖浓度逐渐增加。妊娠 24 周达高峰,其浓度可达 2.29 mmol/L 左右,以后随胎儿肾成熟,肾小管对葡萄糖重吸收作用增强,胎尿排糖量减少,加上胎盘通透性随胎龄增加而减弱,羊水葡萄糖浓度逐渐降低。临产时可降低至 0.40 mmol/L 以下。羊水葡萄糖<0.56 mmol/L,提示胎儿肾发育成熟;>0.80 mmol/L,提示胎儿不成熟。

（三）胎儿肝成熟度检验

羊水中的胆红素多数为非结合型的胆红素,由胎儿红细胞破坏产生。妊娠早期的胎儿肝脏不具有结合、转化胆红素的能力。非结合型胆红素,进入羊水的途径尚未明了,可能经肺或皮肤等途径排入羊水中,因此妊娠早期羊水中的胆红素含量高。随着胎儿肝脏的成熟,非结合型胆红素逐渐减少,至晚期妊娠胆红素浓度接近零。所以,羊水中胆红素的量可反映胎儿肝脏的成熟情况,以决定分娩时期,亦可了解因母胎血型不合而致胎儿溶血的程度。正常胎儿羊水胆红素应<1.71 μmol/L(A_{450}<0.02);1.71～4.61 μmol/L(A_{450} 为 0.02～0.04)为临界值,胎儿可能有不正常情况;>4.61 μmol/L(A_{450} 为 0.04)胎儿安全受到威胁;>8.03 μmol/L 多有胎儿窘迫;母胎血型不合溶血时羊水中胆红素达 16.2 μmol/L 时,应采取终止妊娠措施,否则胎儿多难存活。

（四）胎儿皮肤成熟度检验

随着妊娠的进展,胎儿皮脂腺逐渐成熟,羊水中脂肪细胞逐渐升高,可用于胎儿皮肤成熟度检验。

（五）胎儿唾液腺成熟度检验

羊水中的淀粉酶来源于胎儿唾液腺,不通过胎盘,不受母体淀粉酶的影响,因而有人认为以羊水淀粉酶来判断胎儿成熟度,可能较其他方法更可靠。羊水淀粉酶在妊娠 37 周以前多在 200 U/L 以下,而在 37 周以后逐渐增强,多>300 U/L,所以羊水淀粉酶>300 U/L,为胎儿唾液腺成熟的指标;200～300 U/L 为临界值;<200 U/L 为胎儿唾液腺不成熟。

八、先天性遗传性疾病产前诊断

遗传性疾病指生殖细胞或受精卵的遗传物质发生突变(或畸变)所引起的疾病。先天性疾病指胎儿出生前就已存在病理现象。虽然先天性疾病大多数是由遗传因素所致,但有一部分是由于胚胎发育时受到某些环境因素的影响而形成。遗传性疾病分为三大类。① 染色体病:由染色体数目或者结构异常所致。② 单基因遗传病:指一对等位基因发生突变或异常所引起的遗传性疾病。③ 多基因遗传病:由几种基因异常引起的遗传性疾病。

（一）染色体核型诊断

将 20～30 mL 新鲜羊水离心得到羊水细胞,在 RPMI 培养液与 25% 小牛血清中培养 8～10 天后,经秋水仙碱处理,使大部分细胞停止在分裂中期,以获得分裂相细胞。将细胞经低渗、固定、制片等过程处理后,进行吉姆萨染色或用显带染色,然后进行核型分析。核型分析主要用于检验染色体数目或结构异常而造成的遗传性疾病。

(二)性染色质检验

羊水细胞性染色质检验可用来预测胎儿性别,估计某些伴性遗传病的发生概率。常规的方法是将羊水离心沉淀,取沉淀物经固定制片,干燥后待染。

1. **X 染色质检验(examination of X chromatin)** 常采用硫堇或甲苯胺蓝染色进行 X 染色质检验,在油镜下观察计数 100~200 个可数细胞的核,报告 X 染色质阳性比值。X 染色质(又称巴氏小体)附于核膜内壁,着色比周围染色质深而坚实,直径 0.7~1.2 μm,呈三角形、半圆形或馒头形的染色质块。

2. **Y 染色质检验(examination of Y chromatin)** 多采用阿的平荧光染色检验 Y 染色质,在荧光显微镜下观察计数 100 个细胞中的 Y 染色质细胞的阳性率。Y 染色质在荧光显微镜下,在细胞核的中心或近核膜处发出明亮的荧光小点,直径 0.25~0.35 μm,比周围的荧光强而明显,有时在荧光小体周围有一较淡的着色区,与其余核质荧光分开。

结果判断:X 染色质细胞≥6%诊断为女胎,≤5%诊断为男胎;Y 染色质细胞≥5%诊断为男胎,<4%诊断为女胎。若羊水细胞中 X、Y 染色质细胞同时≥5%~6%,应考虑是否为性染色体数量异常,此种病例应进一步分析核型。羊水细胞性染色质检验有助于诊断性连锁遗传性疾病,如血友病、葡萄糖-6-磷酸脱氢酶缺乏症、肌营养不良、黏多糖贮积症Ⅱ型等。如果父亲为 X 连锁隐性基因携带者,母亲正常,则女性胎儿全部为携带者,而男性胎儿正常;若母亲为 X 连锁基因携带者,父亲正常,则男胎一半正常,一半为患者,女胎一半正常,一半为基因携带者,可根据检测结果决定是否终止妊娠。

(三)生化及免疫学检验

取羊水上清液进行生化及免疫学检验,主要用于遗传代谢性疾病的产前诊断。

1. **神经管缺陷**

(1)甲胎蛋白(AFP):由胎儿卵黄囊及胎肝产生,羊水中 AFP 大部分来自胎儿尿液,小部分来自胎儿胃肠道及羊膜、绒毛膜细胞。正常妊娠羊水中 AFP 在 15 周龄可达 40 mg/L 以上,以后逐渐下降,32 周后可降至 25 mg/L,并维持此水平至足月。羊水 AFP 测定是目前诊断神经管缺陷最常用的方法。开放性神经管缺陷的胎儿,如无脑儿和脊柱裂胎儿血液中的 AFP 可从暴露的神经组织和脉络膜丛渗入羊水,使 AFP 浓度高于正常羊水 10 倍以上。由于胎儿血中 AFP 浓度比羊水高 100~200 倍,若穿刺时伤及胎儿或胎盘引起出血,可使羊水中 AFP 浓度明显增高,而造成假阳性,所以操作时必须十分注意。此外,母胎血型不合的妊娠、先天性食管闭锁及某些染色体病时,羊水中 AFP 均可增高,可供诊断时参考。

(2)羊水胆碱酯酶:妊娠早期胎儿体内即已生成并分泌胆碱酯酶(cholinesterase,CH-E),妊娠 12 周时羊水中 CH-E 显著升高。当胎儿神经末梢未成熟时,从胎儿的脑脊液和血液渗出到羊水的 CH-E 比成熟时为多,故羊水 CH-E 测定可用于开放性神经管缺陷的诊断。

2. **黏多糖贮积症** 黏多糖包括透明质酸、硫酸软骨素、硫酸皮肤素、硫酸乙酰肝素及硫酸角质素。这些物质由于降解受阻,在溶酶体内大量储积导致胎儿多脏器及多组织受累,称为黏多糖贮积症(mucopolysaccharidosis,MPS)。该患者主要表现为严重的骨骼畸形、肝脾肿大、智力障碍及其他畸形,症状为进行性的,预后不良。黏多糖贮积症产前诊断以测定培养羊水细胞内特异的酶活力最为可靠,但试验要求高,一般实验室难以开展,临床上常用甲苯胺蓝定性试验和糖醛酸半定量试验检测。若妊娠中后期甲苯胺蓝定性试验为阳性或糖醛酸半定量试验高于参考区间(3.3~7.0 mg/mgCr),可考虑黏多糖贮积症。

3. **死胎**

(1)肌酸激酶(CK)测定:羊水中升高的 CK 主要来源于死胎组织的骨骼肌分解,其活性的高低与死亡时间呈正相关。故羊水 CK 测定对诊断死胎较为准确。此外,畸胎瘤、腹裂或无脑畸胎的羊水 CK 活性可升高。

(2)乳酸脱氢酶(LDH)测定:死胎羊水 LDH 活性明显升高,但由于宫内组织损伤,羊水受血液影响,均可引起乳酸脱氢酶增高,故特异性不强。

4. **血型物质** 测定羊水血型物质可以预测胎儿血型,有助于诊断、防治母体胎儿血型不合所致的新生儿溶血病。同时,可以及早确定筛选与胎儿血型相同的血液,以备新生儿换血之需。

九、TORCH 感染诊断

TORCH 指可导致先天性宫内感染及围产期感染而引起的围产儿畸形的一组病原体的简称,包括弓形虫(*Toxoplasma gondii*)、其他病原微生物(others)、风疹病毒(rubella virus)、巨细胞病毒(cytomegalovirus)、单纯疱疹病毒(herpes simplex virus)。TORCH 可引起母婴感染,造成流产、死胎、早产、先天畸形、智力障碍等。通过检测羊水中这些病原微生物的抗体,了解 TORCH 感染情况,有利于优生优育。

(朱雪明)

第四篇
脱落细胞学检验

脱落细胞学(exfoliative cytology)检验是采集人体各部位,特别是管腔器官表面脱落的细胞,经染色后在显微镜下观察,并根据细胞形态做出诊断的一门临床检验学科,与针吸细胞学合称诊断细胞学(diagnostic cytology)或临床细胞学(clinical cytology)。脱落细胞学检验是临床常用的一种诊断方法,对肿瘤特别是恶性肿瘤的诊断具有重要价值。识别正常细胞、良性病变及恶性病变细胞是脱落细胞学的基础。

第一节 正常脱落细胞形态

大多数正常细胞经染色后可按照组织类型和来源在光学显微镜下进行分类。通过观察细胞质和细胞核的特征表现可反映细胞的组织类型、来源和功能。根据细胞学特点,通常将细胞分为上皮细胞和非上皮细胞。

一、上皮细胞

上皮细胞覆盖于人体表面和各种管腔的内表层。根据功能一般分为4种,包括鳞状上皮细胞(squamous cell)、柱状上皮细胞(columnar epithelial cell)、移行上皮细胞(transitional epithelial cell)、间皮细胞(mesothelial cell)。

(一)鳞状上皮细胞

鳞状上皮是一种复层的上皮组织,分布于皮肤、口腔、咽、喉、食管、肛管、阴道、子宫颈外口等体表及直接与外界相通的腔道等部位,一般有10余层细胞。鳞状上皮由排列紧密的上皮细胞组合而成,细胞间由桥粒相连。组织学上,复层鳞状上皮从底层至表层可分为基底层、中层和表层3部分。

1. **基底层细胞(basal cell)** 分为内底层细胞和外底层细胞。

(1)内底层细胞:单层立方或矮柱状细胞,位于鳞状上皮的最底层,紧贴基底膜,增殖能力强,属于幼稚细胞,可补充表层脱落的衰老细胞,又称为生发层细胞。形态特征:细胞呈圆形,体积小,直径12~15 μm;核相对较大,呈椭圆形或圆形,直径8~10 μm,居中或略偏位,核染色质均匀呈细颗粒状;胞质较少,核质比为1:(0.5~1)。胞质嗜碱性,巴氏染色呈灰蓝、深蓝或暗绿色,H-E染色呈暗红色。正常情况下,内底层细胞很少脱落。

(2)外底层细胞:在内底层细胞之上,由2~3层细胞组成。形态特征:直径15~30 μm,细胞核与内底层细胞相似,染色质略疏松,核质比为1:(1~2)。巴氏染色胞质呈灰色或淡绿色,H-E染色呈暗红色。正常情况下,基底层细胞罕见,当黏膜炎症、溃疡或糜烂时可见。

2. **中层细胞(intermediate cells)** 位于鳞状上皮中部,由数层细胞组成。形态特征:细胞呈圆形、椭圆形、菱形或多角形,直径30~40 μm;核相对较小,呈圆形,核质比为1:(2~3)。胞质巴氏染色呈灰蓝色或淡绿色,H-E染色呈淡红色。

3. **表层细胞(superficial cells)** 位于鳞状上皮的表面。细胞扁平,直径40~60 μm,呈多角形,边缘可卷折,核小,5~6 μm,深染,核质比为1:(3~5),胞质嗜酸性染色。根据细胞角化程度,分为角化前细胞、不完全角化细胞和完全角化细胞。

(1)角化前细胞:核直径6~8 μm,染色较深,但染色质细致均匀,核质比为1:(3~5)。巴氏染色胞质呈浅蓝或浅绿色,H-E染色呈浅红色。

(2)不完全角化细胞:核小,直径约4 μm,圆形,核染色质致密、深染、呈固缩状,核周出现狭窄空晕,近核处有时可见棕色小点;胞质透明,细胞可卷角,核质比为1:5或更小。巴氏染色胞质呈粉红色,H-E染色呈浅红色。

(3)完全角化细胞:核消失,胞质极薄,有皱褶、卷角,巴氏染色胞质呈橘黄色或杏黄色,H-E染色呈浅红色。此种细胞为衰老死亡的细胞。

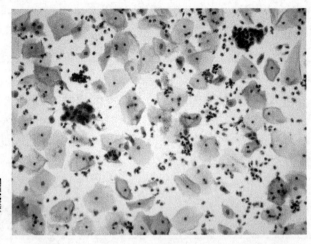

图 15-1
彩图

图 15-1 各层鳞状上皮细胞(表层、中层、基底层)

各层鳞状上皮细胞见图 15-1。

复层鳞状上皮细胞从基底层到表层细胞形态的变化规律为:① 细胞体积由小到大;② 细胞核由大到小,最后消失;③ 核染色质由细致、疏松、均匀到粗糙、致密、固缩;④ 胞质量由少到多;⑤ 核质比由大到小。

(二) 柱状上皮细胞

柱状上皮在组织学上可分为单层柱状上皮、假复层纤毛柱状上皮和复层柱状上皮。主要分布于鼻腔、鼻咽、气管、肺、胃、肠道、子宫颈管、子宫内膜及卵巢等部位。根据形态和功能的不同,将脱落的柱状上皮细胞分为纤毛柱状上皮细胞、黏液柱状上皮细胞(图 15-2)和储备细胞。

图 15-2
彩图

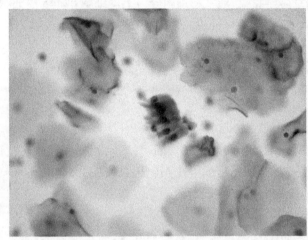

A.纤毛柱状上皮细胞

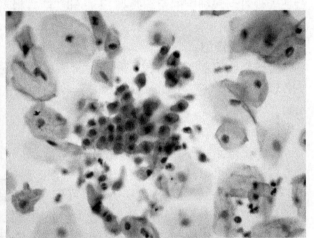

B.黏液柱状上皮细胞

图 15-2 柱状上皮细胞

1. 纤毛柱状上皮细胞 细胞呈锥形,杯状,顶端宽平,表面有密集的纤毛。细胞底部细尖,似豆芽状。胞核位于细胞中下部,直径 8~12 μm,呈卵圆形,沿细胞长轴排列,染色质细颗粒状,均匀、淡染,有时可见 1~2 个核仁,核边界清晰,两侧常与细胞边界重合。巴氏染色胞质灰蓝色,近核的上部有浅染区,呈淡紫色,为高尔基体。

2. 黏液柱状上皮细胞 细胞肥大,可呈卵圆形、圆柱形、锥形。核呈卵圆形,位于基底部,大小和染色与纤毛柱状上皮细胞相似。胞质丰富,含大量黏液,染色浅而透明。有时胞质内可见巨大黏液空泡,将核挤到底部,呈月牙形。

3. 储备细胞 为幼稚细胞,具有增殖能力,未分化,位于假复层柱状上皮的基底部,细胞体积小,呈圆形、卵圆形或多角形,染色质呈细颗粒状均匀分布,核膜清楚,可见核仁。胞质少,嗜碱性,染成暗红色。正常涂片中少见。

需要注意的是:柱状上皮细胞的胞质比较脆弱,在涂片中很难完整保存。因此,细胞边界通常不清楚、形态也常不完整,甚至因胞质丧失最终形成裸核。

(三) 移行上皮细胞

移行上皮细胞介于复层鳞状上皮和假复层柱状上皮之间,是的一种特殊类型细胞,主要分布在肾盂、输尿管、膀胱等处。细胞形态可随器官的充盈状态而发生变化,亦称变形细胞。当器官充盈时,细胞膜展开拉平,细胞变薄,体积增大。当器官回缩后,细胞层次多,可达 5~7 层,细胞变厚,体积变小。移行上皮细胞分为表层移行上皮细胞、中层移行上皮细胞和基底层移行上皮细胞。

1. **表层移行上皮细胞**　　　又称伞细胞,为扁圆形或多边形,体积最大,也称为大圆上皮细胞,直径 30~50 μm;胞质丰富,浅染,可见空泡;细胞核小,呈圆形或卵圆形,位于中央,染色质呈细颗粒状,分布均匀,核仁不明显,常见双核或多核。

2. **中层移行上皮细胞**　　　卵圆形、倒梨形,也可呈梭形或多边形,较基底层移行细胞大 1~2 倍;胞质丰富、透亮;细胞核呈圆形或卵圆形,多居中,染色质为细颗粒状。

3. **底层移行上皮细胞**　　　为单层立方状或低柱状,细胞核居中,核质比大,染色质为细颗粒状,有时可见核仁,在尿沉渣涂片中为小圆形,因此又称为小圆上皮细胞。

移行上皮的基底层和中层细胞在生理状态下很少脱落,尿液沉渣涂片中偶见。泌尿道发生炎症时,涂片中可见到大量的移行上皮细胞。

(四) 间皮细胞

间皮细胞是被覆于胸腔、心包腔和腹腔表面,起源于中胚层的特殊上皮。根据成熟程度及脱落时间的长短分为幼稚型(嗜碱性)间皮细胞、成熟型(嗜酸性)间皮细胞及退化变性型间皮细胞(图 15-3)。

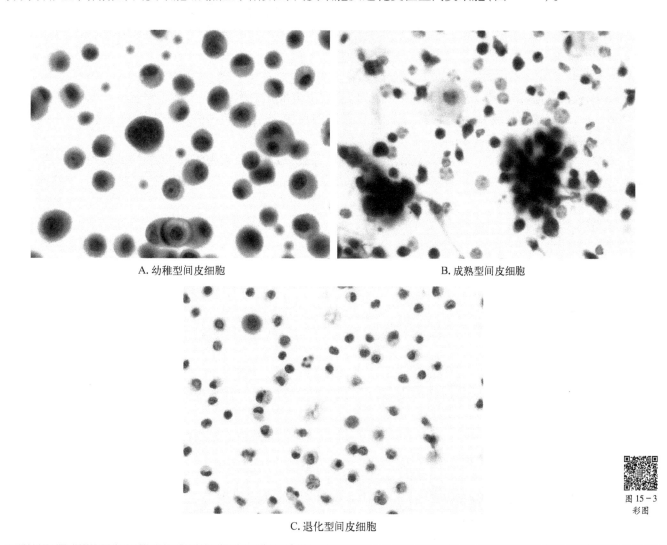

A. 幼稚型间皮细胞

B. 成熟型间皮细胞

C. 退化型间皮细胞

图 15-3　间皮细胞

1. **幼稚型(嗜碱性)间皮细胞**　　　脱落时间短,较幼稚。大小 10~30 μm,可呈不规则圆形或椭圆形;核小,6~7 μm,圆形,偏位,有时可见双核,核染色质呈细颗粒状,均匀,核仁小;胞质偏碱性,染蓝色,边缘清楚。

2. 成熟型(嗜酸性)间皮细胞 脱落时间长,较成熟。大小 13~35 μm,可呈不规则圆形;核小,7~8 μm,圆形,偏位,核染色质浓集成小块状,均匀,核仁不清;胞质偏酸性,染成橘黄色或粉灰双染性,可见空泡。

3. 退化变性型间皮细胞 由细胞脱落时间较长或处理标本不当及病理因素等原因所致。细胞体积大,外形不规则,呈圆形、残碎不完整;核肿胀,核染色质模糊不清,呈溶解状态、固缩状;胞质淡灰蓝色、粉灰双染或红染,空泡增多或呈泡沫状。

（五）成团脱落上皮形态

1. 鳞状上皮细胞 基底细胞呈多角形,大小一致,核一致,距离相等,呈镶嵌铺砖状。

2. 纤毛柱状上皮细胞 密集成堆,细胞间界限不清,核堆叠成团,核团周围是胞质融合形成的"胞质带"。细胞团的边缘可见纤毛。

3. 黏液柱状上皮细胞 密集成团,呈蜂窝状,胞质内含大量黏液,细胞体积较大。

4. 间皮细胞 可成片或成团,邻近细胞间形成透明区域,细胞表面充满微绒毛。

二、脱落上皮细胞退化变性

细胞脱落后,血液供应中断,缺乏氧气和能量,另因黏膜表面酶的作用,细胞很快发生变性甚至坏死,称退化变性,简称退变(degeneration)。退变是细胞自然衰老的现象,局部组织的炎症、恶变等病理损伤,会加快上皮细胞发生退变。细胞退变分为肿胀性退变和固缩性退变。

1. 肿胀性退变 表现为细胞肿胀,体积增大 2~3 倍。细胞界限不清。细胞核肿胀,染色质模糊不清,呈云雾状,出现液化空泡,进一步发展为核边界不清。胞质内出现液化空泡,空泡可使胞质呈泡沫状,空泡变大可将核挤到一边,最后细胞膜破裂,胞质溶解消失,剩下肿胀的裸核,直至溶解消失。肿胀性退变可能与细胞膜能量不足,水、钠潴留和酸度增加有关。

2. 固缩性退变 表现为细胞变小,固缩变形。胞质深染,核染色质致密深染,胞核边缘皱缩变形,呈致密深染无结构的团块状。核质之间出现核周晕。胞核破裂成碎片或溶解为淡染的核阴影,称影细胞。固缩性退变可能与细胞器和染色质脱水有关。

表层鳞状上皮细胞退变常表现为固缩性退变,胞质内可见异常颗粒或细菌;中层和基底层细胞退变则表现为肿胀性退变。柱状上皮细胞比鳞状上皮细胞更容易发生退变,表现为纤毛消失或细胞质横断分离。

三、非上皮细胞

涂片中的非上皮细胞为背景成分,包括血细胞、坏死物、黏液、异物等。非上皮细胞成分的组成,可以帮助判断细胞病理学的状态。

1. 红细胞 大小较恒定,可作为判断细胞大小的"标尺"。恶性肿瘤和结核的涂片中,可见大量红细胞。取材时局部损伤也见新鲜的红细胞,陈旧性出血可见棕色的含铁血黄素或染成黄色的丝状纤维蛋白。

2. 中性粒细胞 常见于急性炎症、癌组织坏死、继发感染及化疗后。中性粒细胞易变性,胞质溶解成为裸核,或者细胞内部结构不清楚,成团分布。

3. 嗜酸性粒细胞 常见于寄生虫感染、变态反应等。

4. 淋巴细胞 常见于慢性炎症和结核。胞体大小较恒定,也可作为涂片中的"标尺"。

5. 浆细胞 常见于慢性炎症病灶。

6. 巨噬细胞 来源于血液中的单核细胞,有很强的吞噬能力。巨噬细胞大小不一,胞核圆形、肾形或不规则形,活化的巨噬细胞胞核常偏位;胞质充满小空泡,含有颗粒或吞噬碎片(图 15-4)。

7. 组织细胞 比巨噬细胞略小,核染色较深,圆形,居中或偏位。慢性炎症时可见。

8. 坏死物 涂片中见红染、无结构的颗粒状物质。先考虑恶性肿瘤的可能,癌性坏死物中间或周边可见残存固缩的癌细胞核。其次再考虑结核,涂片可见类上皮细胞及多核巨细胞。此外,涂片背景中还可见黏液、细菌团、真菌、植物细胞、棉絮及染料残渣等。

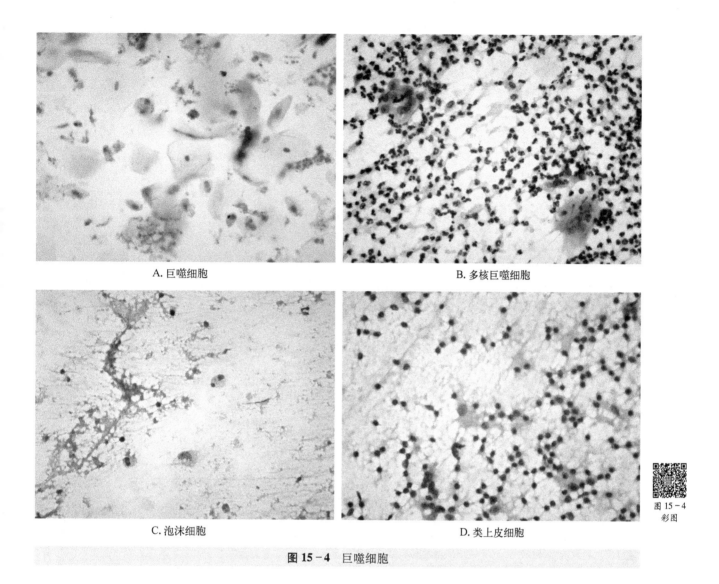

A. 巨噬细胞

B. 多核巨噬细胞

C. 泡沫细胞

D. 类上皮细胞

图 15-4 彩图

图 15-4 巨噬细胞

第二节 良性病变脱落细胞形态

良性病变是相对于恶性肿瘤病变而言的,本节着重介绍炎症引起的一般性病变及增生、再生、化生、非典型增生的脱落细胞改变。

一、炎症时脱落细胞一般形态特征

(一)炎症时上皮细胞的一般形态

上皮细胞在不同炎症时的反应不同,急性炎症主要表现为退变和坏死(图 15-5)。慢性炎症主要表现为增生、再生、化生,且有不同程度的退变(图 15-6)。

1. **鳞状上皮细胞** 炎症时基底层和中层细胞的改变较为明显,主要是细胞核的改变,有时细胞形态也有一定程度的改变。

(1)细胞核:核体积增大,比正常细胞核大 1 倍左右,细胞体积不变,有轻度核质比异常。胞核仍为圆形或卵圆形,染色质颗粒均匀细致,与癌细胞不同。当细胞生长活跃时,细胞核呈轻度异形,不规则,有皱褶,染色质略多,染色较正常略深。核肥大和异形是炎症所致细胞增生、生长活跃的表现。此外,尚见核固缩、核碎裂等细胞退变和坏死表现。

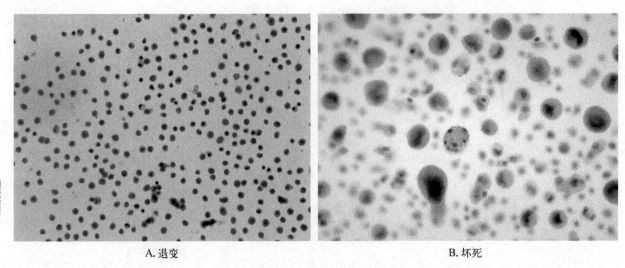

图 15-5
彩图

A. 退变   B. 坏死

图 15-5　急性炎症上皮细胞形态

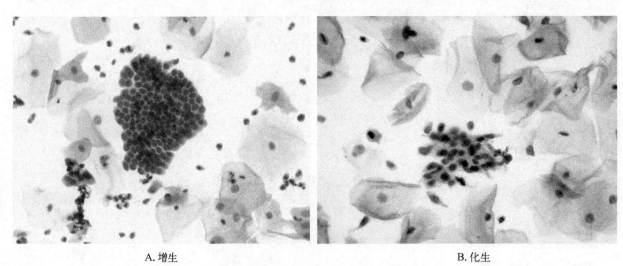

图 15-6
彩图

A. 增生   B. 化生

图 15-6　慢性炎症上皮细胞形态

（2）细胞形态：炎症时，鳞状上皮细胞形态偶尔发生明显改变，呈梭形、蝌蚪形、星形或不规则形。但胞核改变不明显或轻度增大、深染和畸形。此类细胞被称为异型细胞，可能由柱状上皮鳞状化生而来。涂片中常可见增生的基底层和中层细胞团，胞核可有轻度畸形，染色略深，但大多数细胞核形态、大小、染色均在正常范围。

2. **柱状上皮细胞**　炎症时纤毛柱状上皮细胞改变较明显，常成片或成排脱落，细胞以固缩退变为主。

（1）细胞核：发生固缩性退变，胞核体积缩小，有的为正常细胞核大小的一半，核轻度不规则，染色变深。可见双核或多个核呈固缩重叠状。

（2）细胞形态：细胞体积缩小，锥形，胞质深染，嗜碱性。

3. **病毒感染所致上皮细胞形态改变**　与脱落细胞学检验有关的病毒感染性疾病主要在呼吸道、阴道和泌尿道。巨细胞病毒感染的细胞内出现包涵体有诊断意义。单纯疱疹病毒感染后，上皮细胞核增大，有圆形淡染区，容易误认为癌细胞。

（1）单纯疱疹病毒感染：单纯疱疹病毒分为Ⅰ型和Ⅱ型，Ⅰ型主要感染呼吸道，Ⅱ型主要感染性器官。女性生殖器感染的好发部位是子宫颈和阴道上部，主要累及鳞状上皮，可能与宫颈癌的发生有关。疾病早期，鳞状细胞核中度至重度增大，呈弱嗜碱性，不透明、毛玻璃样，偶见胞核呈空泡状。有时可见多核巨细胞形成，核中心可见大小不一的嗜酸性包涵体，包涵体周围有亮晕，核边缘清楚。胞质内也可见到包涵体。最后，病变细胞发生变性。电镜证实包涵体由单纯疱疹病毒颗粒构成。

（2）巨细胞病毒感染：主要感染婴幼儿，全身重要器官均可受累，常见于肝、肺、肠、肾、膀胱、脑、唾液腺等。细胞学检验可见脱落的肺泡上皮细胞、支气管纤毛柱状上皮细胞或肾小管上皮细胞体积增大，直径达 20～40 μm，胞核或胞质内出现嗜酸性包涵体。核内包涵体巨大，直径 8～10 μm。胞质包涵体较小，可有 1 个或多个。包涵体周围有亮晕。电镜证实包涵体由巨细胞病毒颗粒组成。

（二）上皮细胞增生、再生和化生时脱落细胞的形态

1. 增生（hyperplasia）　　一般指非肿瘤性增生，上皮细胞基底层分裂增殖能力加强，数量增多，伴有体积增大，多由慢性炎症或理化因素刺激引起。共同形态特点：① 胞核增大，可有轻至中度异型；② 可见核仁；③ 核分裂活跃，可见双核或多核；④ 胞质相对较少，蛋白质合成旺盛，RNA 增多，偏碱性；⑤ 核质比增大。

鳞状上皮细胞增生形态特征：中层、基底层细胞多见；核增大，比正常细胞大 0.5～1 倍，形态正常，可见双核；轻度不典型增生；染色质仍呈颗粒状；表层细胞正常。

纤毛柱状上皮细胞增生形态特征：核肥大，大小较一致；核呈卵圆形，有时重叠；染色质粗，染色略深，偶见块状，可见双核或多核细胞；胞质丰富，游离端可见纤毛。储备细胞增生可成团脱落。

2. 再生（regeneration）　　指组织损伤后，由邻近的正常组织生发层细胞分裂、增生、修复的过程，可由慢性炎症或其他理化因素刺激所致。由于再生上皮细胞未完全成熟，容易脱落，故涂片中可见再生的上皮细胞和增生活跃的基底层细胞。再生细胞形态特征：核大，深染，染色质结块，核仁增大增多，可见有丝分裂，有时可见双核或多核细胞；胞质偏碱性，常伴有不同程度的炎症细胞。

3. 化生（metaplasia）　　是炎症、创伤等慢性刺激作用下，一种细胞类型逐渐转变为另一种细胞类型的过程。例如，柱状上皮的储备细胞增生，并逐渐向多边形、胞质丰富的鳞状上皮分化，这样在形态和功能，柱状上皮转变为鳞状上皮的过程称为鳞状上皮化生，简称鳞化，是最常见的化生。一般情况下，病因去除时，化生上皮可恢复原来的组织结构。化生可以是肿瘤发生的病理基础。

鳞化细胞与外层细胞相似，形态特征：细胞呈圆形、卵圆形或多边形；成团、成排紧密排列；边缘清楚，有时细胞间可见空隙，见间桥样突起，称棘形细胞；核圆形或椭圆形，染色质结块状，可见核仁；胞质量中等，嗜酸性染色，核质比为 1∶（1～2），有时鳞化细胞团边缘附有少量柱状上皮，可见纤毛，化生部位常伴有慢性炎症，背景见各种炎症细胞。

不成熟的鳞化细胞形态类似基底层细胞与棘形细胞之间的过渡细胞，排列紧密、胞质少、无细胞间桥。完全成熟的鳞化细胞和正常鳞状上皮细胞很难区别。鳞化细胞体积增大，大小、形态异常，染色质增粗、染色深，表明在化生基础上发生了核异质，称为异型化生或不典型化生。

（三）炎症性疾病的脱落细胞形态

炎症按照病程可分为急性、亚急性、慢性 3 种类型，肉芽肿性炎是一种由特殊病原引起的慢性炎症，局部由吞噬能力强的巨噬细胞组成。

1. 急性炎症　　上皮细胞明显退变，有较多中性粒细胞，可见坏死细胞碎屑、吞噬细胞和纤维素。吞噬细胞胞质内有坏死细胞碎屑。纤维素呈网状、团块状或纤维状，红染无结构。

2. 亚急性炎症　　除了退变的上皮细胞和坏死细胞碎屑以外，还有增生的上皮细胞，以及中性粒细胞、单核细胞、嗜酸性粒细胞和淋巴细胞等各种白细胞，常同时存在。较少见，可存在于寄生虫感染。

3. 慢性炎症　　上皮细胞成堆、成团增生改变，炎症细胞以淋巴细胞和浆细胞为主，变性、坏死细胞少见。激活的淋巴细胞、浆细胞，体积增大，见瘤状突起，核染色质疏松，见于结核、炎症、自身免疫性疾病及肿瘤。

4. 肉芽肿性炎症　　细胞学诊断肉芽肿需要找到特殊病原体，结核病是最常见的肉芽肿性炎症，以形成结核结节为特征。组织学上，结核结节由类上皮细胞、朗汉斯巨细胞和淋巴细胞组成，中央常发生干酪样坏死。单纯靠某一形态特征诊断结核并不可靠，需要同时见到以下两种以上细胞才有诊断意义。

（1）类上皮细胞：由组织细胞吞噬结核杆菌后变形而成。细胞直径 15～30 μm，梭形、多边形或不规则圆形。核大小不一，圆形、卵圆形，易见狭长变形，呈黄瓜或鞋底样，两端钝圆，核边缘薄，有 1～2 个小核仁，染色质疏松，颗粒状；胞质丰富，淡灰蓝色，有时红蓝双染或有空泡，细胞边界不清。

（2）朗格汉斯巨细胞：多个类上皮细胞融合而成，细胞直径 35 μm 以上，甚至大到 200～300 μm，圆形或不规则圆形；内有双核或数十个核，卵圆形或不规则圆形，常排列在细胞的周边部，呈环形或马蹄形。核大小、染色质与类上皮细胞相似。胞质灰蓝色,在退化坏死病例可见胞质红蓝双染,有空泡,偶见色素颗粒和空泡。

（3）干酪样坏死：大量坏死组织和纤维素,呈红蓝双染无结构;有着色不均的坏死背景,有时可见淋巴细胞核碎片。

二、不典型增生脱落细胞形态

上皮细胞不典型增生又称核异质(dyskaryosis),指脱落细胞的核异常,表现为核增大、大小不一、形态异常、染色质分布不均、核膜增厚、边缘不整齐等,但胞质分化正常。不典型增生细胞形态介于良性和恶性细胞之间,属于癌前病变。根据细胞形态变化程度,不典型增生可分为轻度不典型增生、中度不典型增生和重度不典型增生(图15-7)。

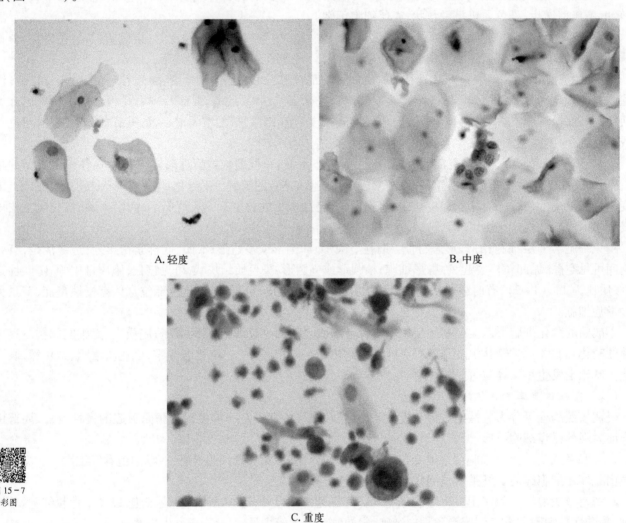

A.轻度　　　　　　　　　　　　　　　　　B.中度

图 15-7
彩图

C.重度

图 15-7　不典型增生

1. **轻度不典型增生**　又称轻度核异质,一般多见于鳞状上皮的表层和中层细胞。细胞核轻度增大,较正常细胞大 0.5 倍左右,细胞边缘清楚,染色质轻度增粗、染色略深,核异型性小,核仁略增大,核质比略大,核分裂象相对增多。多由慢性炎症刺激所致,又称炎性不典型增生。外因去除后多数可恢复正常,少数发展为重度不典型增生。

轻度不典型增生与炎性增生细胞的区别是炎性增生的细胞核虽增大,但染色质仍呈细颗粒状,分布均匀,无加深及核畸形。只在炎症刺激较强、细胞增生活跃时才出现轻度不典型增生。

2. **中度不典型增生**　又称中度核异质,介于轻度不典型增生和重度不典型增生之间。细胞分界尚清楚,核中度增大,核大小不一,形态略畸形,染色质浓密不均、深染,核异型性明显,核仁增大,核分裂象相对多。表层鳞状细胞成熟。

3. 重度不典型增生 又称重度核异质,不典型增生细胞到达鳞状上皮的基底层细胞和部分中层细胞。细胞大小不一、差异增大,异型性更明显;核明显增大,但<18 μm;核仁增大、增多,核质比增大,核分裂象增多。细胞边界不清楚,极性紊乱。如不典型增生覆盖鳞状全层,可诊断为原位癌。重度不典型增生见于癌前病变、原位癌及浸润癌的癌旁细胞。

重度不典型增生与癌细胞的鉴别要点为重度不典型增生细胞虽有核异型性,但大小、染色及形态变化均未达到恶性肿瘤细胞标准,特别是核质比改变不明显。

4. 角化不良 又称异常角化,指鳞状上皮非角化层,即表层角化前细胞和中层、基底层细胞出现个别散在的胞质内角化现象。涂片中角化不良细胞呈圆形或不规则形,核深染,胞质偏酸性,巴氏染色呈橘黄色。角化现象出现在中层、基底层细胞时,可能是癌前病变,又称癌前角化。更年期和老年妇女阴道涂片发现角化不良细胞应予以重视,提示癌变可能,需要定期复查(图15－8)。

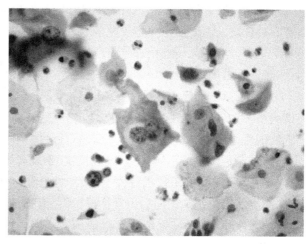

图15－8 角化不良

图15－8 彩图

第三节 肿瘤脱落细胞形态

脱落细胞学检验中,准确识别恶性肿瘤细胞形态至关重要。对肿瘤细胞的判断要慎重,既要全面观察,又要重点掌握;既要注意一般形态特点,又要突出结构特征和细胞形态特点。由于肿瘤细胞具有过度增殖的能力,核增大畸形,染色质结构异常,核分裂象异常,核仁增大、增多,是诊断肿瘤的重要依据,胞质的变化对肿瘤细胞种类的鉴别具有参考价值。不同的染色方法的细胞形态特征并非完全相同。H－E染色表现为核增大、畸形、浓染3个重要特征,而瑞特-吉姆萨染色则显示恶性肿瘤的八大特点。本节重点介绍恶性肿瘤的细胞学特点。

一、恶性肿瘤细胞一般形态特征

在细胞学涂片上,要根据细胞的大小、形态、细胞群的分布、细胞质和细胞核等特征来识别肿瘤细胞的起源和类型。一般来说,确定恶性肿瘤细胞主要是根据细胞核的改变;要区分肿瘤类型则要考虑细胞质的改变和细胞群的变化。

1. 恶性肿瘤细胞核和细胞质的异型性

(1)细胞核异型性:细胞核的异常是癌细胞主要的形态学特征之一。表现为:① 核增大,特别是核质比增大;② 核畸形;③ 染色质呈粗颗粒状、染色过深;④ 核膜增厚;⑤ 核仁异常;⑥ 多见异常有丝分裂;⑦ 瘤巨细胞和多核瘤巨细胞及裸核;⑧ 女性出现异常的性染色质小体。

1)核大小和核质比:核增大,大小不等。核的大小通常与涂片中背景细胞(如淋巴细胞)进行比较。恶性肿瘤细胞核比正常细胞大1~4倍,个别增大十多倍。核质比异常是恶性肿瘤细胞的重要形态特征。如小细胞未分化癌胞核较小,但核质比明显增大,同一张涂片中癌细胞的核大小不一。

2)核形态:核畸形。恶性肿瘤细胞核轮廓异常,有小的突起或切迹,有时呈指状突起,但较难识别。癌细胞核除了呈球形、卵圆形外,还可呈现各种畸形,如方形、长形、三角形,有时凹陷呈不规则分叶状。癌细胞增生过快,营养供给不足,很易退变,使胞质溶解,形成癌性裸核。腺癌和未分化癌常见。早期的裸核尚具有核的恶性特征,可供诊断参考,退化后期的裸核,呈云雾状结构,失去了诊断价值。

3)核染色质和核膜:核染色质粗糙,深染;分布不均,呈结块样,结块之间有空隙;形状不规则,有角状突起。染色质聚集于核膜下,使核膜不规则增厚,核孔增厚,而且核孔厚度与核体积一致。有的胞核染深蓝墨水点状。鳞癌比腺癌深染更明显。

4）核仁：是癌细胞主要形态学特征之一，表现为核仁增大，大小不等，分布异常。数目增多，可有 3~4 个，最多 9~14 个，排列紊乱，互相融合。核仁直径 5 μm 以上，呈奇形怪状或圆形深井状，边缘不规则。癌细胞分化程度越低，核仁异常越明显。

5）异常有丝分裂：癌细胞具有无限增殖性，使有丝分裂细胞数量增加。涂片中出现异常有丝分裂是癌细胞主要形态学特征之一。因染色体移动缺陷、不分离、染色体延滞、有丝分裂纺锤体异常、染色体数目异常和有丝分裂异常定位等。涂片见病理性核分裂象，呈多极分裂、不规则分裂、环状分裂等。

6）女性性染色质小体（巴氏小体）：实质是失活的女性 X 染色体。巴氏小体呈致密的半圆形结构，靠近核膜，出现 2 个或 2 个以上巴氏小体称为 X 染色体异常，通常见于乳腺癌、宫颈癌、阴道癌细胞中。

（2）细胞质异型性：癌细胞增殖迅速，合成大量蛋白质，胞质染深红色，同时核蛋白体增多，胞质嗜碱性，略呈蓝色。胞质的多少、形态及特征性分化反映恶性肿瘤细胞的分化程度和恶性程度。胞质特征：量少，深染，多偏碱性，深红中带蓝色。边缘不清，呈撕破拉长状、不规则瘤状或滴状突起。

1）高分化恶性肿瘤：胞质较丰富，内有特征性分化。例如，鳞癌细胞胞质角化染深红色，腺癌细胞胞质内有分泌空泡，横纹肌肉瘤细胞胞质内出现横纹，黑色素瘤细胞质中多有黑色素沉淀等。

2）低分化恶性肿瘤：肿瘤细胞分化越差，胞质越少，电镜下细胞器越少。

3）吞噬现象：恶性肿瘤细胞中有时可见吞噬的异物，如色素、细胞和细胞碎片等。有时见癌细胞中含有另一个癌细胞，称为封入细胞。

（3）细胞异型性：细胞大小不等，形状异常。大小 8~130 μm，是正常细胞的 2~10 倍；多边、多角形，有瘤状、毛絮状突起；呈不规则圆形、椭圆形、印戒形、蝌蚪形、球拍形、纤维形、蛇形等畸形。

2. 癌细胞团 上皮组织发生的恶性肿瘤称癌，具有上皮组织成巢倾向。涂片中除了见到单个散在癌细胞外，还见成团脱落的癌细胞。癌细胞团中，细胞形态、大小不等，排列紊乱，失去极性。癌细胞繁殖迅速，容易互相挤压，呈镶嵌或堆叠状。间叶组织发生的恶性肿瘤称肉瘤。涂片中肿瘤细胞相对一致，散在分布，无成巢倾向，如恶性淋巴瘤。

3. 背景成分 涂片中常见较多坏死碎屑、红细胞。由于恶性肿瘤多有出血坏死，故此背景中多见肿瘤细胞，称阳性背景。如继发感染，可发现多少不等的炎性细胞。

恶性肿瘤细胞与不典型增生细胞的鉴别见表 15－1。

表 15－1 恶性肿瘤细胞与不典型增生细胞的鉴别

细 胞 结 构	恶性肿瘤细胞	不典型增生细胞
核质比	显著增大	轻至中度增大
染色质结构	不规则粗颗粒或结块状，其间有透明间隙，有时呈墨水点状	少数染色质结块，多呈细颗粒状，无墨水点样改变
核膜	明显增厚，厚薄不均	轻度增厚
核大小不一，核畸形	显著	轻至中度
核仁	可多个	轻度增大，1~2 个
病理性核分裂	有	无
胞质	细胞大小不等，形态不一，胞质嗜碱深染	胞质的质和量尚正常

良性肿瘤细胞与恶性肿瘤细胞的形态学特点鉴别见表 15－2。

表 15－2 良性肿瘤细胞与恶性肿瘤细胞的形态学特点鉴别

鉴别要点	良性细胞	恶性细胞
细胞大小	在生理变化范围内	超出生理变化范围
细胞形态	在生理变化范围内和组织类型有关	多异常

鉴别要点	良性细胞	恶性细胞
核大小	在细胞周期变化范围内	明显异常（核大小不一）
核质比	在生理变化范围内	多与核的变化一致
核形态	多呈球形、卵圆形或肾形	形态和结构异常
染色质特征	细颗粒状，透明状	粗颗粒状，浑浊
核深染	罕见	多见
核仁	小，形态规则，数量有限	增大，形态不规则，数量增加
黏附性	良好（除淋巴结、脾脏、骨髓外）	较差
细胞间连接	和组织类型有关	不一定异常
在培养中生长特性	具接触抑制性	无接触抑制性
在培养中细胞传代数	±50	无限
电镜下细胞表面结构	有嵴、皱褶和细胞泡，特定部位可见微绒毛	表面全部覆盖微绒毛
有丝分裂情况	两极	多极
能有丝分裂的上皮	仅基底层	不限于基底层
细胞周期	16~22 h	正常或更长

二、常见癌细胞形态特征

病理学上主要分为鳞状上皮细胞癌、腺细胞癌及未分化癌 3 个类型。多数涂片中根据癌细胞形态可以分型。若分化差或涂片癌细胞数量少，则分型困难，可列为"分类不明"或"未分类"。

（一）鳞状上皮细胞癌

鳞状上皮细胞癌（squamous cell carcinoma）指发生于鳞状上皮细胞的恶性肿瘤，来源于鳞状上皮细胞或柱状上皮细胞鳞状化生后，简称鳞癌。癌细胞表现为核增大、核大小不一、核畸形、核深染、核质比异常等恶性肿瘤细胞的特点。细胞成堆或散在分布，一般根据细胞的分化程度，分为高分化鳞癌和低分化鳞癌（图 15-9）。

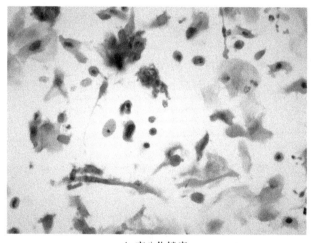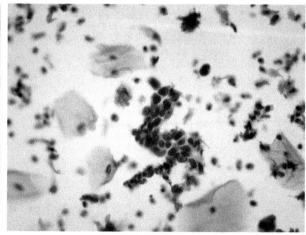

A. 高分化鳞癌　　　　　　　　　　　　　B. 低分化鳞癌

图 15-9 鳞癌

图 15-9 彩图

1. 分化较好的鳞癌　　又称高分化鳞癌。以表层癌细胞为主，梭形、多角形、纤维形或蛇形；核畸形明显，核仁不明显；多数癌细胞胞质丰富，内有角化，红染或红蓝双染；似表层鳞状细胞样形态。成团脱落的癌细胞相互嵌合，细胞间边界较清楚。分化好的鳞癌细胞常见以下特征性形态。

（1）蝌蚪状癌细胞：胞体一端膨大，一端细长，形似蝌蚪，胞质常有角化呈红色，膨大部有一个或多个、深染、畸形的胞核。

　　（2）纤维状癌细胞：胞体细长，含一个细长、深染的细胞核，居中或略偏位。

　　（3）癌珠：又称癌性角化珠。其中心有一个圆形癌细胞，周围有梭形癌细胞呈洋葱皮样包裹，胞质角化染红色，胞核深染，畸形。

　　2. 分化差的鳞癌　　又称低分化鳞癌。以中层、基底层癌细胞为主，多为圆形或规则形，散在或成团分布。成团脱落的细胞呈堆叠状，胞质较少，嗜碱性染色。胞核大、畸形、居中，染色质粗颗粒状或结块状，分布不均，可见核仁。

　　（二）腺细胞癌

　　腺细胞癌（adenocarcinoma）是发生于柱状上皮细胞或腺上皮的恶性肿瘤，简称腺癌。与鳞癌细胞相比，腺癌细胞核增大、核畸形、核深染、核质比增大不明显（图 15-10）。

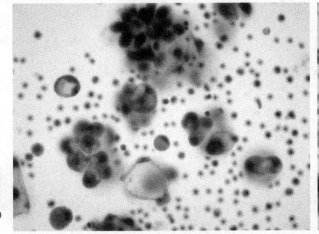
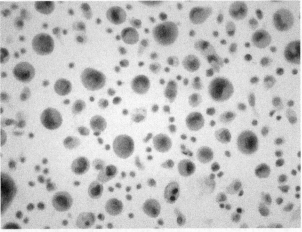

A. 高分化腺癌　　　　　　　　　　　　　　　　　　　　B. 低分化腺癌

图 15-10　腺癌

图 15-10 彩图

　　1. 分化较好的腺癌（高分化腺癌）

　　（1）癌细胞较大，呈圆形或卵圆形，成排脱落者呈不规则形。

　　（2）癌细胞核呈圆形或卵圆形，较小，略畸形，染色质丰富，略深染，呈粗块或粗网状，核膜不规则增厚，常见 1~2 个增大的核仁，直径 3~5 μm。胞核常偏于癌细胞一侧。

　　（3）胞质丰富，偏酸性染色。胞质内见黏液空泡。有时空泡很大，核被挤在一边呈半月形，称印戒细胞。有时胞质内见到圆形嗜酸性凝固小体，过碘酸希夫染色阳性，可能是分泌物浓缩而成。有些成团或成排脱落的癌细胞围成腺腔样、乳头状、葡萄样结构。

　　2. 分化差的腺癌（低分化腺癌）

　　（1）癌细胞体积较小，单个散在。

　　（2）胞核大，圆形、半月形或不规则形，畸形明显。染色质明显增多，呈粗块状或粗网状，分布不均，核膜增厚，可见明显核仁。

　　（3）胞质少，嗜碱性染色，少数癌细胞胞质内可见细小的透明黏液空泡。

　　（4）常见成团脱落的癌细胞，边界不清，胞核位于细胞团边缘，使边缘隆起，整个细胞团呈桑葚状。

　　（三）未分化癌

　　未分化癌是各种上皮细胞发生的分化极差、恶性程度最高的癌，从形态上难以确定组织来源。细胞体积小，胞质也很少（图 15-11）。

　　1. 大细胞未分化癌　　癌细胞单个或成团。涂片可见：

　　（1）癌细胞体积较大，相当于外底层细胞甚至中层细胞大小，呈不规则圆形、卵圆形或长形。

　　（2）核大，大小不等，呈不规则圆形，畸形明显；染色质增多，呈粗网状或粗颗粒状深染，可见较大核仁。

　　（3）胞质少或中等量，偏碱性染色。

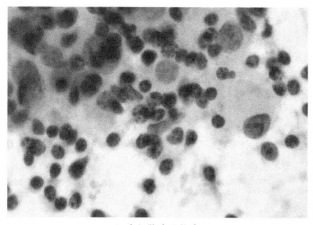

A. 大细胞未分化癌

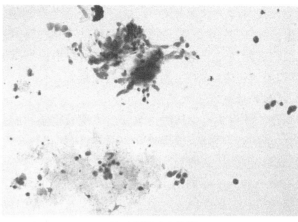

B. 小细胞未分化癌

图 15 - 11
彩图

图 15 - 11 未分化癌

2. 小细胞未分化癌 癌细胞散在分布,但更常呈站队样或镶嵌状,密集成团。涂片可见:

(1)癌细胞体积小,比基底层细胞小,呈不规则小圆形、卵圆形。成堆或成排脱落的癌细胞,胞核相互挤压成石榴籽镶嵌状结构。

(2)胞核体积小,比正常淋巴细胞核大 0.5～1 倍,为不规则形、瓜子形、燕麦形,畸形明显;染色极深,呈墨滴状;核仁不明显。

(3)胞质少,核质比很大,似裸核,偏碱性染色。成团脱落细胞间边界不清,易发生凝固性坏死,呈红染无结构颗粒状,其间散在异型性明显的癌细胞核。需要注意的是:淋巴细胞在退变时,核可增大并伴有畸形,需要与小细胞未分化癌相鉴别。

鳞癌、腺癌及未分化癌是临床上常见癌的类型,其鉴别要点见表 15 - 3。

表 15 - 3 鳞癌、腺癌、未分化癌的鉴别

鉴别要点	鳞 癌	腺 癌	未 分 化 癌
细胞排列	多单个散在,有成群但不紧密,可有癌珠	多成群,呈不规则腺腔样	多成群,排列紧密、紊乱呈镶嵌样结构
细胞形态	畸形明显,多形性	圆形或卵圆形	圆形、卵圆形
细胞质	较多、厚实、有角化倾向	较薄、透明、常含空泡,淡蓝色	极少
核形态	畸形明显	圆形、卵圆形	圆形、卵圆形、带角不规则
核染色质	明显增多、深染,呈煤块状	增多不明显,呈粗颗粒状,不均匀分布	不均匀分布
核仁	少见,低分化可见	大而明显	有时可见

三、放射治疗后细胞形态变化

放疗是治疗癌症的重要方法之一,受照射部位的癌细胞及其周围正常细胞均可发生形态改变,了解这些改变对明确肿瘤是否复发非常必要。放射治疗的细胞损伤表现为分裂间期杀伤、丝状分裂期延迟或抑制、染色体畸变和基因改变等 4 个方面。细胞核增大、空泡变性、核碎裂和核溶解;胞质内细胞器空泡变,溶酶体破裂释放蛋白酶使细胞自溶。

(一)良性上皮细胞的放射性损伤

1. 急性放射性改变 细胞体积增大,可增大一倍以上,但核质比不大。由细胞内蛋白变性,渗透压改变,使细胞内水分增多所致。另外,各种细胞器退化,在胞质内形成许多大小不一、边界清楚的空泡。有时把变性的胞核挤压偏位呈肾形。由于细胞体积大,胞质膨胀而向薄弱处外凸,使其变性,呈不规则形或蝌蚪形。核膜增厚,核空泡变,核染色质同质化,呈淡蓝云雾状染色,染色质被空泡推向核边缘,使核膜增厚,最终核碎裂溶解。可见中性粒细胞侵入细胞质内。放射作用影响细胞有丝分裂过程,使之形成多核或分叶核等畸形核。

2. 上皮细胞持续性放射改变 由于放疗后上皮细胞的改变持续时间较长,急性改变不复存在。涂片中见不典型增生细胞,胞核增大,染色质粗颗粒状,核深染,有时核内见空泡。胞质多色性,有的细胞呈纤维状或蝌蚪状。这类细胞需要与高分化鳞癌的纤维形或蝌蚪形癌细胞鉴别。鉴别点为纤维形不典型增生细胞核虽深染,核形不整,但核质比正常或略大,胞体不如癌细胞大。

(二)癌细胞的放疗后改变

癌细胞在放疗后主要为持续性改变。表现为胞质和胞核内空泡形成,核仁增大,也可呈空泡变性。继之出现核同质化,呈淡蓝云雾状,核碎裂和溶解。致癌细胞坏死,呈红染颗粒状。

(三)放射敏感性、放疗反应和敏感反应

1. 放射敏感性 不同组织细胞对放射后损伤的程度不同,损伤大的敏感性高。一般是分化越差,癌细胞的放射敏感性越高。高度敏感者见于精原细胞癌、甲状腺癌、恶性淋巴瘤、基底细胞癌等患者;中度敏感者见于鳞癌患者;低度敏感者见于各种腺癌患者;敏感性最低的为纤维肉瘤、骨肉瘤、恶性黑色素瘤等的患者。

2. 放疗反应 放疗以后改变的细胞达75%以上,属于放疗反应良好,反映患者对放疗敏感,预后也较好;若发生改变的细胞在65%以下,则属放疗反应差,预后较差。

3. 敏感反应 放疗后,宫颈涂片中外底层鳞状上皮细胞胞质致密,嗜天青染色,染紫红色,空泡较多,空泡周围有极细红染颗粒时,反映宿主细胞对放射敏感。这种特殊形态细胞占外底层细胞10%以上者为"敏感反应好"。

(王忠慧 保 方)

第十六章 脱落细胞学检验技术

脱落细胞标本种类多样,标本采集和涂片制备的方法不尽相同,但应做到：标本取材准确;新鲜送检、及时处理;涂片厚薄均匀,细胞形态和结构无人为破损。

第一节　脱落细胞标本类型和处理

一、脱落细胞标本类型

1. **自然脱落细胞标本**　　即上皮表面自然脱落的细胞标本,如痰液、尿液、阴道后穹窿吸取液、乳头分泌物等可直接留取。主要特点：① 收集方式简单、容易,可多次采集;② 标本中含有的上皮细胞类型多样;③ 因细胞脱落的时间不同,对细胞保存不够理想;④ 样本中可含有炎症细胞、巨噬细胞、微生物及外源性的材料等。

2. **非自然脱落细胞标本**　　即采用各种物理方法刮擦管腔或器官表面取得的细胞标本。例如,在气管、子宫颈、食管刷取的标本,在乳头、皮肤、子宫颈刮取的标本,用生理盐水对支气管进行灌洗而获得的标本等。主要特点：① 可以对目标器官直接取样;② 使用光纤设备可确保直接从内部器官获取准确标本;③ 通过刮取细胞学技术获得的细胞是直接从组织中获得,因此便于更好保存;④ 上皮细胞下病变标本可通过刮擦的方法获得。

3. **细针吸取细胞标本**　　细针吸取细胞学技术是对浆膜腔、关节腔、组织器官(如浅表淋巴结、乳腺肿块、甲状腺肿块、肝及软组织等)穿刺来采集积液或对病变部位细胞进行细胞学检验。除少数器官外,其他都能通过针吸法获取细胞标本。主要特点：① 该法简单、创伤小、并发症及禁忌证少,经皮肤穿刺术无须麻醉,易被患者接受,更适用于门诊;② 影像学技术如 X 线、CT、B 超及造影等的辅助,可对病变部位进行精确定位;③ 对结缔组织、透明变性、血管性病变、大量坏死物、囊性病变或出血性病变等情况进行穿刺时,容易出现采样的有效成分不足。

二、脱落细胞标本处理

脱落细胞标本处理包括载玻片的准备、标本的预处理、涂片的制备、标本的固定等步骤。标本的预处理可使送检标本达到最佳检测状态,主要涉及特定类型标本的浓缩技术。

(一)载玻片的准备

涂片前应用铬酸清洗液浸泡并冲洗载玻片,再用 75% 乙醇浸泡,去除载玻片上的油渍,确保载玻片清洁。对于缺乏蛋白的标本,可预先在载玻片上涂上薄层黏附剂(如甘油蛋清、多聚赖氨酸黏附剂等),可以使细胞黏附牢固,防止染色过程中细胞脱落。

涂片时标本要新鲜,取材后尽快制片。制片操作轻柔,防止挤压损伤细胞。涂片要均匀,厚薄适度。每份标本至少要制备 2 张涂片,降低漏检率。

(二)标本的预处理

标本的预处理主要是对标本进行浓缩处理,通常针对细胞少的液体标本可通过离心法、细胞离心法、滤膜过滤法、细胞块法等对标本进行处理。

1. **离心法**(centrifugal method)　　适用于液体量多的标本,如尿液、浆膜腔积液、各种灌洗液等。采用普通离心机离心标本,取沉淀物制作涂片。

2. **细胞离心法**(cell centrifugation)　　适用于液体量少、细胞中等量的标本。采用细胞离心机将细胞直接离心到载玻片上,制成单层细胞涂片。

3. **滤膜过滤法**(membrane filtration)　　适用于液体量大、含细胞量少的标本,尽可能地捕获标本中的细胞。在醋酸纤维薄膜或聚碳酸酯微孔膜等滤膜上,施加一定压力使液体成分过滤,制成细胞涂片。

4. 细胞块法(cell block) 适用于大多数悬液标本,采用血浆凝固酶法或琼脂法,使标本中的细胞聚集成团,形成与传统组织块类似的细胞块,然后制成切片,可用于各种免疫组织化学染色。

(三)涂片的制备 涂片的制备方法有以下几种:

1. 推片法 离心后取沉淀物1滴置玻片一端,用推片以30°夹角轻轻推制而成。适用于稀薄的液体标本,如血液、尿液和浆膜腔积液等。

2. 涂抹法 用竹签挑取标本,由玻片中心以顺时针方向转圈涂抹,或者从玻片一端开始平行涂抹。涂抹要均匀,不能重复。适用于较黏稠的标本,如痰液标本。

3. 喷射法 用配有细针头的注射器将标本从左到右、反复均匀地喷在玻片上。适用于各种吸取的标本。

4. 印片法 是活体组织检查的辅助方法。将切取的病变组织块用手术刀切开,立即将切面平放在玻片上,轻轻按印即可。

5. 液基细胞学(liquid-based cytology, LBC)技术 是将刷取或灌洗法采集的标本,经高精密度过滤膜,过滤标本中的杂质,收集上皮细胞,转移到载玻片,制成薄层细胞涂片,自动完成涂片固定、染色步骤。LBC技术是一种自动标本处理技术,最初用于妇科标本制备,现可用于所有传统的细胞学检测项目,包括痰液、胸腔积液、腹水、尿液等体液标本,仪器和耗材见图16-1。

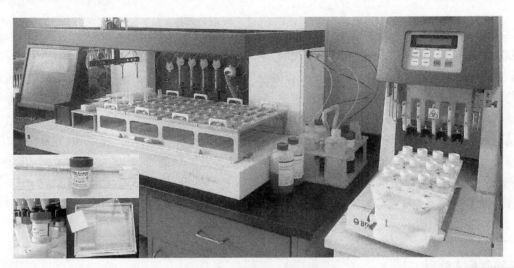

图16-1
彩图

图16-1 液基细胞学仪器和耗材

LBC技术主要特点:① 操作快速简便,集制片、固定、染色于一体;② 细胞范围集中、分布均匀、背景清晰;③ 有效浓缩细胞成分,显著降低标本的不满意率;④ 诊断灵敏度和特异度较高;⑤ 可用于原位杂交和免疫细胞化学染色。需要注意的是,对于一些非妇科标本,采用LBC技术制作的涂片,因缺乏背景成分的相关信息,可能会影响细胞学诊断。

(四)涂片的固定

一张合格的细胞涂片,必须能清楚地显示细胞的核膜、核仁、染色质和完整的细胞形态,重要的前提就是对标本进行恰当固定。固定是通过凝固和沉淀细胞内的蛋白质,使细胞内的溶酶体酶破坏,从而使细胞结构清晰,容易着色,保持细胞自然形态,避免细胞自溶和细菌导致的腐败。固定不及时或固定液不合适可能会使细胞失去特征结构。因此,标本越新鲜,固定越快,细胞结构越清晰,染色效果越好。

1. 固定液 常用固定液有95%乙醇固定液、卡诺(Carnoy)固定液、聚乙二醇固定液和乙醚乙醇固定液。

(1)95%乙醇固定液:是最常用的细胞固定剂,胞核保存较好,结构清晰,染色鲜艳。乙醇是脱水剂,固定细胞的同时会置换细胞内水分,导致细胞一定程度地收缩。乙醇能沉淀蛋白,但核蛋白沉淀后能溶于水,所以95%乙醇固定的涂片染色前不必水洗。适用于H-E染色和巴氏染色。操作简单,适用于大规模癌性疾病普查。但乙醇渗透能力稍差。

(2)卡诺固定液:适用于血性标本的固定,对胞核、糖原和核酸固定效果好。由3份氯仿、6份95%乙醇及

1 份冰醋酸混合而成,固定时间短。标本若在固定液中停留时间过长,会减少核染色质影响染色效果。氯仿有挥发性和毒性,应避免吸入和与皮肤接触。因固定液有大量红细胞碎片和脱落细胞,一般不重复使用。

（3）聚乙二醇固定液:由聚乙二醇和95%乙醇组成。该固定液能在涂片表面形成一层蜡质保护膜,适用于涂片标本的长途转运及大规模普查时的标本固定。

（4）乙醚乙醇固定液:由乙醚和95%乙醇等体积配制而成。标本大量接触乙醚会引起不良反应,目前基本为95%乙醇固定液代替。

2. 固定方法

（1）湿固定(wet fixation):涂片尚未干燥应立即固定,目前认为这样能基本完好地保存细胞形态和细胞内各种结构。该法固定细胞,可不水洗直接染色,染色鲜艳,结构清楚。适用于巴氏染色或 H－E 染色的较黏稠的标本,如痰液、阴道分泌物等。使用过的固定液,过滤后才能再使用。因痰涂片特别容易吸附其他样本脱落的细胞,痰液样本固定和染色时最好与其他样本分开。

（2）干燥固定(drying fixation):涂片干燥后再行固定。适用于瑞特染色、吉姆萨染色和罗曼诺夫斯基(Romanowsky)染色。干燥固定的涂片,染色后细胞高度肿胀,核结构呈浮雕状或蚀刻状外观,判读时需要对各染色法的细胞形态改变特点有清楚的认识。优点是快速简单,细胞不会在固定时脱落,可显示某些特殊的结构,如黏液基质。

3. 固定时间　一般为 15～30 min,可根据标本性质和固定液的不同而有所调整。不含黏液的尿液及浆膜腔积液等标本,固定时间可缩短;含黏液较多的标本,如阴道分泌物、痰液及食管拉网涂片等,固定时间可延长。

第二节　脱落细胞染色方法

染色的主要目的是利用组织和细胞中各种成分化学性质不同,对染料的亲和力不同,从而染上不同的颜色,可以更清楚地显示细胞内部结构,有助于准确识别细胞。染色原理包括物理作用和化学作用,通过渗透、吸收和吸附等物理作用,色素颗粒进入组织和细胞,与细胞内物质化学亲和,产生有色物质。临床上常用的染色方法如下:

一、巴氏染色法

巴氏染色(Papanicolaou stain)是国际通用的细胞学常规染色方法。1928 年,由帕帕尼古劳(Papanicolaou)创建并用于阴道涂片诊断宫颈癌的染色方法,此后一直作为阴道细胞学检验的一种主要染色方法。巴氏染色胞核细微结构清晰,能辨认染色质模式,胞质鲜艳透明,可显示胞质分化状态,但染色程序复杂。

【原理】由于各种细胞所含的化学成分性质不同,对不同染色的亲和力也不同。细胞与巴氏染液中各种染料结合后呈现出不同颜色,细胞质中有很多碱性蛋白质,可以与带负电荷的酸性染料橘黄、伊红等结合而呈橘黄色或红色,细胞核中有很多 DNA,可以与带正电荷的碱性染料苏木精结合而呈紫蓝色。

【试剂】苏木精染液、橘黄染液、伊红-乙醇(eosin-alcohol, EA)染液、稀碳酸锂溶液、0.5%盐酸-乙醇溶液、乙醇(50%乙醇、70%乙醇、80%乙醇、95%乙醇、无水乙醇)、乙醚-乙醇固定液、二甲苯、光学树脂胶等。

【器材】烧杯、量筒、吸管、平皿、盖玻片、玻璃染色缸等。

【操作步骤】

1. 固定　将涂片置于95%乙醇中固定 15 min 以上。

2. 水化　固定好的涂片依次置于80%乙醇、70%乙醇、50%乙醇溶液和蒸馏水中,各 1 min。

3. 染核　将涂片置于苏木精染液中 5～10 min,直到染色明显为止。

4. 水洗　将苏木精染色片用清水漂洗 2～3 遍,至无染液色泽为止。

5. 分化　将染片置于 0.5%盐酸-乙醇溶液中分化数秒钟,涂片变为淡红色。

6. 水洗　将淡红色染片用清水漂洗 2～3 遍,至无染液色泽为止。

7. 蓝化　　将涂片置于稀碳酸锂溶液中,蓝化 2 min,涂片变为蓝色。

8. 水洗　　将蓝色染片用清水漂洗 2~3 遍,至无染液色泽为止。

9. 脱水　　将涂片依次置于 50%乙醇、70%乙醇、80%乙醇、95%乙醇各 1~2 min。

10. 染胞质　　①将涂片先置于橘黄染液中 1~2 min,再置于 95%乙醇溶液洗涤 2 次;②然后置于 EA 染液中 2~3 min,再置于 95%乙醇溶液洗涤 2 次。

11. 脱水透明　　将涂片依次置入 2 缸无水乙醇液中各 2 min,再放入 2 缸二甲苯中各 2 min。

12. 封片　　先去除涂片上的二甲苯,再滴 1 滴光学树脂胶,加盖玻片封固。

13. 染色结果

(1) 细胞核:各种细胞的核染成深蓝紫色或紫红色。上皮细胞的核仁染红色。

(2) 细胞质:① 上皮细胞的胞质根据细胞的种类和分化程度不同可以染成各种不同的颜色。基底层细胞染蓝绿色,中层细胞染蓝色,表层细胞角化前染淡蓝色,角化细胞染浅红色或浅黄色。柱状上皮细胞常染淡蓝色。② 中性粒细胞和淋巴细胞、吞噬细胞胞质均染蓝色。③ 中红细胞染粉红色。④ 黏液染成淡蓝色或粉红色。⑤ 高分化鳞癌细胞可染成粉红色或橘黄色;腺癌胞质呈灰蓝色。

【质量控制】

(1) 制片:用高于 95%的乙醇固定后可以出现染色过深,所以应该用 95%乙醇固定。另外,对巴氏染色的制片需要严格遵守湿固定的原则。

(2) 苏木精染液染细胞核的时间随室温和染料情况而定。稀释的苏木精染液或冬季不易着色,染色时间要延长,而久置的染液或夏季染色则要缩短时间。一般苏木精染液可使用较长时间,每天增加少量新鲜染液过滤后即可使用。

(3) 苏木精染液放置后,常在表面氧化成一层有金属光泽的染料膜,因此须先用滤纸粘去或过滤后使用,以免该膜污染标本。

(4) 分化:是关键,分化的目的是让应该着色的物质要清晰着色,而不该着色的物质一定要分化掉,脱去胞质内多余的苏木精染料,利于后续胞质着色。分化程度应为背景接近无色为佳,如分化过头,可返回再染,如分化不足可再次分化。因此,分化后一定要显微镜检验,观察胞核是否清晰,胞质呈淡白色。否则需再次分化。分化溶液须每天更换。

(5) 蓝化后要充分漂清,以免影响胞质着色和制成标本的颜色保存。蓝化溶液须每天更换。经蓝化后的胞核紫中带蓝。这与红色的胞质对比更鲜明。

(6) 橘黄染液和 EA 染液不如苏木精染液稳定,最好每周更换,以免胞质灰暗而不鲜艳,涂片也不易保存。橘黄染液和 EA 染液对胞质着色有竞争,因此清洗多余橘黄利于 EA 染液着色。橘黄染液主要用于角化细胞的着色,上皮细胞中非正常角化和角化型鳞癌胞质均可染成鲜艳橘黄色。EA36 染液适合染鳞状上皮细胞,EA65 染液适合染胞质或涂片较厚的细胞。

(7) 将标本置于不同浓度的乙醇液时应严格按照浓度梯度进行,以免细胞变形。乙醇液也要经常更换。

(8) 胞质染色后经梯度乙醇脱水,若每步的时间不足则易造成切片发雾、模糊不清,影响诊断。另外,标本经最后一次无水乙醇后应尽快放入二甲苯中。切片在湿度大的空气中停留时间过长就会在封片时产生雾气,而不能显片。其原因是无水乙醇吸收了空气中的水蒸气,难以在二甲苯中分离析出,当用中性树胶封片后,二甲苯挥发,而水蒸气留在胶中产生雾气。

(9) 二甲苯溶液如呈乳浊状表示有水分,须加硅胶颗粒除去多余水分或者及时更换新液。封片要在通风橱中进行,防止二甲苯污染工作间,危害身体。

(10) 滴加光学树脂胶时要避免产生气泡,用量也不宜多。

(11) 快速巴氏染色法基本上能在 2 min 内完成,细胞核、细胞质分色清晰,但结构比较粗糙,角化前胞质绿色较浅。

(12) 在染色过程中,既要按常规方法步骤进行操作,也应根据实际情况、个人经验灵活运用,不断总结,才能熟练掌握并提高实际工作能力与效率。

二、苏木精-伊红染色法

苏木精-伊红染色(hematoxylin-eosin stain,H－E染色)在脱落细胞学检验上应用广泛,该染色穿透力强,适合厚涂片标本,特别是对黏稠度较高的痰、宫颈刮片利用价值更大。胞核及白细胞经 H－E 染色呈蓝紫色,核仁呈深红色,胞质和角化细胞呈粉红色,红细胞染成浅红色,癌细胞及非癌细胞的着色则明显不同。此法优点是染色步骤简单快速,试剂易配制。染色的透明度好,层次清晰,细胞核与细胞质对比鲜明,染色效果稳定,但胞质色彩不丰富,染色效果较巴氏染色差。对血、骨髓、胸腔积液、腹水、尿、脑脊液等标本,不及瑞特-吉姆萨染色便于观察细胞细微结构。

三、瑞特-吉姆萨染色法

瑞特-吉姆萨染色法对细胞核染色质结构和细胞质内颗粒显示较清晰,细胞核染成紫红色;中性颗粒染淡紫红色;淋巴细胞胞质及嗜碱性粒细胞颗粒染成蓝紫色;红细胞染成红色。此方法多用于胸腔积液、腹水、前列腺液、针吸细胞学及血液、骨髓细胞学检验,操作简便。

四、脱落细胞染色方法评价

在脱落细胞学染色中,巴氏染色是在工作中最常采用的染色方法。该染色方法使用的染液中有染胞核的碱性染料,也有染胞质的酸性染料,通过物理和化学作用,最终使得细胞不同部分和结构染上对比鲜明的颜色,利于镜下细胞的鉴定。巴氏染色法染色步骤稍显复杂,但由于能显示鳞状上皮不同角化程度,常用于阴道涂片测定雌激素水平。宫颈涂片和痰涂片中分化差的鳞癌小角化细胞显示橘黄色,在红色坏死背景中特别突出,不易漏诊。

常用的三种染色方法比较见表 16 - 1;三种染色方法的效果比较见图 16 - 2。

表 16 - 1　常用的三种染色方法比较

项　　目	巴氏染色	H-E 染色	瑞特-吉姆萨染色
固定要求	湿固定	湿固定	空气干燥
胞质	显示胞质角化状况	不能显示胞质分化情况	显示胞质颗粒及包涵体
胞核	胞核结构清楚	胞核容易过染	染色质细致结构不清
核仁	可见,过染时不清	可见,过染时不清	浅染,淡灰色
黏液及类胶质	需要特殊染色	需要特殊染色	易观察
简便程度	步骤多,复杂,需要 1 h 以上	适中,30~40 min	简便快速,需要 10~15 min
特点	用于上皮细胞、肿瘤的检查	为组织病理学常规染色法	用于术中快速诊断及特定情况

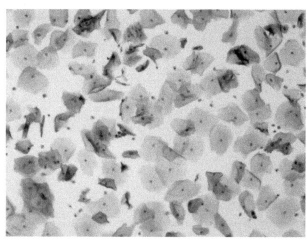

A. 巴氏染色

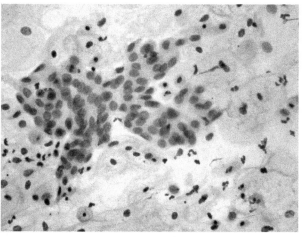

B. H-E染色

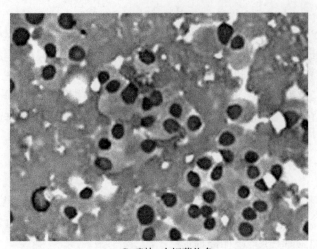

图 16-2
彩图

C. 瑞特-吉姆萨染色

图 16-2 三种染色方法的效果比较

（丛 辉 崔 明）

第十七章　脱落细胞学检验临床应用

脱落细胞学诊断过程很复杂,受很多因素的影响(表 17-1),因此不能过分强调结论的重要性。当涂片上有大量保存良好的细胞时,可提高诊断的准确性,而缺乏背景资料、涂片不佳、染色模糊等会导致误诊。

表 17-1　脱落细胞学诊断的影响因素

类　别	影　响　因　素
患者信息	年龄和性别;激素水平,如妊娠、月经周期;临床表现;病史;其他检查结果
病变部位	局部解剖学知识;放射学特征;技术局限性
细胞特点	细胞数量;细胞类型;细胞群体;细胞分布和黏附性;细胞形态;涂片背景
其他信息	组织化学;免疫细胞化学;细胞遗传学;电子显微镜;流式细胞术

到目前为止,还没有一项细胞形态学特征或一套规范的细胞形态学标准,能准确可靠地鉴别良性、恶性细胞。因此,检验人员除了要依据涂片上细胞数量、分布、大小和形态、胞核和胞质等特征,对细胞进行系统性分析,还必须掌握显微镜检验原则、报告方式及注意事项才能做出最终结论。

一、脱落细胞检验原则

1. 阅片前　应认真核对送检申请单与涂片,仔细阅读患者的临床资料,了解基本情况。

2. 阅片时　要全面、细致、耐心,严格按照标准操作规程进行观察判断。先用低倍镜顺序观察每个视野,要求镜下视野有一定重叠,仔细检查涂片边缘,防止漏诊。全面观察涂片中的各种细胞,发现异常细胞时,采用高倍镜仔细观察细胞结构,以便做出正确诊断。同时,对具有诊断意义的异常细胞进行有效标记。

3. 阅片观察内容　重点观察涂片中的细胞成分;细胞的排列方式;细胞群的毗邻关系;单个细胞的大小、形状,胞核形态、大小、染色、核膜、核仁及染色质,胞质形状、颜色、空泡、颗粒情况及核质比例等;细胞的退变情况;涂片背景细胞及非细胞成分。

二、脱落细胞检验报告方式

1. 直接报告法　根据细胞学检验结果,对于有特异性细胞学特征的疾病,可直接做出诊断,如淋巴结穿刺涂片检查诊断为"慢性淋巴结炎"。

2. 分级报告法　是常用的报告方式,一般根据涂片中细胞学检查的细胞变化情况,分级报告,可以客观地反映细胞学所见。目前,国内的细胞学检验主要采用改良的巴氏五级分类法、子宫颈上皮内不典型增生(CIN)分类法及贝塞斯达系统(Bethesda 系统,the Bethesda system, TBS)。诊断性报告的内容包括有关患者标本质量的信息、病变的描述、细胞病理学诊断及其处理的建议。

三、脱落细胞检验质量控制

质量控制是保证细胞学诊断的前提,包括内部质量控制(internal quality control)和外部质量控制(external quality control)。内部质量控制是对实验室内部操作所采取的控制方法,包括标本采集、涂片制作、涂片观察、继续教育、复核会诊等环节,最重要的是患者的随访。外部质量控制是定期参加区域性能力验证活动,参加自愿或强制的认证活动。

1. 标本采集　是脱落细胞学诊断的关键环节。所采集的细胞能否代表病变组织或器官的细胞群体,是脱落细胞学诊断结果准确和可靠的前提。满意的标本要具有足够数量的有效细胞成分。痰涂片内,须有一定数量的肺泡吞噬细胞,如尘细胞,说明标本是来自肺深部的痰。胸腔积液、腹水的涂片内应有特征性的间皮细胞。

送达细胞室的标本需要进行初步检查判定合格与否。合格的标本包括以下信息:标本瓶或涂片上标明标本名称,采样部位,患者姓名及编号,标本是否经预处理。附纸质或计算机检验申请单,内容包括患者姓名、性别、出生日期,送检医生姓名和必要的临床资料。

2. 涂片制作 包括涂片、固定、染色等几个环节。满意的涂片应厚薄适宜,细胞分布均匀、染色后细胞结构清晰。标本制好后应立即固定,保留细胞离体前形态。染液须每天过滤,否则沉渣影响阅片和细胞判断。

3. 阅片诊断 根据涂片检查原则仔细读片。患者的细胞学诊断应与手术、活检和临床表现相符合,必要时与临床沟通。对于恶性肿瘤细胞的分型诊断,当常规染色难以判断时,要运用新的检验技术如流式细胞仪、免疫细胞化学、原位杂交等获取新的信息。

4. 继续教育 检验人员应熟练掌握细胞学理论知识,参加继续教育与培训,掌握新的技术理论,提高诊断水平。

5. 复查会诊 对涂片进行复查或会诊是脱落细胞学诊断质量控制的一个重要措施。复查会诊的情况有:① 涂片内异常细胞数量少,很难做出结论性判断的病例。② 细胞变性或坏死严重,难以肯定诊断或分型的病例。③ 细胞学诊断与临床诊断明显不符的病例。④ 涂片取材不适当或制片技术不佳。

6. 定期随访 对细胞学诊断阳性或出现异常细胞的病例,均要进行定期随访观察。

7. 诊断原则 没有充分的证据时,不要轻易下阳性的肯定诊断,可报告为可疑、高度可疑或建议重新取材检查等。

四、脱落细胞检验应用评价

(一) 脱落细胞学诊断的优点

1. 方法简便 简单易行、安全性强,通过无创或微创伤性取材,患者痛苦少,无不良反应;取材方便、灵活,所需设备简单、费用低,可获得远处脏器的标本(如子宫内膜、卵巢),可多次重复取材。

2. 快速准确 对癌细胞的检出率高,诊断迅速准确。此外,可同时做原位杂交、基因检测、免疫组织化学、细胞化学及微生物等多方面检查,提高诊断的准确率。

3. 应用范围广泛 细胞学检验几乎适用于全身各系统器官,可用于肿瘤检查,也可判断非肿瘤性疾病,对癌前病变、放化疗反应性也有一定价值。对于难以获取组织病理诊断时,细胞学检验可以达到形态学诊断目的。

(二) 脱落细胞学诊断的局限性

1. 有一定误诊率 细胞学诊断有一定的误诊率,一方面是因为涂片检查不能全面观察病变组织结构,另一方面如细针吸取细胞,仍有 10% 的假阴性。痰细胞学检查阳性率多在 80% 左右,还可有 20% 或更多的假阴性出现。少数病例因取材、制片不当,可造成细胞异型假阳性。

2. 肿瘤定位困难 细胞学诊断通常不能确定肿瘤的具体部位,如尿液中发现癌细胞不能确定病变在膀胱还是肾盂,需要借助活检或 X 线等手段来确诊。涂片中发现癌细胞,也不能判断肿瘤侵犯组织的程度。因此,细胞学检验对肿瘤的定位和分期不如病理切片。

3. 肿瘤分型困难 对恶性肿瘤的分型诊断准确性较低,特别是一些低分化肿瘤,胞质的特异性功能分化不明显,需要结合病理组织学知识,同时采用新技术和新方法。

(丛 辉 崔 明)

第十八章 脱落细胞病理学检验

脱落细胞学有其特有的细胞形态学规律,与病理组织学的关系十分密切,只有两者结合才能对脱落的细胞形态做出正确的诊断。

第一节 女性生殖道脱落细胞学检验

妇科子宫颈细胞学检测十分有助于降低宫颈癌及其相关死亡的发生率。1951年,留美学成归来的杨大望教授在国内率先介绍引进了阴道细胞学及巴氏染色法。学好女性生殖道的各种细胞在显微镜下的主要形态特征和鉴别要点十分重要。

一、女性生殖道脱落细胞标本采集与处理

1. **标本采集** 取样最佳部位为阴道侧壁上1/3,其次阴道后穹窿,未婚女性可在小阴唇内侧壁取材。刮板或专用宫颈刷,以宫口为圆心,轻轻刮取一周,然后朝一个方向均匀涂于玻片。液基细胞取材,朝一个方向旋转2~3圈,不可双向交替旋转或旋转更多圈,样本瓶保存2~4周。子宫颈细胞学采样前24 h内不上药、无冲洗、避免性生活;急性宫颈炎患者治疗好转后取样;宫颈切取活检、激光治疗期间或治疗后短期内不要取样。

2. **标本合格性判断** 因女性雌激素水平对细胞形态影响较大,送检标本的申请单需要填写完整,包括年龄、末次月经,以及阴道、子宫颈及盆腔检查所见等。因女性生殖道细胞学检验的主要目的是发现癌症和癌前病变,涂片上细胞数量和组成具有重要意义。TBS诊断将标本取材评价分为两种:满意标本和不满意标本(图18-1)。

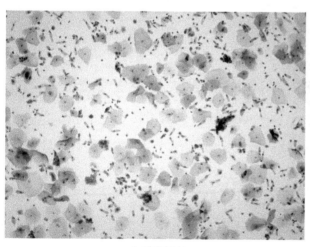

A. 满意标本

B. 不满意标本

图18-1
彩图

图18-1 宫颈刮片标本合格性判断

（1）满意标本

1）有子宫颈交界处细胞或鳞化细胞成分。

2）形态完整,保存完好,细胞核结构清晰。

3）涂片均匀,固定、染色良好。满意标本所含鳞状上皮细胞最低数量标准:传统涂片要有8 000~12 000个鳞状上皮细胞,液基细胞涂片至少应有5 000个鳞状上皮细胞。

（2）不满意标本

1）无姓名或玻片破碎等。

2）鳞状细胞数目过少。

3）人为因素或样本条件导致无法阅片。例如,血液或炎性细胞过多,遮盖超过75%鳞状上皮细胞。

二、阴道脱落细胞涂片检查

【原理】阴道涂片经巴氏染色后,用显微镜观察女性生殖道脱落细胞的正常细胞和病理脱落细胞的形态特征,并加以分析判断。

【器材】显微镜、香柏油、擦镜液、擦镜纸等。

【操作步骤】先低倍镜下观察全片,如见到可疑细胞时,换用高倍镜仔细辨认细胞结构特点,并与类似细胞进行鉴别诊断。

目前,国内的细胞学检验主要采用改良巴氏五级分类报告法(表18-1)及TBS报告法(表18-2)。

表18-1 改良巴氏五级分类报告法

分 级		特 点	评 价
I 级	a	正常	以表层细胞为主,背景清晰,白细胞少,可见到子宫颈柱状上皮细胞
	b	大致正常	以表层细胞为主,可见少量外底层细胞,核正常,见于轻度炎症
	c	老年绝经期	以萎缩底层细胞为主,表层细胞较少,白细胞稍多
II 级	a	轻度不典型增生	多由炎症引起,以中、表层细胞为主,基底层细胞较多,可见化生细胞和储备细胞。核增大0.5倍左右,核稍深染,染色质较均匀,核形大致正常。细胞可有轻度畸形,核质比正常或稍增大,背景较脏,白细胞数量增多
	b	重度不典型增生	细胞核中度以上增大,为正常的1~2倍,染色质颗粒增粗,但分布均匀,以基底层细胞不典型增生为主,可见双核、多核。细胞畸形明显,可见到蜘蛛形、梭形、蝌蚪形等化生细胞,但核增大不如癌细胞,畸形亦不如癌细胞明显
III 级		可疑癌	细胞异型性大,核具某些恶性特征,但难定良、恶性
IV 级		有癌细胞	癌细胞数量少或不够典型
V 级		有典型癌细胞	癌细胞典型、数量多

表18-2 TBS报告法

病 变 分 类	评 价
未见上皮内病变或恶性病变	① 病原微生物:阴道毛滴虫、形态符合白色念珠菌、菌群失调提示细菌性阴道病、形态符合放线菌属和符合单纯疱疹病毒的细胞学改变 ② 其他非肿瘤性病变:如反应性细胞变化(炎症、放射治疗、子宫内节育器)、子宫切除后是否有腺细胞和萎缩 ③ 子宫内膜细胞:见于≥40岁的妇女
鳞状上皮细胞异常	① 非典型鳞状上皮细胞 ② 低度鳞状上皮细胞内病变:包括人乳头瘤病毒感染、轻度非典型增生和子宫颈上皮细胞内肿瘤(CIN1) ③ 高度鳞状上皮细胞内病变:包括中度和重度非典型增生、CIN2、CIN3或原位癌,具有可能浸润的特点 ④ 鳞癌
腺上皮细胞异常	① 非典型腺上皮细胞:包括子宫颈管细胞、子宫内膜细胞和腺细胞 ② 倾向于肿瘤的非典型腺上皮细胞:包括子宫颈管细胞 ③ 子宫颈管原位腺癌(AIS) ④ 腺癌:包括子宫颈管型、子宫内膜型、子宫外类型
其他恶性肿瘤	原发或转移的肉瘤等,需要具体说明

【质量控制】

（1）女性阴道脱落细胞学涂片检查的适应证：宫颈癌普查；观察雌激素水平；观察有无排卵。

（2）鳞状上皮生长、分化受卵巢激素（主要是雌激素）的影响,年龄不同上皮的厚度不同。在雌激素水平高时,常出现较多的表层细胞,临床上多以角化细胞数量表示阴道细胞成熟程度,进而推断雌激素水平；雌激水平低时,片中即出现基底层细胞,临床上以基底层细胞计数来诊断卵巢功能低下的程度。

（3）涂片要均匀，厚薄适宜。涂片后马上进行湿固定15～30 min，如标本黏液较多，固定时间可适当延长。

（4）制片技术的不同，形态学会有一定差异。传统涂片善于展示细胞的排列方式、类型；液基细胞制片善于展示核结构的改变。

（5）在急性阴道炎或宫颈炎时采集标本、涂片或阅片者经验不足，将退变的柱状上皮和基底细胞误认为癌细胞，此时会导致涂片结果阳性而活体组织病理切片阴性。如果出现取材部位不当，未刮到子宫颈管内病灶；病灶小，局限面未被刮到；癌组织出血坏死，涂片上有红细胞、坏死细胞而无癌细胞；染色太淡或阅片不全面而未被检出等情况时，可能会出现涂片结果假阴性。

（6）通过细胞核的异常来判断细胞的异常，胞质的异常决定了鳞状上皮内病变的程度。

【参考区间】 Ⅰ级（改良巴氏5级分类报告法）；未见上皮内病变或恶性病变（TBS报告法）。

【临床意义】

（一）正常生殖道上皮细胞形态

女性生殖道覆盖的上皮细胞包括分布于阴道和子宫颈外部的鳞状上皮细胞，以及分布于子宫颈内膜、子宫内膜和输卵管内膜的柱状上皮细胞。

1. **鳞状上皮细胞**

（1）表层细胞：细胞大而扁平，呈不规则多边形；核小而圆，染色质固缩；胞质透明，巴氏染色呈粉红色。常见于月经前半周期、排卵期和雌激素较高状态、妊娠期，更年期、激素水平降低时比例减少。

（2）中层细胞：细胞形态多样，呈多边形、卵圆形等；核圆、居中，核大小与红细胞接近；胞质浅蓝色。受孕激素影响，此层细胞胞核大而偏位，胞质丰富，内含大量糖原，被称为"妊娠细胞"。常见于妊娠期和绝经早期。中层细胞胞核大小和染色质情况是细胞评定的关键参考标准，任何鳞状上皮细胞胞核明显增大或染色质加深均要考虑上皮内病变的可能。

（3）基底层细胞：又分为外底层和内底层细胞。外底层细胞与中层细胞形态相似，体积较小，细胞圆形、卵圆形；胞核圆形或卵圆形、居中，染色质细颗粒状，分布均匀；胞质较厚、边缘光滑、蓝色深染。常见于绝经后妇女和宫颈炎、阴道炎患者。内底层细胞体积更小，一般不脱落，仅在哺乳期、闭经后、雌激素水平极度低落或炎症时才见，常伴外底层细胞。

2. **柱状上皮细胞**

（1）子宫颈管细胞：细胞呈高柱状；细胞核圆形或卵圆形，染色质细致均匀，核膜光滑，可见核仁，核位于细胞基底部。按功能分为分泌型和纤毛型。分泌型细胞比较丰富，可见分泌空泡；纤毛型细胞表面的纤毛呈刷状缘。细胞可散在或成团，成团细胞呈蜂窝状结构，侧面呈栅栏状。吸取涂片上，子宫颈管上皮细胞少见；刮擦涂片可见较多完好的黏液型子宫颈管上皮细胞，见于排卵期分泌旺盛时。纤毛型子宫颈管上皮细胞，多见于绝经后（图18-2）。

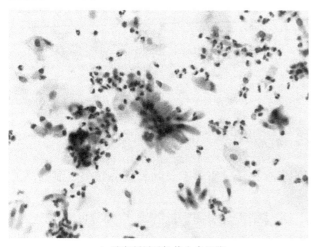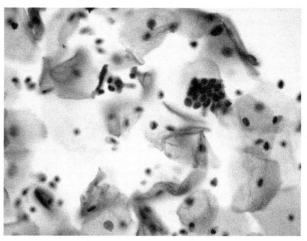

| A. 子宫颈纤毛柱状上皮细胞 | B. 子宫内膜上皮细胞 |

图18-2彩图

图18-2 柱状上皮细胞

（2）子宫内膜上皮细胞：立方形，核质比较大，核圆形居中，染色质细致均匀，核仁小。常成群脱落，呈立体团簇，紧密排列或双轮廓结构，中间为间质细胞团，外围腺细胞包绕。经期 1～10 天、用药或放避孕环后可见。40 岁以后，或月经 12 天之后出现应报告，需要结合临床进一步检查。注意与成团的组织细胞、间质细胞和萎缩改变的细胞相区别。

（3）输卵管内膜细胞：形态类似子宫内膜细胞，可能是由子宫颈或子宫内膜细胞管型化生而来，若有闭锁堤和纤毛则为输卵管上皮化生细胞，若未见闭锁堤和纤毛容易误诊为不典型增生细胞甚至原位癌。

3. 其他吞噬细胞　　可见于月经末期、绝经后、宫颈炎或盆腔接受放射治疗后。中性粒细胞、淋巴细胞等可见于慢性炎症。细菌、真菌、阴道毛滴虫感染可见相应病原体。阴道内常有细菌寄生，常见的有阴道杆菌、葡萄球菌、链球菌、大肠埃希菌等，还常见真菌、阴道毛滴虫、精子、黏液等。

（二）生殖道良性病变的细胞形态

1. 炎症和反应性病变的脱落细胞形态

（1）反应性改变：鳞状上皮细胞核轻度增加，核质比仍正常。可见上皮细胞退变，核固缩碎裂，染色质溶解，胞质溶解，出现裸核，背景炎性细胞增多。有时可见较多细胞鳞化。反应性子宫颈细胞呈片状或蜂窝状，细胞边界清楚，核增大，核仁多个、增大。

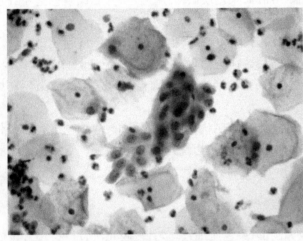

图 18-3 彩图

图 18-3　修复细胞

（2）修复性改变：表层鳞状上皮脱落后，由基底层再生填补。修复细胞脱落时单层排列呈铺砖样，细胞间密切联系，细胞边界清楚，核极向一致，细胞核轻度增大，染色质轻度加深，核质比轻度增加，核仁明显，可见分裂象（图 18-3）。修复细胞有一定异型性，应注意与癌细胞相区别。

（3）角化改变：形态特征为无核细胞，角质颗粒状或角化不全的鳞状上皮细胞，临床特征为白斑。角化一般伴有雌激素刺激，也见于炎症、萎缩性改变、放疗、慢性摩擦等刺激，还见于上皮内病变的鳞状细胞及浸润性角化型鳞癌细胞。

（4）萎缩性改变：多见外底层细胞，散在或聚集胞核增大，核质比增加，染色质轻度深染，炎性背景与肿瘤很像，容易误判，避免过度诊断；见于雌激素减少或缺乏，导致子宫颈上皮成熟不全或受阻。

2. 女性生殖道炎症的脱落细胞形态

（1）子宫颈和阴道的急性炎症：急性炎症时渗出物较多，涂片外观很"脏"。背景可见中性粒细胞、坏死细胞、细胞碎片、成堆细菌及红细胞，上皮细胞多见坏死和退变（图 18-4A）。

（2）慢性炎症：慢性炎症为女性常见病，上皮细胞呈特殊的形态学变化，如鳞化和修复。涂片背景可见淋巴细胞、浆细胞及巨噬细胞等（图 18-4B）。

3. 特殊病原体所致的脱落细胞形态

（1）滴虫性阴道炎：涂片可见阴道毛滴虫，多呈散在多量出现。形态特征：梨形、椭圆形或圆形，中央有一梭形核，浅染、嗜碱性，胞质有嗜酸性颗粒，鞭毛清晰可见。注意与退变的白细胞、细胞碎屑和萎缩性上皮细胞鉴别（图 18-4C）。

（2）淋病：淋球菌是寄生在细胞内的革兰氏阴性双球菌，主要存在于子宫颈上皮的外底层和中层细胞及子宫颈管鳞状上皮化生细胞内，脓细胞内可以见群集的淋球菌。

（3）尖锐湿疣：由人乳头瘤病毒感染所致，为性传播疾病。人感染人乳头瘤病毒后，上皮细胞可发生改变。

（三）生殖道恶性肿瘤细胞形态

1. 鳞状上皮异常

（1）非典型鳞状细胞（atypical squamous cells，ASC）：指鳞状上皮发生异型性改变，但达不到明确判断标准

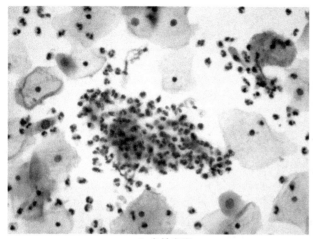

A. 急性炎症

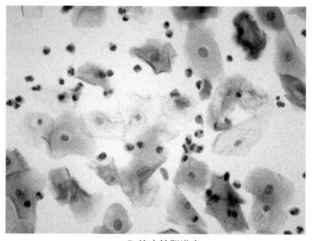

B. 慢性炎症

图 18-4
彩图

C. 滴虫性阴道炎

图 18-4　女性生殖道炎症涂片典型形态

得名,50%患者有高危人乳头瘤病毒感染。ASC 包括意义不明的非典型鳞状上皮细胞(ASC-US)、非典型鳞状上皮细胞不除外高度细胞内病变(ASC-H)。ASC-US:细胞核大,形态异常,达到正常中层细胞 2.5~3 倍,可见双核或多核,核质比轻度增高,染色质轻度加深,但分布均匀。ASC-H:细胞核大,达正常中层细胞 1.5~2.5 倍,核质比增高,染色质稍深染。液基细胞样本部分细胞为单个外底层样小细胞,极易被忽略。注意不要滥报 ASC,在总体样本中 ASC 所占比例不应太大,有的实验室控制在 3%以下。

(2)低度鳞状上皮细胞内病变(low-grade squamous intraepithelial lesions, LSIL):细胞常成团或片状排列,也可见单个散在,胞体大。核增大,达中层细胞的 3 倍甚至 3 倍以上,核深染,染色质粗糙均匀,不典型增生明显。胞质丰富且分化成熟,边界清楚。有核周空腔,由边界清楚的核周透亮区和浓染的细胞质边缘组成一种特殊形态的细胞,即挖空细胞(图 18-5A)。LSIL 包括人乳头瘤病毒感染引起的细胞形态改变和轻度宫颈上皮内瘤变(CIN1)。

(3)高度鳞状上皮细胞内病变(high-grade squamous intraepithelial lesion, HSIL):细胞常单个或成片排列,细胞大小不一。核明显增大,深染,染色质增粗,呈细颗粒或块状,分布均匀,核膜不规则,可有明显内陷或核沟形成,不典型增生明显。核质比明显增高,胞质较少,多为"不成熟",表现浅淡染或化生性致密浓染,偶见角化型深染。成团脱落时呈合胞体聚集,胞质边界不清(图 18-5B)。

(4)鳞癌:在女性生殖道恶性肿瘤中,宫颈癌最多见,其中鳞癌居多,约占 95%,其次为腺癌(约占 5%)。形态特征:核仁突出,染色质异常,鳞化胞质和肿瘤背景。

1)角化型鳞癌:癌细胞较少,常单个散在,少见聚集。细胞较大,多形性。细胞核大小差异明显,染色质加

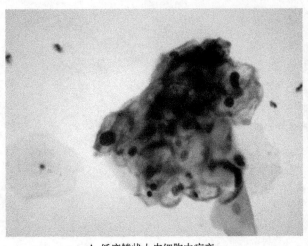

A. 低度鳞状上皮细胞内病变

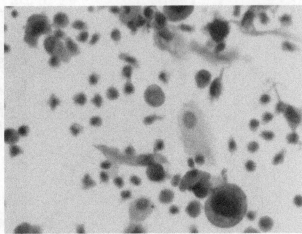

B. 高度鳞状上皮细胞内病变

图 18-5　鳞状上皮细胞内病变细胞

深、固缩,可见大核仁。细胞质丰富,深染,多有角化。可见角化珠,癌细胞周围常伴有较多中性粒细胞(图 18-6A)。

2) 非角化型鳞癌:癌细胞呈单个或边界不清的合胞体样排列,胞体常较 HSIL 细胞小,中等大小,大小相对均一,圆形或多角形。胞核大,染色质呈粗块状深染,分布不均,常见大核仁。胞质较少,嗜碱性,角化不明显,核质比明显增大,背景见坏死性碎片和陈旧性出血(图 18-6B)。

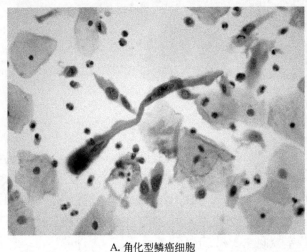

A. 角化型鳞癌细胞

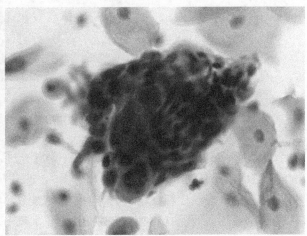

B. 非角化型鳞癌细胞

图 18-6　宫颈癌鳞癌细胞

在同一张涂片中可同时见到角化型鳞癌细胞和非角化型鳞癌细胞,以非角化型鳞癌细胞多见。

2. 腺上皮异常

(1) 非典型腺细胞(atypical glandular cells, AGC):指脱落细胞中的腺细胞表现出非典型性,但数量或形态上缺乏明确原位癌或腺癌的特征。根据来源分为来自子宫颈管的非典型腺细胞(atypical endocervical cell, AEC)、来自子宫内膜的非典型腺细胞(AEM)及来源不确定的非典型腺细胞(AGC)。可能的话,需要进一步判断 AGC 是否有肿瘤倾向,如有倾向需要在报告中注明。

1) AEC:子宫颈管腺细胞的非典型程度超过反应性和修复性改变,但未达到腺癌及原位癌的形态特征。腺细胞呈片状、带状、团块状排列,轻度拥挤,核有重叠。胞核增大或拉长,为正常宫颈管细胞核的 1~3 倍,形状、大小可有轻度非典型性,染色质颗粒状、轻度深染、分布均匀,核仁不明显。胞质丰富,核质比轻度增加。AEC 肿瘤倾向的腺细胞非典型性更明显,偶见细胞团外缘的羽毛状排列;核具有非典型性,偶见分裂象,核质比高,核边界不清,高度怀疑腺癌或原位癌,但细胞形态的质和量不足以诊断。

2）AEM：较正常子宫内膜细胞核大,大小不一,染色质加深,核仁明显,细胞团松散,仍保持三维细胞团状。宫颈涂片检查子宫内膜疾病的敏感度和特异度不高,需结合病史。

（2）子宫颈管原位腺癌：为高度子宫颈管腺上皮细胞内病变,多见于 30 岁以上女性。阴道检查不易发现,虽然细胞形态诊断标准明确,但阅片仍是难点。癌细胞以带状或三维合胞体状成群聚集,细胞叠加,周边呈羽毛状边缘、可见菊花团或腺腔样结构。细胞核明显增大,核质比增高,核仁可见,但不如浸润癌明显,核略失去极性,核之间出现栅栏状假复层样排列,外围的细胞核向外伸展,为羽毛状分布。细胞质少,浅染,未见纤毛。背景干净,无坏死样物质。

（3）腺癌

1）子宫颈管腺癌：兼具原位腺癌和明显的恶性细胞特征。癌细胞可呈单个散在、片状或成团。核极性消失,核增大,核膜增厚而不规则,染色质粗且分布不均,核仁明显。核质比明显增大,胞质边界不清,部分透明,可见小空泡。细胞团周围或单个细胞表面黏附坏死和炎性碎屑。

2）子宫内膜腺癌：临床上又分典型的子宫内膜腺样腺癌和浆液性腺癌。前者见于围绝经期和绝经后女性,多在增生的基础上产生癌变,分化好,预后好;后者见于老年消瘦的妇女,无特点危险因素,分化差,预后不好,见萎缩背景。癌细胞常单个散在或呈紧密排列的小球团状。核增大,核仁明显,液基细胞制片呈细颗粒状肿瘤背景,易被忽略。与宫颈腺癌相比,细胞团周边规则平整。

（4）子宫外恶性肿瘤：常见的有结直肠癌、膀胱移行细胞癌、乳腺癌和黑色素瘤,形态与女性生殖道恶性细胞重叠,需要根据临床症状综合判断。

第二节　呼吸道脱落细胞学检验

呼吸道脱落细胞既有来源于痰液的自发脱落细胞,也有来源于支气管镜取得的机械性脱落细胞。痰液由黏液、呼吸道下段的上皮细胞、口腔和呼吸道上段的分泌物组成,标本易得且由于黏液的保护,细胞不易变性。支气管镜刷检物或灌洗液等质量较好,较少污染,有助于确定病变部位。

一、呼吸道样本种类

1. 痰液

（1）痰液中包含来自口腔和上呼吸道的分泌物和黏液,以及下呼吸道的上皮细胞。

（2）自然咳痰,晨起清洁口腔,深呼吸后用力咳嗽,得到深部痰,收集于干净容器,立即送检。

（3）痰液易获得,不易变性。但容易受上呼吸道成分污染,造成制片读片困难,不能定位肿瘤,需要多次采样。

2. 支气管镜采集样本　　包括支气管刷检、支气管灌洗和支气管肺泡灌洗及内镜下细针穿刺。

取样质量较好,污染少,有助于确定病变部位,可观察到较小的支气管病变,需要专业检验人员在手术室完成。

二、呼吸道脱落细胞检验

【原理】用显微镜观察呼吸道脱落细胞的正常细胞和病理脱落细胞的形态特征,并加以分析判断。

【器材】显微镜、香柏油、擦镜液、擦镜纸等。

【操作步骤】将染色的痰涂片首先用低倍镜查找是否有阳性背景或特殊可疑细胞成分,再用高倍镜或油镜仔细观察其细胞形态特征。如涂片内未看到肺深层细胞成分,如柱状上皮及基底鳞状细胞,仅见大量炎性和尘埃细胞,则提示取材不佳或标本不合格,应重留复查。

由于痰中所见脱落细胞形态可能并不典型或痰液可能并非来自病变部位,故脱落细胞学检验结果可分为以下不同程度。

（1）阴性：痰中仅见正常细胞,未发现任何可疑细胞及恶性细胞。

（2）可见少量异型细胞：痰中可见极少量异型细胞，其性质不明确，可为细胞间变，系炎症刺激引起。

（3）可见可疑癌细胞：痰中发现少量高度间变异细胞，形态上非常接近肿瘤细胞，但尚不完全符合诊断标准，应引起临床及病理医师的高度警惕，并需要积极复查痰液。

（4）可见高度疑似癌细胞、痰中发现异常细胞，形态上基本完全符合肿瘤细胞标准，但由于数量极少，病理诊断为癌细胞尚有欠缺。此报告已基本可以作为临床诊断依据，但仍应复送标本，以取得更加确凿的病理证据。

（5）发现癌细胞：痰标本中可发现完全符合诊断标准的癌细胞，多数上皮来源的恶性肿瘤通过细胞学检验可分出组织类型，如鳞型、腺型、小细胞未分化型、混合型等，但也有少数病例难以确定，需要进一步依靠组织活检或大体标本病理检验。

【质量控制】

（1）收集痰液时，晨起清洁口腔后用力咳嗽，将咳出的痰立即送检。早晨第一口痰液含有大量上呼吸道细胞和口腔细胞，经过一夜时间，细胞发生退变，往往影响细胞学判断。

（2）痰液标本要连续送检3次或更多次以提高阳性检出率。

（3）痰标本中含有20%的尘细胞或每张片子有15个以上的尘细胞时，该标本合格。痰标本未见尘细胞时，如找到螺旋管型也视为合格标本。

（4）上皮细胞受炎症刺激后发生的改变有时被误认为肿瘤性改变，另外，有炎症反应并不等于就能排除肿瘤的可能。

（5）若痰标本不能及时制片，可加50%~70%乙醇保存。处理标本时，须充分振荡，使黏液溶解。

（6）对那些不具备明确诊断特征的样本或细胞量不足的样本均不应给予肯定的诊断结论。

（7）注意避免因取样、固定、制片等所致的人为形态学假象造成判断失误。

（8）呼吸道脱落细胞学取样方法的优缺点比较见表18-3。

表18-3 呼吸道脱落细胞学取样方法的优缺点比较

取样方法	优点	缺点
咳痰	易得，不易变性	不能定位诊断，需要多次取样，易受污染
支气管刷检	直接刷取病变处细胞，污染少，可定位诊断	技术要求高，患者有不适感
支气管冲洗	含较多脱落细胞，可定位诊断	易受出血、坏死及炎性细胞影响
支气管肺泡灌洗	灌洗范围包括肺泡、细支气管	技术要求高

【参考区间】 正常痰液可见来自口腔的鳞状上皮细胞；来自肺部的尘细胞；少量白细胞；其他上皮细胞少见。支气管刷取物或穿刺标本中可见纤毛细胞、杯状细胞等。

【临床意义】

（一）正常呼吸道细胞形态

1. **纤毛柱状上皮细胞** 最常见的良性细胞，纤毛是良性细胞的标志。

2. **杯状细胞** 分泌型细胞，胞质内含大量黏液性分泌泡，胞核被挤在细胞的一侧。慢性炎症时增多。

3. **储备细胞** 正常情况见不到，增生时用支气管镜取材样本中可见。胞质少、核深染、细胞成片成群分布。

4. **鳞状上皮细胞** 多见于痰液样本，支气管肺泡灌洗液中不应见到。

5. **肺泡巨噬细胞** 是合格呼吸道样本的标志（图18-7）。根据吞噬的物质不同分为以下几种。

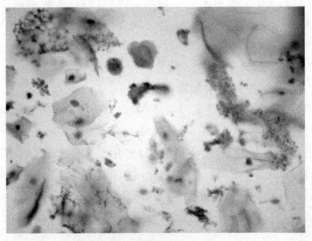

图18-7 肺泡巨噬细胞

图18-7
彩图

（1）尘细胞：细胞内见黑色的尘埃颗粒。痰标本要求每张片子至少有15个尘细胞或占20%。

（2）噬脂细胞：脂质性肺炎可见巨噬细胞质中有大量脂质空泡。

（3）含铁血黄素细胞：吞噬颗粒棕黄色或黄褐色，具有折光性，可用普鲁士蓝反应鉴定。因慢性心功能不全患者的痰液或支气管灌洗液标本可见，又称心衰细胞。

（4）多核巨噬细胞：细胞核2~6个，甚至高达100个。

6. 其他细胞　　中性粒细胞大量存在见于急性炎症。嗜酸性粒细胞见于支气管哮喘患者。淋巴细胞见于慢性炎症和吸烟者。

7. 非细胞成分　　柯什曼（Curschmann）螺旋体，是小支气管形成的浓缩黏液管型，螺旋形、中间有中轴、周边透明，常见于慢性肺疾病患者。如果痰液中未见到巨噬细胞，找到柯什曼螺旋体也算合格。夏科-莱登结晶是由变性的嗜酸细胞形成的结晶状梭形体，提示寄生虫感染或变态反应性疾病。石棉小体长50 μm，宽1 μm，包裹蛋白质和铁后呈竹节状，末端突起，也可被巨噬细胞吞噬。还可见到花粉、植物细胞和链格孢属真菌。

（二）呼吸道良性病变

1. 刺激性改变　　细胞核增大，核质比增加，染色质增粗，核仁明显增加。

2. 增生和化生改变

（1）乳头状增生：细胞呈乳头状排列，见核增大，核仁明显，成团脱落细胞的外周可见到纤毛，细胞间联系密切，是支气管上皮对慢性炎症的反应性改变（图18-8）。

（2）储备细胞增生：上皮细胞片状排列，形态、大小一致，核圆形，染色质增粗，胞质较少，是对急、慢性刺激的反应。

（3）鳞状化生细胞：细胞常成堆、成片，核大，深染，核质比增高。

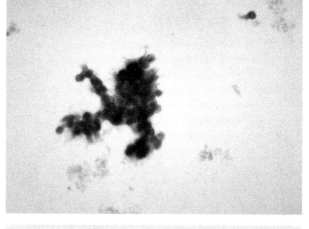

图18-8
彩图

图18-8　乳头状增生细胞

（4）巴氏细胞：由细胞学家 Papaniculaou 在自己痰中发现因而得名。上呼吸道感染和咽喉炎时，可见小型鳞状上皮细胞。此细胞体积较小，染色质致密深染，胞质染深红色。

反应性细胞的形态有轻度不典型增生改变，但细胞间连接方式和纤毛提示良性改变。

3. 炎症反应

（1）急性炎症：样本黄绿色，涂片见呼吸道上皮及巨噬细胞较少，大量中性粒细胞，伴坏死组织。炎症反应不能排除肿瘤可能，相应地脓性渗出会掩盖恶性细胞的存在造成漏检。

（2）慢性炎症：淋巴细胞、单核细胞和浆细胞浸润。肉芽肿性炎可见特征细胞形态。

（3）特殊病原体感染

1）白色念珠菌：由圆形或卵圆形芽生孢子及假菌丝组成，巴氏染色紫红色或灰棕色，H-E 染色蓝紫色。

2）曲霉菌：巴氏染色浅褐色，菌丝呈45°角分支状。

3）新型隐球菌：为圆形或卵圆形酵母菌，荚膜厚，有折光。

4）荚膜组织胞浆菌：细胞内见多个小圆形的球状物。

5）单纯疱疹病毒：见特征性多核细胞，毛玻璃样，染色质边聚，核膜增厚，出现核内包涵体。

6）巨细胞病毒：胞质和胞核可见包涵体，周围有亮晕。

7）卡氏肺孢子虫：感染细胞，巴氏染色呈无定形红染的泡沫样物。

（三）呼吸道恶性肿瘤

肺部脱落细胞学检验是肺癌早期诊断的重要方法之一。肺癌发病率及死亡率在世界各国均不断增长，居恶性肿瘤的第2、3位。肺部肿瘤以原发性肺癌为主，其次是转移癌，肉瘤很少见。

1. 肺癌

(1)鳞癌：最常见，表现为支气管黏膜鳞状化生，主要发生于大支气管，为角化型，也发生于外周支气管，为非角化型鳞癌细胞(图18-9A)。

1)高分化角化型鳞癌：细胞单个存在，也可多个细胞相拥形成癌珠，胞体大，形态、大小不一，多形性，胞质角化，嗜酸性，核质比不高，核固缩深染，核仁少见。若是中央坏死的空洞型改变，尚见坏死背景。

2)非角化型鳞癌：细胞松散或聚集，圆形或多角形，胞核居中、异型、不规则，核仁突出，染色质粗大深染，分布不均。

(2)腺癌：常发生于小支气管，尤以周围型肺癌为多见。癌细胞排列松散，呈乳头状，但排列失去极性；分化差的腺癌，多见单个细胞散在分布(图18-9B)。

(3)大细胞未分化癌：为高度恶性未分化肿瘤，常来源于终末细支气管，预后差。癌细胞大但缺乏特定分化特征。细胞可单个脱落，亦可不规则成群，甚至呈合胞体样，很少重叠。核大，不典型增生明显，核仁明显，大而不规则。胞质丰富，可稀薄无分泌，也可深染无角化。常有坏死背景。

(4)小细胞癌：是肺癌中较常见且最恶性的一种类型，极易转移。按癌细胞大小与形态，分为燕麦细胞癌、中间细胞型和混合型。涂片细胞相对较小、散在或聚集成团，呈列兵式或线性排列；细胞核深染，细颗粒状，核仁不明显。胞质极少，嗜碱性，核质比很高。癌细胞排列紧密，互相挤压形成典型的镶嵌样结构。背景见坏死及细胞受挤压现象(图18-9C)。

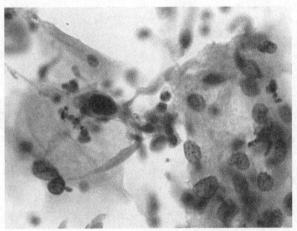
A.鳞癌

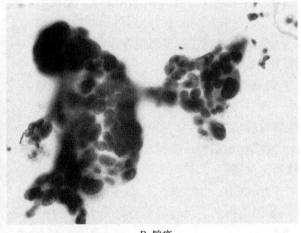
B.腺癌

图18-9
彩图

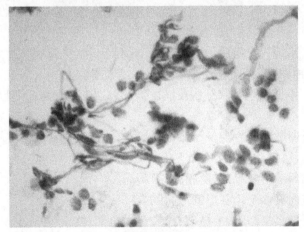
C.燕麦细胞癌

图18-9 肺癌细胞

2. 肺转移性癌 肺部转移性肿瘤很常见，约占肺部肿瘤的50%，在确立原发性肺癌诊断前，必须考虑：是否是良性病变、有无肿瘤病史、是否转移等。细胞类型也是以鳞癌、腺癌和未分化癌较为常见。转移瘤具有原发瘤的基本特征,但背景较干净,常无肿瘤间质成分。与原发瘤诊断相比,脱落细胞学诊断转移瘤较困难。例如,痰液标本,转移瘤的细胞很少自发脱落。来自口腔或食管的肿瘤可侵入肺引起肺转移瘤,但转移瘤细胞不一定能在痰液中出现,能查到的往往是原发灶的癌细胞。有时转移癌细胞形态与原发肺癌细胞无法鉴别。有时需要结合病史和影像学检查等才能辨别。在痰液涂片检查中,最常见的转移癌是食管癌,其次是结肠癌、乳腺癌、淋巴瘤、白血病等。在细针吸取细胞学涂片中,最常见的转移癌是乳腺癌,其次是结肠癌。

第三节　浆膜腔脱落细胞学检验

浆膜腔积液行细胞学检验,可鉴别积液的性质。细胞学诊断的准确率与穿刺液采集和处理有很大关系。送检标本量一般以 100~200 mL 为宜,采集在洁净容器中。采集后 1 h 内立即离心、取沉淀制备涂片。若不能及时离心,可在标本中加 1/20~1/10 体积的 40% 甲醛溶液,不加固定液的新鲜积液样本放在 4℃ 冷藏可保留 1 周。对浆膜腔积液样本合格的评判暂无统一标准,样本不合格多由样本量不足引起。

【原理】 浆膜腔积液经过离心、涂片、巴氏染色后,用显微镜观察浆膜腔积液脱落细胞学的正常细胞和病理脱落细胞的形态特征,并加以分析判断。

【器材】 显微镜、香柏油、擦镜液、擦镜纸等。

【操作步骤】 先低倍镜下观察全片,如见到可疑细胞时,换用高倍镜仔细辨认细胞结构特点,并与类似细胞进行鉴别诊断。

（1）未查见恶性肿瘤细胞:文字描述伴随的表现,如炎性改变。

（2）疑恶性肿瘤细胞。

（3）查见恶性肿瘤细胞:依细胞形态给予客观的分类分型,不明确者可文字描述,不勉强分类。

（4）其他:无法给予诊断,可描述如细胞稀少、样本变性等。

【质量控制】

（1）若细胞数量很多,可采用类似血涂片的推片法制片;否则宜采用涂抹法制片。

（2）巴氏染色适用于浆膜腔的两大恶性肿瘤——转移癌和间皮瘤的观察。瑞特染色适用于淋巴、造血系统肿瘤的观察。

（3）漏出液的特点是低蛋白、低比重、低细胞及低纤维;涂片可见少许间皮细胞、巨噬细胞及淋巴细胞,背景干净。渗出液的特点是高蛋白、高比重、富含细胞;涂片可见高蛋白质的背景、丰富的细胞,常见炎性细胞及反应性间皮。

（4）浆膜腔积液的细胞学检验简便易行,多数情况下能为临床诊治提供可靠的证据。但有时反应性间皮细胞与恶性肿瘤细胞在形态学上鉴别困难,是常见的诊断陷阱,应引起注意。任何一种病理性因素均可引起间皮细胞不同程度的反应性改变。表现为增生、双核或多核。核增大,核质比高。染色质粗、浓染,还可见核分裂,有时这种反应性改变可使间皮细胞外观酷似恶性细胞。

（5）极少数间皮细胞胞质中含单个变性空泡,酷似印戒细胞,此时必须加以鉴别:应注意,间皮细胞胞质的空泡是细胞变性后产生的;而真正的印戒样腺癌细胞的空泡由黏液构成,胞核被挤到细胞边缘呈月牙状。

（6）癌性浆膜腔积液不一定都能查到癌细胞,但下列情况可查到癌细胞:① 癌细胞突破间皮产生积液,广泛转移,大量癌细胞,积液多。② 癌细胞累及浆膜产生积液,未广泛转移,少量癌细胞,积液少。

（7）足量的样本是样本合格的重要因素之一。一般而言,送检样本不应少于 40 mL,样本量达 300~500 mL 较好,取充分混合后的样本 40~50 mL 离心制片。

【参考区间】 可见少量的间皮细胞、巨噬细胞及红细胞、白细胞等。

【临床意义】

（一）正常及良性病变

1. 间皮细胞

（1）脱落间皮细胞:积液中的间皮细胞失去多边形,呈圆形或卵圆形。体积较大,直径 10~20 μm,细胞边界清楚。核较大,常居中,染色质纤细均匀,核仁明显。胞质弱嗜碱性或嗜酸性(图 18-10A)。

(2)退变间皮细胞:间皮细胞脱落于积液中不久即开始退变。积液抽出后若未及时固定制片,间皮细胞常发生肿胀退变,出现 1 个或多个大小不等的液化空泡,胞核被挤到一侧,之后空泡继续扩大,核退变,边界逐渐模糊,染色质退化,最终整个细胞结构消失。易与癌细胞混淆(图 18-10B)。

(3)异型间皮细胞:反应性间皮细胞增大,圆形或卵圆形,也见不规则形。胞核增大,居中或偏位,染色质不规则,粗大而深染,嗜酸性核仁突出,见核分裂象。胞质可多可少,嗜碱深染,尚均匀,可见空泡,偶见多核细胞。成团脱落的反应性间皮细胞仍然保留微绒毛的结构,细胞轮廓光滑,见"开窗"现象。在慢性炎症、肿瘤及放射线作用等刺激下,浆膜表面的间皮细胞有不同程度的增生,细胞的形态、大小、结构等发生改变。单个空泡变性的细胞会将核挤压到细胞边缘,酷似印戒细胞,印戒样腺癌细胞空泡为黏液成分,注意鉴别。大量聚集的间皮细胞团与恶性变不易区分,必要时可借助细胞化学染色(图 18-10C)。

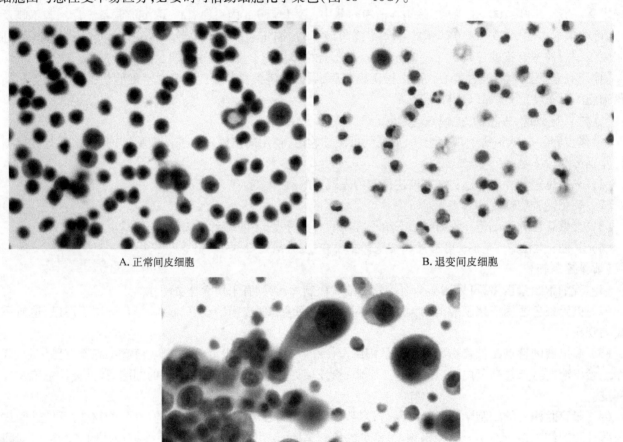

A. 正常间皮细胞　　　　　　　　　　　　　　　B. 退变间皮细胞

图 18-10
彩图

C. 异型间皮细胞

图 18-10　间皮细胞

2. 非间皮细胞

(1)巨噬细胞:在炎症积液内,常可出现较多的巨噬细胞。细胞直径 15~20 μm,与间皮细胞接近,需要鉴别。巨噬细胞核偏位,呈肾形,多为单个核,少见多核;胞质浅染,有空泡,含吞噬物。

(2)红细胞:新鲜红细胞多因创伤所致。血性积液的背景有纤维蛋白,容易凝固,采集样本需要添加抗凝剂。肾透析、巴尔二氏病毒(Epstein-Barr virus,EBV)感染的患者可见巨噬细胞吞噬和消化自身红细胞的现象,称为红细胞吞噬现象。

(3)白细胞:淋巴细胞大量增多时,提示为结核性炎症或肿瘤;如少量增多,常为慢性炎症、病毒感染等。

出现中性粒细胞大量增多提示急性炎症。嗜酸性粒细胞与变态反应性疾病、寄生虫感染等有关。浆细胞常见于多发性骨髓瘤性积液中。

3. 炎症和其他病变

（1）充血性心衰：以漏出液为主，间皮细胞呈片状或团块状，见淋巴细胞及退变的巨噬细胞等。

（2）肺梗死：以渗出液为主，间皮细胞反应性增生，成片成团脱落，可见奇形怪状的巨噬细胞和含铁血黄素细胞。

（3）肝硬化：肝硬化腹水常为漏出液，涂片细胞成分较少，可见少量间皮细胞及退变戒指样间皮细胞，伴有淋巴细胞、中性粒细胞、组织细胞。肝细胞坏死和黄疸活动性肝硬化患者，涂片内可见异型间皮细胞及较多的吞噬细胞。

（4）红斑狼疮：涂片中可见典型的狼疮细胞，伴有较多的间皮细胞、淋巴细胞、中性粒细胞及组织细胞。

（5）子宫内膜异位症：可产生血性积液，为渗出液。涂片见子宫内膜细胞，含铁血黄素细胞。

（二）恶性肿瘤

1. 肿瘤细胞的来源　积液中98%以上的癌细胞是转移性的，原发性恶性间皮瘤较少见。积液中脱落的癌细胞较少或无癌细胞，只有当肿瘤穿破器官浆膜表面，直接暴露于浆膜腔时，积液内才会出现大量癌细胞。浆膜腔癌性积液中以腺癌细胞为多见，少数为鳞癌和未分化癌。

肿瘤性胸腔积液最常见于原发性肺癌，其次是乳腺癌及原发性恶性间皮瘤等。肿瘤性腹水以胃癌、卵巢癌和大肠癌为多见；其次为胆管癌、胆囊癌和肝癌；肝转移癌、腹腔淋巴结恶性淋巴瘤及原发性恶性间皮瘤等较少见。肿瘤性心包积液主要由原发性中央型肺癌累及心包膜造成。

2. 上皮恶性肿瘤

（1）腺癌：占积液内转移癌的80%以上，根据细胞形态学常可确诊，甚至提示原发部位。结直肠腺癌细胞呈栅栏状排列，形成细胞条索；乳腺小叶癌及胃癌时可见印戒细胞；乳腺导管癌可见细胞球团结构；浆液性腺癌伴砂粒体提示卵巢来源的可能。但是，这些形态并非特异，阅片时需要注意区别形态相似的细胞。原发灶不明时，可借助免疫细胞化学染色判断（图18-11A）。

（2）未分化癌：胸腔积液中发现，比鳞癌多，占3%～5%。形态与其他部位的未分化癌相似，其特点是细胞单个散在，紧密成群或聚集成团，列兵样排列。核排列拥挤呈镶嵌状，染色质粗大深染，核仁不明显。胞质少，核质比高。癌细胞核边缘可有少许胞质或癌细胞核呈裸核样（图18-11B）。

（3）鳞癌：积液中少见，占2%～3%。细胞单个散在或松散聚集，多形性明显；胞核不规则增大，深染；胞质嗜酸性深染。非角化型较常见，细胞成团，边界不清，酷似腺癌细胞。

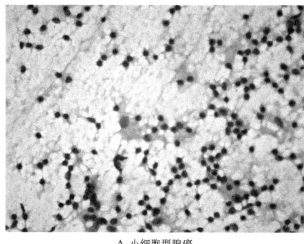

A. 小细胞型腺癌　　　　　　　　　　　　　　B. 未分化癌

图 18-11 彩图

图 18-11　浆膜腔积液中肿瘤细胞

3. 非上皮恶性肿瘤

（1）恶性黑色素瘤：细胞形态多样，异型性明显。癌细胞多单个散在，也可松散聚集。可为上皮样细胞，也可为梭形细胞;胞核大小、形态不一,见单个或多个突出的核仁;胞质丰富,可见特征性黑色素颗粒。颗粒细而无折光性,需与含铁血黄素颗粒鉴别。

（2）肉瘤:累及浆膜腔时多为晚期病程,有明确病史,原发部位已知,见到大量多形性细胞或梭形细胞,应考虑肉瘤的可能。需要与梭形细胞的间皮瘤、黑色素瘤鉴别。已知肉瘤原发灶时,只要确定是否为原发灶转移而来。结合免疫细胞化学染色有助于确诊。

（3）淋巴瘤:累及浆膜腔之前多有明确病史,注意鉴别异型淋巴细胞和反应性淋巴细胞,必要时借助免疫细胞化学或流式细胞术检验等。

4. 间皮瘤（mesothelioma）　是间皮细胞发生的原发性肿瘤,常见于胸膜、腹膜,发生在心包膜的极罕见。男性多见,与吸入石棉有关,但胸腔积液几乎见不到石棉体。间皮瘤分良性和恶性。良性间皮瘤生长局限,很少产生积液,依赖浆膜腔细针穿刺。

恶性间皮瘤可表现为上皮样细胞、梭形细胞或混合型细胞。瘤细胞间见"开窗"现象,核周胞质深染,边缘浅染,仍具有正常间皮特征。背景见淋巴细胞。恶性间皮瘤所致胸腔积液,含高浓度的透明质酸,黏性高。仅依据细胞形态诊断恶性间皮瘤有一定难度,需要结合组织学、免疫组化、临床症状和影像学检查(图 18-12)。

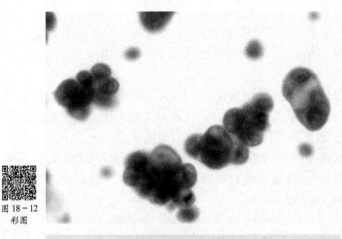

图 18-12
彩图

图 18-12　恶性间皮瘤

浆膜腔积液中腺癌细胞与间皮细胞、间皮瘤细胞的主要形态区别见表 18-4。

表 18-4　浆膜腔积液中腺癌细胞与间皮细胞、间皮瘤细胞的主要形态区别

细胞形态学	腺 癌 细 胞	间 皮 细 胞	间 皮 瘤 细 胞
细胞种类	多种细胞成分混合,尚可见柱状细胞	单一而均匀	种类单一、形态多样
细胞群形态	常见细胞团,立体感强,外缘花瓣状,光滑,界限多清楚,可呈腺样、花结样、腺泡状、乳头状或球团状结构	平铺为主;也可有简单乳头或桑葚状小团,轮廓光滑,少见腺泡状结构	多极分支的乳头呈圣诞树样外观,具有复杂的三维结构;少见腺泡状结构
开窗现象	罕见	常见	常见
细胞形状	立体感强,细胞具厚实感,胞界清楚	细胞前后径不大,有时胞界不清	胞体较大,有时胞界不清
胞质密度	低,均匀淡染	高,核周深染	高,核周深染
胞质空泡	常见、不规则,含黏蛋白	小而规则的空泡,含脂质、糖原	小而规则的空泡,含脂质、糖原
核位置	偏位	居中	居中
双核	有或无	常见	常见
核膜	不规则	光滑	不规则
染色质	粗糙	细颗粒状	粗糙
大核仁	常见	极少	常见
核异型	明显,多形,可有奇异状,少见多核	不明显,无奇异形状,易见多核	明显

第四节　食管脱落细胞学检验

食管癌是我国常见的恶性肿瘤之一,常见 40 岁以上男性。脱落细胞检验发现食管癌的准确率达 95%。食管脱落细胞的标本采集主要有食管镜刷片法和食管拉网法。直接涂片 4～6 张,乙醚乙醇固定液带湿固定 15～30 min 后染色检查。

一、正常食管细胞形态

镜下可见成熟的表层及中层非角化鳞状上皮细胞和食管腺上皮细胞,还可见到吞咽入食管的呼吸道细胞、巨噬细胞,以及植物细胞和动物肌纤维等食物成分。

二、食管良性病变细胞形态

(一)食管炎症

涂片中除表层与中层细胞外,可见基底层细胞。成团脱落的底层细胞形态和大小较一致。涂片背景见淋巴细胞、浆细胞、中性粒细胞及组织细胞等炎症细胞。真菌和病毒感染的细胞学特征与子宫颈及呼吸道相似。

1. 反流性食管炎　　胃液反流到食管引起食管下部的黏膜炎性改变,胃酸和胃蛋白酶侵蚀食管黏膜发生充血、水肿和炎细胞浸润,表层黏膜上皮细胞脱落形成糜烂、溃疡。细胞学可见反应性和增生性改变,出现成片的鳞状上皮细胞,核增大,染色质增粗,偶见大核仁;胞质内可见变性空泡,伴感染性背景。

2. 巴雷特(Barrett)食管　　指慢性反流性食管炎引起食管下部黏膜的鳞状上皮细胞被胃黏膜柱状上皮细胞取代,局部伴发溃疡或癌变,见上皮细胞的修复改变,伴杯状细胞。

(二)食管鳞状上皮不典型增生

某些因素的长期刺激可引起慢性食管炎,病理表现为上皮细胞增生,组织学显示细胞层数增多,成熟迟缓。细胞形态呈不典型增生改变,表现为胞质变化不明显,胞核增大,染色加深,核质比可增加。

1. 轻度不典型增生　　细胞中层和表层鳞状细胞数量增多,细胞核略大,是同层正常细胞核的1.5~2倍,胞核轻度不规则,染色质略增多,细颗粒状,核膜薄,核质比仍正常。全片有15%~20%不典型增生细胞才可诊断轻度不典型增生,主要见于炎症性增生。

2. 重度不典型增生　　细胞中层和表层细胞核达到同层正常细胞核的2倍以上,基底层细胞增多。胞核深染,核染色质粗颗状,核膜增厚,但核质比正常。涂片中发现重度不典型增生细胞时,应仔细查找癌细胞,或者复查并随访,排除早期癌。

(三)贲门黏膜腺上皮细胞核异质

涂片中偶见腺上皮细胞,有时可见细胞核略大,染色质增多,深染,核仁略大,但核质比正常,呈轻度不典型增生表现。

三、食管癌脱落细胞形态

食管癌多发生于食管中段,约占50%,上段占30%,下段约占20%。组织学上,鳞癌占95%以上,腺癌占2%~3%,未分化癌罕见。

(一)鳞癌

组织起源为食管黏膜鳞状上皮细胞,根据分化程度可分为分化好的鳞癌细胞和分化差的鳞癌细胞,形态与其他部位类似。

1. 分化好的鳞癌细胞　　体积巨大,形态各异,且多散在分布。胞核明显增大,畸形,染色质增多、深染,核仁大而明显,具有恶性特征。胞质较多,巴氏染色呈橘黄或红色,可见空泡,外形界限模糊不清,有时可见角化珠及癌珠(图18-13)。

2. 分化差的鳞癌细胞　　体积较小,多为圆形、卵圆形或梭形,成堆或散落分布。胞核较大,圆形,多居中,核染色质浓染,深染不均,核仁隐约可见。胞质少,呈灰蓝,多看不到胞质,似裸核。

(二)腺癌

主要发生于胃贲门部,亦见于食管腺腺上皮恶变(即食管原发性腺癌)。食管原发性腺癌按病变特点和发生组织通常分类如下:

1. 发生于食管异位于胃黏膜的腺癌　　少见,发生在食管、胃交界线2 cm以上。细胞的形态与胃腺管状腺癌相同。诊断时需要排除由贲门癌上延至食管的可能。

2. 发生于食管固有腺的腺癌　　细胞形态又因癌变范围和起源部位不同而异。

(1)发生于食管腺上段腺管的腺癌:早期亦常伴有食管黏膜表面的鳞癌,腺管癌较少,鳞癌大小不一,两者

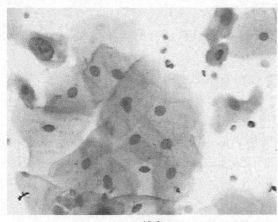

A. 鳞癌   B. 腺癌

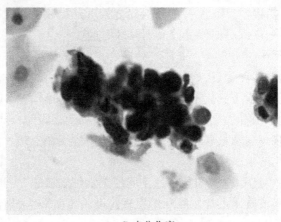

图 18－13
彩图

C. 未分化癌

图 18－13 食管癌细胞

在涂片内难以辨别。涂片背景中有大量的增生腺管上皮细胞,这种细胞常成团,胞质较致密,有核仁。亦有变性癌细胞,提示食管的腺癌存在的可能。

（2）发生于腺管中段的癌:癌细胞常和透明物质相混杂,不表现为鳞癌。癌细胞与移行细胞类似,可为多角形,边缘清楚,核仁明显,胞质染淡红色。

（3）黏液表皮样癌:可见于食管腺上段腺管发生的基底细胞样癌细胞,亦见于腺泡上皮癌变的黏液癌样腺癌细胞,故称为黏液表皮样癌。

形态学特征:上皮细胞成片、成群脱落,也可单个散在,胞体呈柱状或立方体形;核增大,具多形性,染色质粗糙、深染、分布不均,核仁突出;胞质颗粒状或空泡状充满黏液,黏液可将细胞核挤到一边,成为印戒细胞。

（三）早期食管癌的脱落细胞特点

（1）癌细胞数量少,多为单个散在。

（2）涂片中见重度不典型增生细胞,背景炎症细胞少,红细胞罕见。

（3）癌细胞形态根据分化程度,分为高分化型癌细胞、低分化型癌细胞和未分化型癌细胞。

第五节　泌尿道脱落细胞学检验

泌尿道细胞学检验主要用于诊断泌尿系统的恶性肿瘤。尿液细胞学检验不仅要考虑泌尿道,还需要注意,男性尿液中还包括前列腺和精囊的脱落细胞,女性混有阴道分泌物,细胞成分复杂,不能对肿瘤进行明确定位。但尿液标本容易获得,膀胱镜活检阳性结果之前,可在尿液标本中看到肿瘤细胞。临床上将尿液细胞学结合膀胱镜检查作为膀胱癌复发的常规检查手段。

【原理】 各种泌尿道样本制片后,经巴氏染色后,用显微镜观察泌尿道脱落细胞学的正常细胞和病理脱落细胞的形态特征,并加以分析判断。

【器材】 显微镜、香柏油、擦镜液、擦镜纸等。

【操作步骤】 先在低倍镜下观察全片,如见到可疑细胞,换用高倍镜仔细辨认细胞结构特点,并与类似细胞进行鉴别诊断。

【质量控制】

(1)收到未固定的新鲜尿液样本要尽快处理,一般不要超过 4 h。室温条件下细胞退变较快,可 4℃冷藏样本以保存细胞 24~48 h,或使用等量的 50%乙醇固定样本。

(2)由于晨尿相对于随机尿来说,所含的细胞较多,以往多主张留取晨尿检验,连续 3 天。但由于晨尿停留在膀胱内的时间较长,因而细胞常变性,也有学者不主张取晨尿。

(3)会阴周围或外生殖器的鳞状上皮细胞有可能混杂在尿液中,导致"鳞状上皮细胞被污染",尤其女性尿液中此类细胞可能较多。因此,指导患者正确的方法收集中段尿,可以减少"污染"的发生。

(4)膀胱内的理化环境不适合脱落细胞的生存,因此尿液中可见到不同程度变性的尿路上皮表层细胞。变性的尿路上皮表层细胞表现为核形状不规则、核染色质浓染或淡染、核质比稍增加、胞质内可见包涵体或空泡形成等,就此要注意与恶性细胞的真正异型性相鉴别。

(5)涂片上细胞数量较少却又查见明显异型的细胞时,要特别注意鉴别反应性改变或细胞变性,避免过度诊断或不足诊断。

不同采集方法所得尿液标本的优缺点见表18-5。

表18-5 不同采集方法所得尿液标本的优缺点

标本种类	排 空 尿 液	导尿留取尿液	膀 胱 冲 洗 液	肾盂或输尿管刷检或冲洗液
优点	样本易得、方法经济,且可多次送检;样本包含了整个泌尿道上皮细胞	可见较多尿路上皮细胞,可用于监测肿瘤的复发	细胞数量多,且细胞保存较好,污染较少,主要用于监测膀胱癌疑似病例或复发	直接刷取或冲洗可疑病灶部位而获得样本,定位精确
缺点	细胞数量相对较少且细胞变性。还易受来自尿道外口或女性阴唇鳞状上皮细胞的污染	增加了感染的潜在危险;置管所致的细胞改变有可能被误认为是细胞异型	样本所见的仅是膀胱部位的上皮细胞	具有一定的创伤性,可能使细胞发生较大变异

【参考区间】 少量尿路上皮细胞、鳞状上皮细胞及少量的白细胞,正常情况下几乎见不到由膀胱脱落的片状尿路上皮细胞。若是膀胱镜检查后留取的排空尿液样本,细胞量明显增加,可见到各层尿路上皮细胞,且细胞保存较好。

【临床意义】

(一)尿液中正常脱落细胞

1. 移行上皮细胞 表层细胞形状、大小不一,胞质丰富,核圆形或卵圆形,核膜光滑,可见核仁。中底层细胞成团成群排列,核染色质细致均匀,常见表层细胞围绕在周围。

2. 鳞状上皮细胞 尿液样本可见,主要来自下尿道和膀胱三角区的黏膜上皮,因激素影响,鳞化脱落形成。也可由女性阴道分泌物污染导致,要指导患者留取中段尿,减少污染。

3. 柱状上皮细胞 正常尿液内极少见,增多提示慢性尿道炎和慢性膀胱炎。

4. 非上皮细胞成分 可见红细胞、中性粒细胞、嗜酸性粒细胞、淋巴细胞、吞噬细胞、人巨细胞病毒包涵体、细菌、真菌及精子等。

(二)泌尿道良性病变

1. 炎症性疾病

(1)上皮细胞和炎症细胞:数目明显增多,表层细胞变性,核形状不规则,核质比稍增加,胞质内可见包涵体或空泡形成。中层、基底层细胞反应性改变见明显核仁。慢性尿道炎常见鳞状上皮细胞增多,慢性膀胱炎见较多的移行上皮细胞,慢性肾盂肾炎可见大量多核移行上皮细胞。

（2）病原体感染

1）真菌：白色念珠菌感染多见。涂片可见真菌，常以芽生孢子形态出现，也可见假菌丝。多发生于肾移植患者和其他免疫抑制剂治疗的患者。

2）病毒：①巨细胞病毒感染，涂片中可见肿大的肾小管上皮细胞，核内见一个大的强嗜碱性包涵体，有的胞质内有多个小的嗜碱性包涵体，见于免疫缺陷（艾滋病）、免疫抑制者。②人多瘤病毒感染，涂片见上皮细胞体积明显增大，胞核内为强嗜酸性包涵体，充满整个胞核。个别包涵体与核边缘之间可见狭窄晕环。见于肾移植和某些免疫抑制患者。③疱疹病毒感染，多核上皮细胞核排列拥挤呈镶嵌状，染色质如毛玻璃，核边聚集致核膜增厚，偶尔可见嗜酸性包涵体，多见于肾移植接受者、膀胱鳞癌患者的尿中。④尖锐湿疣：尿沉渣中见挖空细胞，由人乳头瘤病毒感染所致，可为生殖道感染细胞污染或泌尿道自身的感染。

2. 尿结石　　涂片中上皮细胞呈轻度不典型增生改变，核染色质增多，深染，核形不规则，胞质内见尿酸盐结晶。肾盂和输尿管结石者涂片内可见大量含多个核的表层细胞。

3. 膀胱黏膜白斑病　　在慢性炎症、血吸虫病或结石等刺激下，肾盂或膀胱黏膜发生鳞状化生，使黏膜呈白色，称膀胱黏膜白斑病。涂片中见鳞状上皮完全角化，无细胞核，胞质丰富，巴氏染色呈黄色。导尿标本中见到完全角化细胞，可诊断黏膜白斑。女性自行排尿见角化的鳞状细胞，无诊断意义。膀胱高分化鳞癌的涂片中也可见完全角化细胞，浏览涂片，可发现具异型性的癌细胞。

4. 治疗对膀胱上皮细胞的影响

（1）放射治疗的影响：盆腔器官肿瘤做放射治疗时，常影响膀胱黏膜上皮细胞，使之体积增大，胞质嗜酸性变，染浓红色。核固缩或核碎裂。细胞有时有异型性，易误认为癌细胞。

（2）化学治疗影响：环磷酰胺治疗可使上皮细胞增大，见空泡变性。核亦增大、固缩、碎裂，可有明显核仁。其他抗癌药可引起尿路上皮细胞退变，与放射治疗反应类似。

5. 肾移植细胞学改变　　当肾移植发生排斥反应时，尿液涂片中出现大量淋巴细胞、肾小管上皮细胞，还可见红细胞、管型和背景坏死物等。若无排斥反应，见到尿沉渣中细胞成分少，背景干净；当排斥反应得以控制时，尿沉渣排斥指征消失；若涂片细胞急剧增多，提示急性排斥反应。

（三）泌尿系统恶性肿瘤

泌尿系统恶性肿瘤约95%以上来源于上皮组织，发生于肾盂、肾盏、输尿管和膀胱的移行细胞癌最为常见。鳞癌与腺癌少见，非上皮性肿瘤如平滑肌肉瘤、脂肪肉瘤、胚胎性横纹肌肉瘤极罕见。

1. 乳头状瘤和移行细胞癌Ⅰ级　　两者瘤细胞形态与正常移行上皮细胞相似，或轻度异型性。若出现长形细胞团，细胞大小、形态一致，排列紧密，核染色略深，细胞团以一细长结缔组织为轴心分布，或轴心周围见多层细胞紧密排列成乳头状，对乳头状瘤有一定诊断价值（图18-14A）。移行细胞癌Ⅰ级涂片中上皮细胞呈轻度或

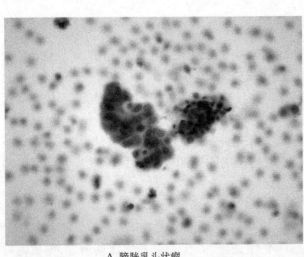

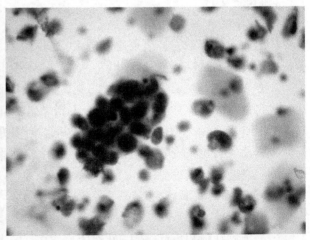

| A.膀胱乳头状瘤 | B.膀胱移行细胞癌Ⅲ级 |

图18-14　泌尿系统恶性肿瘤细胞形态

中度异型性,核质比轻度异常,可见坏死灶。

2. **移行细胞癌Ⅱ和Ⅲ级** 涂片中异型细胞明显增多,核增大、畸形明显,核边不规则,呈锯齿状,核质比明显异常。肿瘤分化差,可出现癌巨细胞,胞核高度畸形。涂片背景脏,有较多坏死细胞碎屑和炎症细胞(图18-14B)。

3. **鳞癌** 较少见,以高分化鳞癌为主,细胞形态与宫颈和支气管鳞癌相似。

4. **腺癌** 少见,多来自肾小管,细胞形态与其他部位腺癌细胞相似。

（丛　辉　王　燕）

主要参考文献

褚静英.临床基础检验.2 版.镇江：江苏大学出版社,2015.

尚红,王毓三,申子瑜.全国临床检验操作规程.4 版.北京：人民卫生出版社,2015.

许斌.医院检验科建设管理规范.2 版.南京：东南大学出版社,2013.

许文荣,林东红.临床基础检验技术.北京：人民卫生出版社,2015.

张时民.实用尿液有形成分图鉴.北京：人民卫生出版社,2014.

中华人民共和国国家卫生健康委员会.静脉血液标本采集指南：WS/T 661—2020,2020.

中华人民共和国国家卫生健康委员会.儿童血细胞分析参考区间：WS/T 779—2021,2021.

中华人民共和国卫生部.尿液标本的收集及处理指南：WS/T 348—2011,2011.

中华人民共和国卫生部.血细胞分析参考区间：WS/T 405—2012,2012.

World Health Organization. WHO laboratory manual for the examination and processing of human semen. Sixth edition. Geneva：WHO Press, 2021.